Ophtalmologie

Chez le même éditeur

Dans la même collection

Anatomie pathologique, par le Collège français des pathologistes (CoPath), 2013, 416 pages.

Cardiologie, par le Collège National des enseignants de cardiologie – Société Française de Cardiologie (CNEC-SFC), 2e édition, 2014, 464 pages.

Chirurgie maxillo-faciale et stomatologie, par le Collège hospitalo-universitaire français de chirurgie maxillo-faciale et stomatologie. 4e édition, 2017, 384 pages.

Dermatologie, par le Collège des enseignants en dermatologie de France (CEDEF). 7e édition, 2017, 472 pages.

Gériatrie, par le Collège national des enseignants de gériatrie (CNEG), 3e édition, 2014, 276 pages.

Gynécologie – Obstétrique, par le CNGOF (Collège national des gynécologues et obstétriciens français). 3e édition, 2015, 648 pages.

Hématologie, par la Société française d'hématologie. 3e édition, 2017, 400 pages.

Hépato-gastro-entérologie, par la Collégiale des universitaires en hépato-gastro-entérologie (CDU-HGE), 3e édition, 2015, 512 pages.

Imagerie médicale – Radiologie et médecine nucléaire, par le Collège des enseignants de radiologie de France (CERF) et le Collège national des enseignants de biophysique et de médecine nucléaire (CNEBMN), 2015, 632 pages.

Immunopathologie, par le Collège des enseignants d'immunologie, 2015, 328 pages.

Médecine physique et réadaptation, par le Collège français des enseignants universitaires de médecine physique et de réadaptation (COFEMER), 5e édition, 2015, 312 pages.

Neurologie, par le Collège français des enseignants en neurologie (CEN) 4e édition, 2016, 600 pages.

Neurochirurgie, par le collège de neurochirurgie, 2016, 272 pages.

Nutrition, par le Collège des enseignants de nutrition. 2e édition, 2015, 256 pages.

ORL, par le Collège français d'ORL et de chirurgie cervico-faciale, 4e édition, 2017.

Pédiatrie, par le Collège national des pédiatres universitaires, 7e édition, 2017, 940 pages.

Parasitoses et mycoses des régions tempérées et tropicales, par l'Association française des enseignants de parasitologie et mycologie (ANOFEL). 3e édition, 2013.

Réanimation et urgences, par le Collège national des enseignants de réanimation (CNER). 2012, 4e édition, 676 pages.

Rhumatologie, par le Collège français des enseignants en rhumatologie (COFER). 5e édition, 2015, 560 pages.

Santé publique, par le Collège universitaire des enseignants de santé publique (CUESP). 3e édition, 2015, 464 pages.

Urologie, par le Collège par le collège français des Urologues, 3e édition, 2015, 440 pages.

Ophtalmologie

Collège des ophtalmologistes universitaires de France

4e édition

Elsevier Masson

ISBN : 978-2-294-74840-0

Elsevier Masson SAS, 65, rue Camille-Desmoulins, 92442 Issy-les-Moulineaux cedex
www.elsevier-masson.fr

Comité de rédaction

Coordination

Nicolas Leveziel
professeur des universités – praticien hospitalier, service d'ophtalmologie, CHU Poitiers

Pierre-Yves Robert
professeur des universités – praticien hospitalier, service d'ophtalmologie, hôpital Dupuytren, Limoges

Christophe Chiquet
professeur des universités – praticien hospitalier, service d'ophtalmologie, CHU Grenoble-Alpes

Auteurs

Angioi Karine (Nancy)
Aptel Florent (Grenoble)
Arndt Carl (Reims)
Audot Isabelle (Paris)
Baillif Stéphanie
Baudouin Christophe (Paris)
Berrod Jean-Paul (Nancy)
Bodaghi Bahram (Paris)
Borderie Vincent (Paris)
Bourcier Tristan (Strasbourg)
Bourges Jean-Louis (Paris)
Bremond Dominique (Paris)
Brezin Antoine (Paris)
Bron Alain (Dijon)
Burillon Carole (Lyon)
Cassoux Nathalie (Villejuif)
Chaine Gilles (Paris)
Chiambaretta Frédéric (Clermont-Ferrand)
Chiquet Christophe (Grenoble)
Cochener Béatrice (Brest)
Cochereau Isabelle (Paris)
Creuzot Garcher Catherine (Dijon)
Daien Vincent (Montpellier)
David Thierry (Pointe à Pitre)
Delbosc Bernard (Besançon)
Delyfer Marie-Noëlle (Bordeaux)
Denis Danièle (Marseille)
Denis Philippe (Lyon)
Dot Corinne (Lyon)
Errera Marie-Hélène (Paris)
Fournie Pierre (Toulouse)
Froussart-Maille Françoise (Percy)
Gabison Éric (Paris)
Gain Philippe (Saint-Etienne)
Gaucher David (Strasbourg)
George Jean-Luc (Nancy)
Giraud Jean-Marie (Paris)
Hamel Christian (Montpellier)
Hoffart Louis (Marseille)
Kodjikian Laurent (Lyon)
Korobelnik Jean-François (Bordeaux)
Labalette Pierre (Lille)
Labbe Antoine (Paris)
Labetoulle Marc (Paris)
Laroche Laurent (Paris)
Le Hoang Phuc (Paris)
Lebranchu Pierre (Paris)
Legeais Jean-Marc (Paris)
Lemeur Guylène (Nantes)
Leveziel Nicolas (Poitiers)
Malecaze François (Toulouse)
Matonti Frédéric (Marseille)
May Franck (Paris)
Milazzo Solange (Amiens)
Mohand-Said Saddek (Paris)
Monnet Dominique (Paris)
Mouriaux Frédéric (Rennes)
Muraine Marc (Rouen)
Nordmann Jean-Philippe (Paris)
Paques Michel (Paris)
Pechereau Alain (Nantes)
Pisella Pierre-Jean (Tours)

Remerciements

Le COUF remercie le Dr Olivier Lichtwitz (CHU de Poitiers) pour l'élaboration des QCM et des dossiers progressifs.

Avant-propos

Ce Polycopié National est basé sur le programme de DFASM ; il a été conçu à l'usage des étudiants en médecine ainsi que des enseignants d'ophtalmologie. Il constitue l'ouvrage de référence pour le DFASM 1 à 3 ainsi que pour la préparation des épreuves classantes nationales (ECNi).

Il a été réalisé par le Collège des Ophtalmologistes Universitaires de France dans le but de pouvoir assurer un enseignement uniforme et cohérent au sein de toutes les facultés de médecine.

La rédaction de chaque chapitre a été confiée à un ou plusieurs spécialistes de la question traitée (spécialistes du glaucome, chirurgiens de la cataracte, rétinologues, etc.), afin d'assurer à tous les étudiants un enseignement de la meilleure qualité possible.

Le polycopié fait l'objet d'une révision et d'une mise à jour annuelle. Il est téléchargeable gratuitement sur le site www.unf3s.org/ et sur le site du collège des Ophtalmologistes Universitaires de France (www.couf.fr).

Hommage

L'ensemble des enseignants d'ophtalmologie français rend hommage au travail du Pr André MATHIS, chef de service d'ophtalmologie à Toulouse, qui a consacré une grande partie de son temps et de son énergie à la conception de cet ouvrage avant de nous quitter prématurément le 2 janvier 2009 à l'âge de 56 ans.

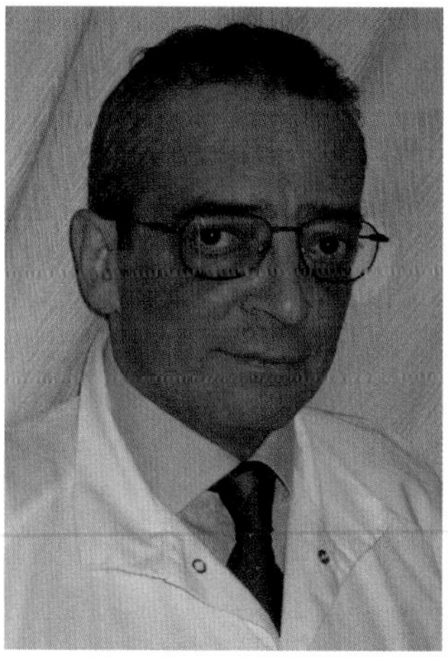

Préface

Chers étudiants,

Le Collège des Ophtalmologistes Universitaires de France a le plaisir de proposer une version mise à jour de son polycopié pour les étudiants en DFASM. Cette mise à jour est le fruit d'un travail collectif afin d'actualiser la prise en charge diagnostique et thérapeutique notamment dans le domaine de la rétine médicale, de la neuro-ophtalmologie, les pathologies du segment antérieur et la chirurgie de la cataracte.

Cet ouvrage est la référence dans le domaine de l'enseignement universitaire de l'ophtalmologie, permettant ainsi à l'étudiant d'appréhender la sémiologie et la thérapeutique ophtalmologique dans ses limitations liées au DFASM. Cet ouvrage est imprimé et diffusé par Elsevier Masson, mettant ainsi à disposition une version papier à la fois pratique et agréable. La version numérique est disponible gratuitement sur le site du COUF (http://couf.fr/espace-etudiants/2eme-cycle-dcem/).

Nous espérons que chaque étudiant trouvera dans cet ouvrage les bases nécessaires à la compréhension de la sémiologie ophtalmologique et les principales conduites à tenir. Cette nouvelle version a été complétée avec des vidéos disponibles en ligne et par de nombreux QCM et dossiers progressifs. Malgré l'image d'hyperspécialité que peut représenter l'ophtalmologie, cet ouvrage est le témoignage que de nombreux signes fonctionnels et physiques ophtalmologiques peuvent être interprétés en dehors des cabinets ophtalmologiques. Cet ouvrage souligne également la richesse des relations physiopathologiques entre l'œil et de nombreuses maladies systémiques.

Au nom des Professeurs d'Université d'Ophtalmologie, nous vous souhaitons une belle immersion dans notre spécialité et beaucoup de plaisir à découvrir la richesse de l'ophtalmologie.

Pr Christophe CHIQUET,
président du COUF

Pr Pierre Yves ROBERT,
vice-président du COUF

Pr Nicolas LEVEZIEL,
responsable du groupe de travail, bureau du COUF

Compléments en ligne : vidéos et banque d'images

VIDÉOS

Des compléments numériques sont associés à cet ouvrage. Ils sont indiqués dans la marge par le picto ainsi que par des flashcodes qui renvoient vers les vidéos. Pour accéder à ces compléments, connectez-vous sur www.em-consulte.com/complement/474840 et suivez les instructions pour activer votre accès.

Vidéo 1 – Test à l'écran et quantification d'un strabisme convergent à la barre de prismes.
Vidéo 2 – Test à l'écran pour strabisme accommodatif avant et après correction optique.
Vidéo 3 – Test à l'écran pour strabisme convergent.
Vidéo 4 – Test à l'écran pour strabisme divergent.
Vidéo 5 – Kératoplastie lamellaire donneur.
Vidéo 6 – Kératoplastie lamellaire receveur.
Vidéo 7 – Greffe endothéliale.
Vidéo 8 – Chirurgie de la cataracte.
Vidéo 9 – Sclérectomie profonde.
Vidéo 10 – Chalazion.

BANQUE D'IMAGES

Accédez à la banque d'images de cet ouvrage : l'ensemble des illustrations y sont regroupées et accessibles facilement via un moteur de recherche. Et retrouvez d'autres fonctionnalités.

Pour accéder à cette base iconographique, connectez-vous sur www.em-consulte.com/e-complement/4748406 et suivez les instructions pour activer votre accès.

Table des matières

Démarches diagnostiques – Conduites à tenir

Œil et pathologie générale

Numéros d'items traités dans cet ouvrage

Item 83. Troubles de la réfraction.
Item 44. Suivi d'un nourrisson, d'un enfant et d'un adolescent normal. Dépistage des anomalies orthopédiques, des troubles visuels et auditifs. Examens de santé obligatoires. Médecine scolaire. Mortalité et morbidité infantiles.

Item 50. Strabisme de l'enfant.
Item 100. Diplopie.

Item 81. Œil rouge et/ou douloureux.
Item 79. Altération de la fonction visuelle.

Item 80. Anomalie de la vision d'apparition brutale.
Item 9. Certificats médicaux. Décès et législation. Prélèvements d'organes et législation.

Item 197. Transplantation d'organes : aspects épidémiologiques et immunologiques ; principes de traitement et surveillance ; complications et pronostic ; aspects éthiques et légaux.
Item 330. Orientation diagnostique et conduite à tenir devant un traumatisme cranio-facial.

Item 330. Orientation diagnostique et conduite à tenir devant un traumatisme cranio-facial.
Item 127. Déficit neurosensoriel chez le sujet âgé (voir item 79 et item 87).

Item 82. Glaucome chronique.
Item 127. Déficit neurosensoriel chez le sujet âgé (voir item 79 et item 87).

Item 221. Hypertension artérielle de l'adulte.
Item 221. Hypertension artérielle de l'adulte.

Item 84. Pathologie des paupières.
Item 102. Sclérose en plaques.

Item 221. Hypertension artérielle de l'adulte.
Item 245. Diabète sucré de types 1 et 2 de l'enfant et de l'adulte. Complications.

Item 240. Hyperthyroïdie.
Item 221. Hypertension artérielle de l'adulte.

Abréviations

ACP	artère ciliaire postérieure
AMIR	anomalie microvasculaire intrarétinienne
AMM	autorisation de mise sur le marché
APS	antipaludéen de synthèse
AV	acuité visuelle
AVC	accident vasculaire cérébral
BAV	baisse de l'acuité visuelle
BHR	barrière hématorétinienne
BUT	*break-up time*
CAS	*clinical activity score*
CEIO	corps étranger intraoculaire
CMT	cécité monoculaire transitoire
CRP	protéine C réactive
DMLA	dégénérescence maculaire liée à l'âge
DR	décollement de la rétine
EEBA	*European Eye Bank Association*
EEG	électroencéphalogramme
ELISA	*enzyme-linked immunosorbent assay*
EOG	électro-oculogramme
ERG	électrorétinogramme
ETDRS	*early treatment diabetic retinopathy study*
Excimer	*excited dimer*
FO	fond d'œil
GAFA	glaucome aigu par fermeture d'angle
GNV	glaucome néovasculaire
GPAO	glaucome primitif à angle ouvert
HAS	Haute Autorité de santé
HTA	hypertension artérielle
HTLV	*human T-cell leukaemia virus*
IRM	imagerie par résonance magnétique
KPS	kératite ponctuée superficielle
Lasik	*laser in situ keratomileusis*
LED	lupus érythémateux disséminé
LSR	liquide sous-rétinien
MALT	*mucosa-associated lymphoid tissue*
NMO	neuromyélite optique
NOIA	neuropathie optique ischémique antérieure
NORB	névrite optique rétrobulbaire
NOSPECS	*No signs or symptoms, Only signs of lid retraction and stare, Soft tissues involvement, Proptosis of 3 mm or greater, Extraocular muscle involvement, Corneal involvement and sight loss, Secondary optic nerve disease*
OACR	occlusion de l'artère centrale de la rétine
OBACR	occlusion de branche de l'artère centrale de la rétine
OBVR	occlusion de branche veineuse rétinienne
OCT	*optical coherence tomography*
OIN	ophtalmoplégie internucléaire
OMC	œdème maculaire cystoïde

ONTT *optic neuritis treatment trial*
OP œdème papillaire
OVCR occlusion de la veine centrale de la rétine
PA pression artérielle
PEV potentiels évoqués visuels
PIO pression intraoculaire
pit-hGH *pituitary-derived growth hormone*
POM paralysie oculomotrice
PPR photocoagulation panrétinienne
PSA périmétrie statique automatisée
RCP réunion de concertation pluridisciplinaire
RD rétinopathie diabétique
RPM réflexe photomoteur
SEP sclérose en plaques
Sida syndrome de l'immunodéficience acquise
SFD Société francophone du diabète
TDM tomodensitométrie
TO tonus oculaire
TSH *thryroid stimulating hormone*
UKPDS *United Kingdom Prospective Diabetes Study*
UV (rayons) ultraviolets
VEGF vascular endothelial growth factor
VHB virus de l'hépatite B
VHC virus de l'hépatite C
VIH virus de l'immunodéficience humaine
VS vitesse de sédimentation
YAG *yttrium aluminium garnet*

I

Connaissances

Ophtalmologie

CHAPITRE
1

Sémiologie oculaire

I. Rappel anatomique

A. Globe oculaire

On définit classiquement un *contenant* formé de trois « enveloppes » ou « membranes » et un *contenu* (fig. 1.1).

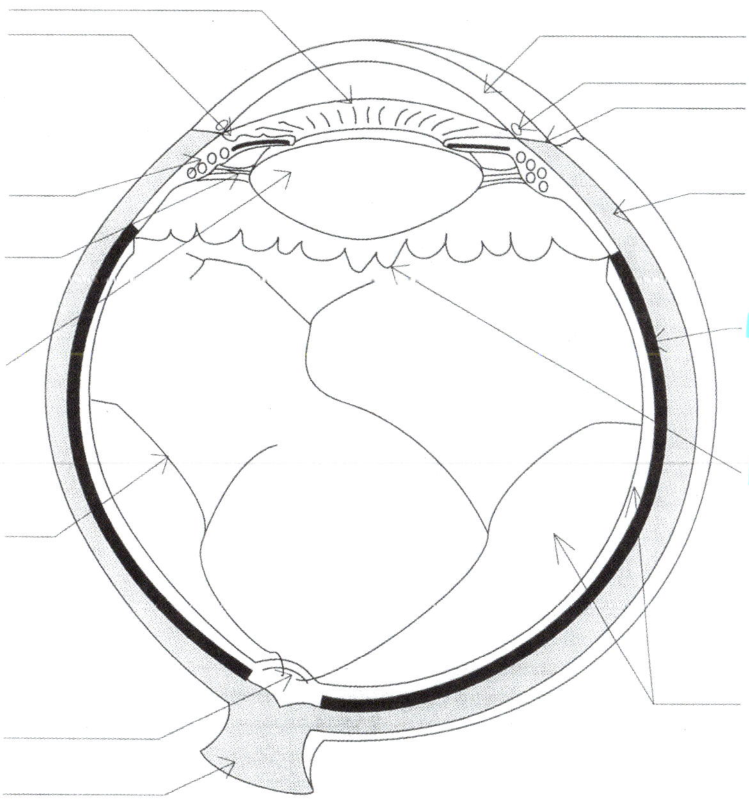

Fig. 1.1. Représentation schématique du globe oculaire.

1. Contenant

a. Membrane externe ou coque cornéosclérale

Elle est constituée en arrière par une coque fibreuse de soutien, la sclère, prolongée en avant par la cornée transparente ; sur la sclère viennent s'insérer les muscles oculomoteurs ; la jonction entre sclère et cornée est dénommée limbe sclérocornéen. La partie antérieure de la sclère est recouverte jusqu'au limbe par la conjonctive. La sclère présente à sa partie postérieure un orifice dans lequel s'insère l'origine du nerf optique, dénommée tête du nerf optique ou papille.

b. Membrane intermédiaire ou uvée

Elle est constituée d'arrière en avant par :

- *la choroïde*, tissu essentiellement vasculaire responsable de la nutrition de l'épithélium pigmentaire et des couches externes de la rétine neurosensorielle ;
- *les corps ciliaires* dont la portion antérieure est constituée par les *procès ciliaires* responsables de la sécrétion d'humeur aqueuse et sur lesquels est insérée la zonule, ligament suspenseur du cristallin, et par le *muscle ciliaire*, dont la contraction permet l'accommodation par les changements de forme du cristallin transmis par la zonule ;
- *l'iris*, diaphragme circulaire perforé en son centre par *la pupille*, dont l'orifice est de petit diamètre à la lumière vive (myosis) et de grand diamètre à l'obscurité (mydriase). Le jeu pupillaire est sous la dépendance de deux muscles : le *sphincter de la pupille* et le *dilatateur de l'iris*.

c. Membrane interne ou rétine (fig. 1.2)

Elle s'étend à partir du nerf optique en arrière et tapisse toute la face interne de la choroïde pour se terminer en avant en formant une ligne festonnée, l'ora serrata ; la rétine est constituée de deux tissus : la rétine neurosensorielle et l'épithélium pigmentaire :

- la *rétine neurosensorielle* est composée des premiers neurones de la voie optique comprenant les *photorécepteurs* (cônes et bâtonnets), les *cellules bipolaires* et les *cellules ganglionnaires* dont les axones constituent les *fibres optiques* qui se réunissent au niveau de la *papille* pour former le *nerf optique*. Avec le nerf optique cheminent les vaisseaux centraux

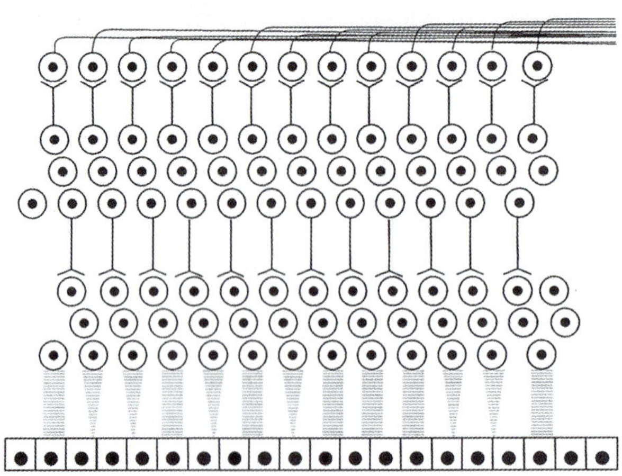

Fig. 1.2. Représentation schématique d'une coupe histologique de rétine.

de la rétine (artère centrale de la rétine et veine centrale de la rétine) qui se divisent en plusieurs pédicules juste après leur émergence au niveau de la papille; les vaisseaux rétiniens sont responsables de la nutrition des couches internes de la rétine;

- l'*épithélium pigmentaire* constitue une couche cellulaire monostratifiée apposée contre la face externe de la rétine neurosensorielle.

La fonction principale de la rétine, la *phototransduction*, est assurée par les photorécepteurs en synergie avec l'épithélium pigmentaire. Les articles externes des photorécepteurs entourés par les villosités de l'épithélium pigmentaire renferment des disques contenant le *pigment visuel* (*rhodopsine*, composée d'une protéine, l'*opsine*, et de *vitamine A ou rétinal*) qui est « blanchi » par la lumière (rupture entre l'opsine et le rétinal) : il s'ensuit une chaîne de réactions aboutissant à la libération d'un messager qui modifie la polarisation de la membrane plasmatique : ainsi naît l'influx nerveux qui va cheminer le long des voies optiques jusqu'au cortex occipital.

La rhodopsine est resynthétisée au cours du « cycle visuel ». L'épithélium pigmentaire assure quant à lui le renouvellement des disques par un mécanisme de phagocytose.

Il existe deux types de photorécepteurs :

- les *bâtonnets* sont responsables de la vision périphérique (perception du champ visuel) et de la vision nocturne;
- les *cônes* sont responsables de la vision des détails et de la vision des couleurs; ils sont principalement regroupés dans la rétine centrale, au sein d'une zone ovalaire, la macula.

2. Contenu

Il est constitué de milieux transparents permettant le passage des rayons lumineux jusqu'à la rétine.

a. Humeur aqueuse

Liquide transparent et fluide, il remplit la *chambre antérieure*, délimitée par la cornée en avant et l'iris en arrière. Sécrétée en permanence par les procès ciliaires, l'humeur aqueuse est évacuée au niveau de l'*angle iridocornéen* à travers le *trabéculum* dans le *canal de Schlemm* qui rejoint la circulation générale; une gêne à son évacuation provoque une élévation de la pression intraoculaire (valeur normale : inférieure ou égale à 22 mmHg).

b. Cristallin

C'est une lentille biconvexe, convergente, amarrée aux procès ciliaires par son ligament suspenseur, la *zonule*. Elle est capable de se déformer par tension ou relâchement de la zonule sous l'effet de la contraction du muscle ciliaire, et de modifier ainsi son pouvoir de convergence : ceci permet le passage de la vision de loin à la vision de près qui constitue l'accommodation; la perte du pouvoir d'accommodation du cristallin avec l'âge est responsable de la presbytie qui nécessite le port de verres correcteurs convergents pour la lecture.

c. Corps vitré

Il s'agit d'un gel transparent, entouré d'une fine membrane, la hyaloïde, qui remplit les 4/5e de la cavité oculaire et tapisse par sa face postérieure (hyaloïde postérieure) la face interne de la rétine.

Le globe oculaire est classiquement subdivisé en deux régions comprenant les structures précédemment décrites (fig. 1.3) :

- le *segment antérieur* qui comprend la cornée, l'iris, la chambre antérieure, l'angle iridocornéen, le cristallin et le corps ciliaire;
- le *segment postérieur* qui comprend la sclère, la choroïde, la rétine et le corps vitré.

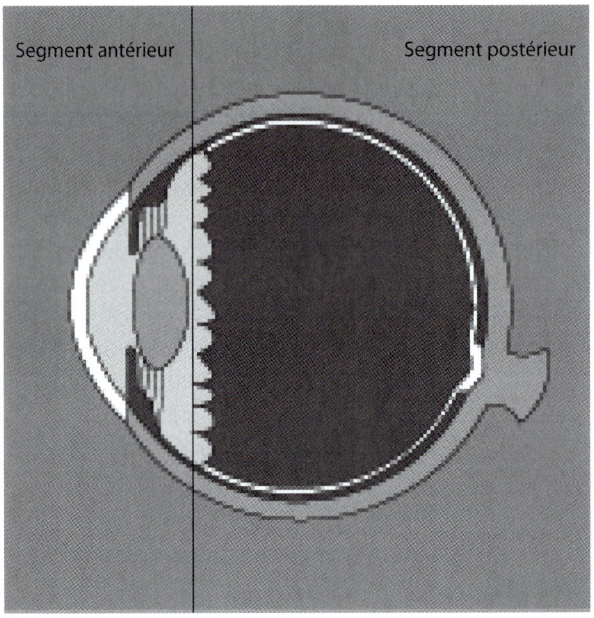

Fig. 1.3. Séparation du globe oculaire en « segment antérieur » et « segment postérieur ».

B. Voies optiques (fig. 1.4)

Permettant la transmission des impressions lumineuses rétiniennes aux centres corticaux de la vision, les voies optiques comprennent le *nerf optique*, qui traverse l'orbite et pénètre dans le crâne par les trous optiques ; son extrémité antérieure (tête du nerf optique) est visible à l'examen du fond d'œil (papille).

Au-dessus de la selle turcique, les deux nerfs optiques se réunissent pour former le *chiasma* où se fait un croisement partiel des fibres optiques (hémidécussation), intéressant uniquement les fibres en provenance des hémirétines nasales ; les fibres issues de la partie temporale de la rétine gagnent quant à elles la voie optique homolatérale.

Des angles postérieurs du chiasma partent les *bandelettes optiques* qui contiennent les fibres provenant des deux hémirétines regardant dans la même direction. Elles contournent les pédoncules cérébraux pour se terminer dans les *corps genouillés externes*, qui font saillie sur la face latérale du pédoncule cérébral.

De là partent les *radiations optiques* : constituées par le troisième neurone des voies optiques, elles forment une lame de substance blanche intracérébrale moulée sur la face externe du ventricule latéral et qui gagne le cortex visuel situé sur la face interne du lobe occipital. Elles se divisent en deux faisceaux : *supérieur* (qui gagne la lèvre supérieure de la scissure calcarine) et *inférieur* (qui gagne la lèvre inférieure de la scissure calcarine).

Le *réflexe photomoteur* (RPM) est la constriction pupillaire (myosis) survenant à l'éclairement d'un œil ; il fonctionne de façon analogue au diaphragme automatique d'un appareil photo ou d'une caméra :

- la *voie afférente du RPM* chemine avec les voies optiques : elle débute au niveau des photorécepteurs rétiniens stimulés par la lumière ; les fibres pupillomotrices cheminent le long des nerfs optiques jusqu'au chiasma où elles subissent une hémidécussation, puis le long des bandelettes optiques jusqu'aux corps genouillés externes ; elles ne suivent pas les radiations optiques mais gagnent les deux noyaux du III ;
- la *voie efférente parasympathique* du RPM emprunte le trajet du III et se termine au niveau du sphincter de l'iris ;

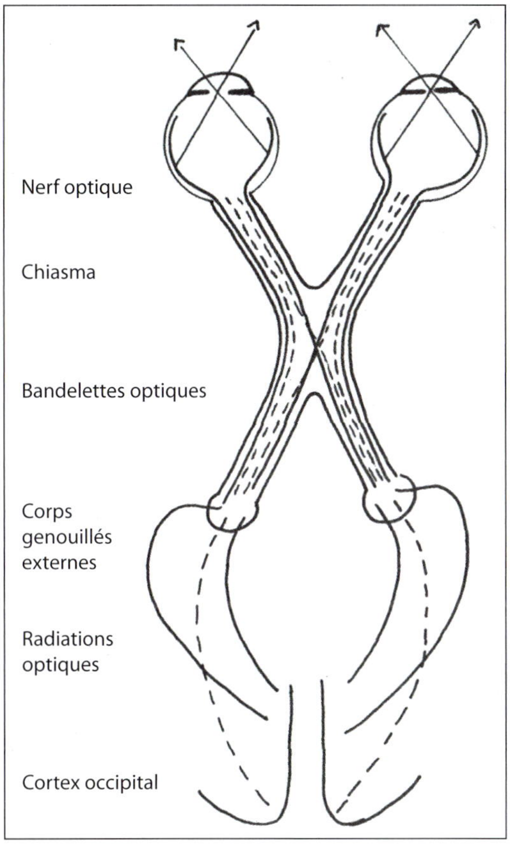

Fig. 1.4. Représentation schématique des voies optiques.

- chez un *sujet normal*, à l'éclairement d'un œil, on observe un myosis réflexe du même côté : c'est le RPM direct ; mais, du fait de l'hémidécussation des fibres pupillomotrices au niveau du chiasma, on observe également, par la voie du III controlatéral, un myosis de l'œil opposé : c'est le RPM consensuel ;
- lors d'une *mydriase d'origine sensorielle*, secondaire à une baisse de vision sévère (ex. : occlusion de l'artère centrale de la rétine, neuropathie optique) :
  - à l'éclairement de l'œil atteint, la voie afférente du RPM étant « supprimée » du fait de la baisse de vision, le RPM direct est aboli, mais également le RPM consensuel,
  - à l'éclairement de l'autre œil, à l'inverse, la voie afférente étant normale sur cet œil et la voie efférente étant normale sur les deux yeux, le RPM est conservé aux deux yeux ;
- lors d'une *mydriase paralytique* (mydriase par paralysie du III) :
  - à l'éclairement de l'œil atteint, la voie afférente du RPM étant conservée, on observe une abolition du RPM direct (liée à la paralysie du sphincter irien) mais le RPM consensuel est conservé,
  - à l'inverse, à l'éclairement de l'autre œil, le RPM direct est conservé, mais le RPM consensuel (RPM de l'œil atteint) est aboli ;

Ainsi :
- dans une mydriase « sensorielle » (par cécité), les RPM direct et consensuel sont tous les deux abolis à l'éclairement de l'œil atteint, tandis qu'ils sont tous les deux conservés à l'éclairement de l'autre œil ;
- dans une mydriase « paralytique », les RPM direct et consensuel de l'œil atteint sont abolis, alors que ceux de l'œil sain sont conservés.

- la *voie efférente sympathique*, contrairement à la voie parasympathique, assure la dilatation pupillaire (mydriase) ; elle naît dans l'hypothalamus, puis suit un trajet complexe passant notamment par le ganglion cervical supérieur et la carotide primitive ; elle gagne ensuite l'orbite et le muscle dilatateur de l'iris ; un rameau se détache dans l'orbite et gagne un muscle intrapalpébral, le « muscle rétracteur de la paupière supérieure » ou muscle de Müller (à différencier du muscle releveur de la paupière supérieure, sous la dépendance du III).

Ainsi, toute lésion le long de ce trajet entraînera un myosis et un ptosis du même côté (syndrome de Claude-Bernard-Horner).

C. Annexes

1. Système oculomoteur

L'œil peut être mobilisé dans différentes directions grâce à six muscles striés (quatre muscles droits et deux muscles obliques), sous l'influence de l'innervation des nerfs oculomoteurs :

- le III ou *nerf moteur oculaire commun* innerve les muscles droit supérieur, droit médial (anciennement dénommé droit interne), droit inférieur et oblique inférieur (ancien petit oblique) ; il assure de plus le réflexe photomoteur et l'accommodation ainsi que l'innervation du muscle releveur de la paupière supérieure ;
- le IV ou *nerf pathétique* innerve le muscle oblique supérieur (ancien grand oblique) ;
- le VI ou *nerf moteur oculaire externe* innerve le muscle droit externe ;

De plus, des *centres supranucléaires*, situés en amont des noyaux des nerfs oculomoteurs, permettent des mouvements synchrones des deux globes oculaires (centre de la latéralité, de l'élévation, etc.).

Ainsi, par exemple, dans le regard à droite, le centre de la latéralité assure par l'intermédiaire des noyaux du III et du VI la mise en jeu synchrone et symétrique du muscle droit interne de l'œil gauche et du muscle droit externe de l'œil droit.

2. Appareil de protection du globe oculaire

Il comprend :

- les *paupières* (fig. 1.5), formées par une charpente fibreuse rigide (le tarse) et un muscle (l'orbiculaire), qui permet l'occlusion palpébrale sous la dépendance du nerf facial ; le clignement physiologique permet un étalement du film lacrymal à la surface de la cornée ;
- la *conjonctive* (fig. 1.5) qui recouvre la face interne des paupières (conjonctive palpébrale ou tarsale) et la portion antérieure du globe oculaire (conjonctive bulbaire) jusqu'au limbe sclérocornéen ;
- le *film lacrymal*, qui assure l'humidification permanente de la cornée ; il est sécrété par la glande lacrymale principale, située de chaque côté à la partie supéro-externe de l'orbite, et par des glandes lacrymales accessoires situées dans les paupières et la conjonctive ; il est évacué par les *voies lacrymales* qui communiquent avec les fosses nasales par le canal lacrymonasal (fig. 1.6). Une diminution de sécrétion lacrymale par une atteinte pathologique des glandes lacrymales peut être responsable d'un syndrome sec, mis en évidence par le *test de Schirmer* et le *break-up time* (voir chapitre 6, Œil rouge et/ou douloureux) ; une obstruction des voies lacrymales peut entraîner l'apparition d'un larmoiement.

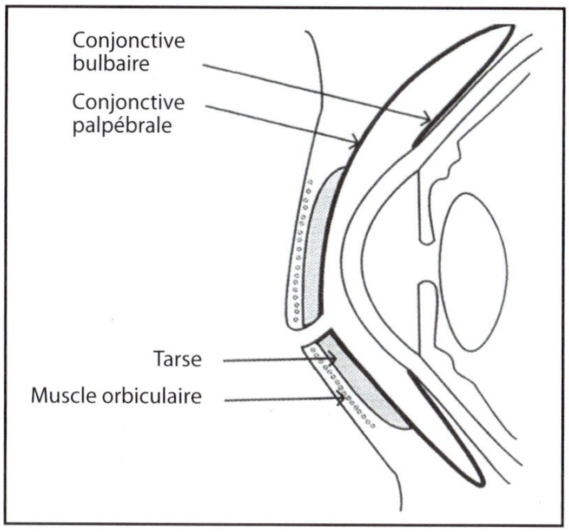

Fig. 1.5. **Paupières et conjonctive.**

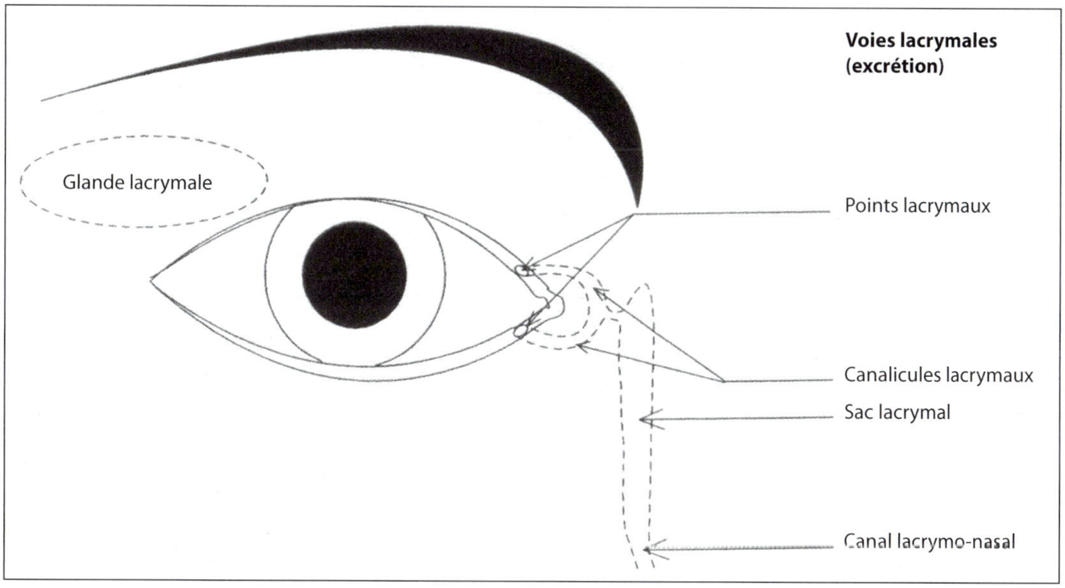

Fig. 1.6. **Glande et voies lacrymales.**

II. Examen du malade en ophtalmologie

A. Interrogatoire

Il a pour but essentiel de préciser le *trouble visuel* :

- *baisse d'acuité visuelle* : elle peut intéresser la vision de près et/ou la vision de loin :
  - certaines affections entraînent préférentiellement une baisse d'acuité visuelle de loin (ex. : cataracte sénile),
  - d'autres génèrent à la fois une baisse d'acuité visuelle de loin et de près (ex. : les principales affections de la macula),
  - une baisse de vision de près isolée est due le plus souvent à une presbytie,
  - la baisse d'acuité visuelle peut être permanente ou transitoire : on parle alors d'amaurose transitoire (voir chapitre 8, Anomalies de la vision d'apparition brutale) ;

- sensation de *fatigue visuelle* (difficultés à soutenir l'attention, ou céphalées sus-orbitaires en fin de journée) : elle peut traduire une insuffisance de convergence ;
- *myodésopsies* (sensation de « mouches volantes » ou de « corps flottants ») et phosphènes (sensation d'éclairs lumineux) sont le plus souvent des signes bénins mais parfois annonciateurs de décollement de la rétine ;
- *métamorphopsies* : il s'agit d'une déformation des lignes droites qui apparaissent ondulées ;
- *héméralopie* : elle correspond à une gêne en vision crépusculaire ou lors du passage d'un milieu bien éclairé à l'obscurité, principal signe de la rétinopathie pigmentaire ;
- anomalie du champ visuel. Il peut s'agir :
  - d'un scotome central ou cæcocentral : tache centrale sombre (scotome central relatif) ou complètement noire (scotome central absolu), associée à une baisse d'acuité visuelle ; un scotome central et/ou des métamorphopsies sont facilement dépistés par les grilles d'Amsler (fig. 1.7),
  - d'une amputation du champ visuel périphérique qui peut être soit monoculaire, par atteinte rétinienne ou du nerf optique, soit binoculaire, par atteinte neurologique.

Un examen du champ visuel par confrontation permet de dépister un déficit important du champ visuel ; il s'agit d'une méthode de débrouillage grossier par confrontation « au doigt » : l'examinateur et le patient sont face à face, à 50 cm l'un de l'autre, et se masquent chacun un œil ; l'examinateur compare, en mobilisant son doigt, les limites périphériques du champ visuel du patient avec les siennes. Il s'agit d'un examen grossier, rapide, qui permet de dépister des déficits importants comme une hémianopsie.

Un relevé précis du champ visuel ne peut cependant être obtenu que par la périmétrie (voir plus loin).

Le *mode d'installation des signes* doit impérativement être précisé :

- progressif, il évoque une affection d'évolution lente (ex. : cataracte, métamorphopsies d'apparition progressive évoquant une affection maculaire peu sévère),
- brutal, il évoque une atteinte sévère nécessitant une prise en charge urgente (ex. : métamorphopsies d'apparition brutale évoquant une forme compliquée de dégénérescence maculaire liée à l'âge ou DMLA, baisse d'acuité visuelle brutale par occlusion artérielle rétinienne ou neuropathie optique).

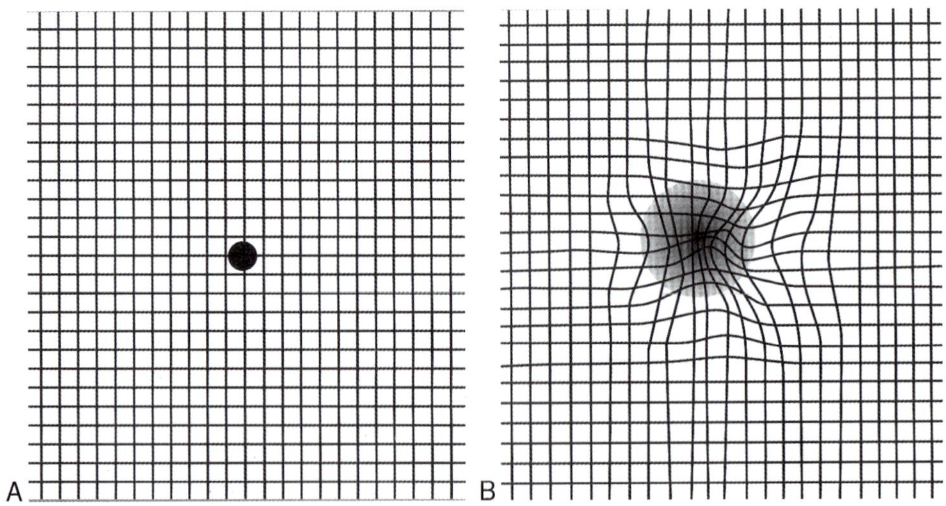

Fig. 1.7. Grille d'Amsler.

A. Sujet normal. B. Scotome central et métamorphopsies.

Attention

Certaines affections sévères ne s'accompagnent d'une baisse d'acuité visuelle qu'à un stade évolué : c'est le cas du *glaucome chronique* et de la *rétinopathie diabétique*.

L'interrogatoire veille à caractériser le type de *douleurs* :

- superficielles :
  - minimes, à sensation de « grains de sable » évoquant une simple conjonctivite,
  - intenses, avec *photophobie* (crainte de la lumière) et *blépharospasme* (fermeture réflexe des paupières) évoquant un ulcère de la cornée ;
- profondes :
  - modérées, évoquant une affection inflammatoire intraoculaire,
  - intenses, irradiées dans le territoire du trijumeau (ex. : glaucome aigu).

L'existence d'une *diplopie* (vision double) doit être recherchée ; il peut s'agir d'une diplopie monoculaire ou binoculaire :

- diplopie monoculaire : diplopie par dédoublement de l'image au niveau de l'œil atteint, ne disparaissant pas à l'occlusion de l'autre œil ;
- diplopie binoculaire : uniquement présente les deux yeux ouverts et disparaissant à l'occlusion de l'un ou l'autre des deux yeux.

L'interrogatoire précise l'évolution des signes :

- amélioration spontanée ou avec un traitement local (ex. : conjonctivite traitée par des collyres antibiotiques) ;
- symptomatologie stable ;
- aggravation :
  - lente, traduisant en principe une affection peu sévère,
  - rapide, signe de gravité +++.

Enfin, l'interrogatoire doit recenser les éventuels antécédents oculaires :

- épisodes analogues antérieurs ?
- épisodes analogues dans l'entourage ?
- autres affections oculaires ?

B. Mesure de l'acuité visuelle

Voir chapitre 2, Réfraction et anomalies de la réfraction.

La mesure de l'acuité visuelle, qui est couplée à une étude de la réfraction, est réalisée séparément pour chaque œil et à deux distances d'observation (fig. 1.8) :

- *de loin*, où l'échelle de lecture est placée à 5 m, l'acuité étant chiffrée en 10e : l'échelle la plus utilisée est celle de Monoyer (fig. 1.9) utilisant des lettres de taille décroissante permettant de chiffrer l'acuité visuelle de 1 à 10/10 ;
- *de près* où l'échelle de lecture, qui comporte des caractères d'imprimerie de tailles différentes, est placée à 33 cm. L'échelle la plus utilisée est celle de Parinaud (fig. 1.10), qui est constituée d'un texte dont les paragraphes sont écrits avec des caractères de taille décroissante ; l'acuité visuelle de près est ainsi chiffrée de Parinaud 14 (P14) à Parinaud 1,5 (P1,5), la vision de près normale correspondant à P2.

L'acuité visuelle doit toujours être mesurée sans correction, puis avec correction optique éventuelle d'un trouble de la réfraction ou *amétropie*.

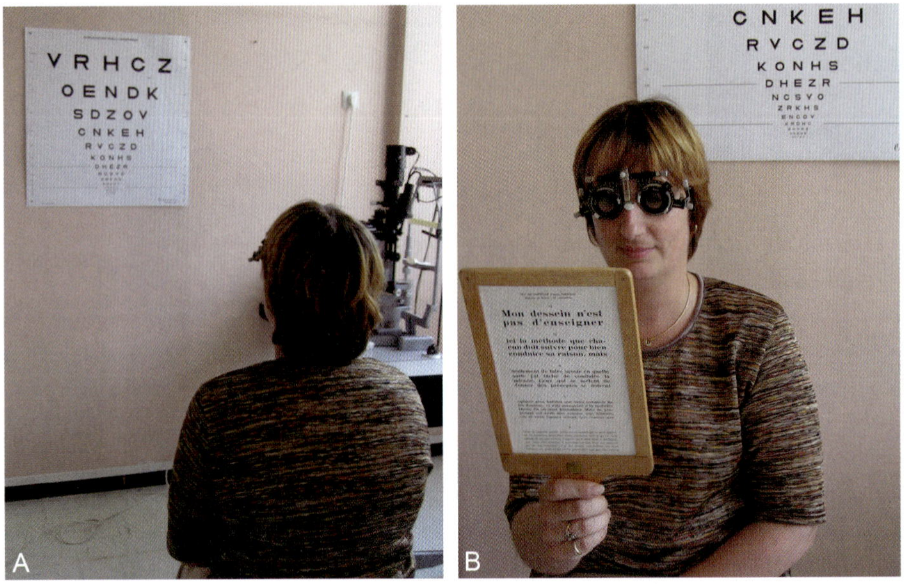

Fig. 1.8. **Mesure de l'acuité visuelle de loin (A) et de près avec correction optique (B).**

M R T V F U E N C X O Z D	*10/10*
D L V A T B K U E R S N	*9/10*
R C Y H O F M E S P A	*8/10*
E X A T Z H D W N	*7/10*
Y O E L K S F D I	*6/10*
O X P H B Z D	*510*
N L T A V R	*4/10*
O H S U E	*3/10*
M C F	*2/10*
Z U	*1/10*

Fig. 1.9. **Échelle d'acuité visuelle de loin de type Monoyer.**

C. Examen du segment antérieur (fig. 1.11)

Une partie de l'examen peut être réalisée de façon directe (examen de la conjonctive, recherche d'une ulcération cornéenne, réflexe photomoteur), mais un examen fin nécessite l'utilisation d'une lampe à fente : le biomicroscope (ou « lampe à fente ») est un microscope binoculaire présentant plusieurs grossissements et permettant de voir avec détail les différents éléments du segment antérieur ; son système d'éclairage particulier est constitué par une fente lumineuse qui permet d'effectuer une coupe optique des différentes structures du segment antérieur.

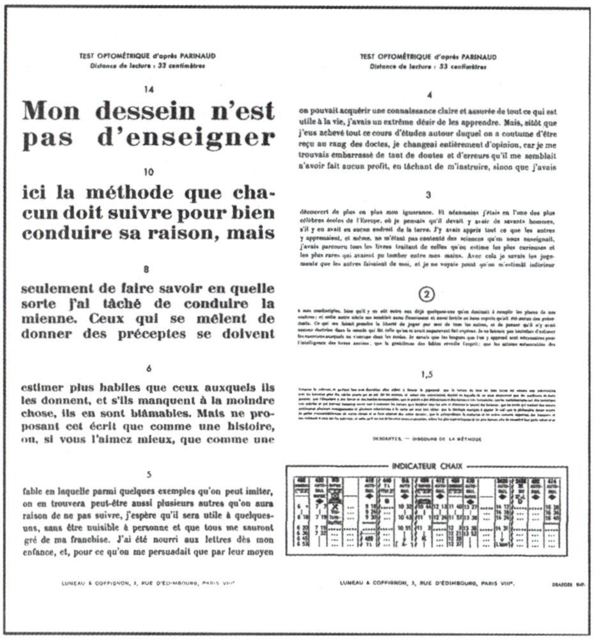

TEST OPTOMÉTRIQUE d'après PARINAUD
Distance de lecture : 33 centimètres

14

Mon dessein n'est pas d'enseigner

10

ici la méthode que chacun doit suivre pour bien conduire sa raison, mais

8

seulement de faire savoir en quelle sorte j'ai tâché de conduire la mienne. Ceux qui se mêlent de donner des préceptes se doivent

6

estimer plus habiles que ceux auxquels ils les donnent, et s'ils manquent à la moindre chose, ils en sont blâmables. Mais ne proposant cet écrit que comme une histoire, ou, si vous l'aimez mieux, que comme une

5

fable en laquelle parmi quelques exemples qu'on peut imiter, on en trouvera peut-être aussi plusieurs autres qu'on aura raison de ne pas suivre, j'espère qu'il sera utile à quelques-uns, sans être nuisible à personne et que tous me sauront gré de ma franchise. J'ai été nourri aux lettres dès mon enfance, et, pour ce qu'on me persuadait que par leur moyen

LUNEAU & COFFIGNON, 3, RUE D'ÉDIMBOURG, PARIS VIIIe

TEST OPTOMÉTRIQUE d'après PARINAUD
Distance de lecture : 33 centimètres

4

on pouvait acquérir une connaissance claire et assurée de tout ce qui est utile à la vie, j'avais un extrême désir de les apprendre. Mais, sitôt que j'eus achevé tout ce cours d'études autour duquel on a coutume d'être reçu au rang des doctes, je changeai entièrement d'opinion, car je me trouvais embarrassé de tant de doutes et d'erreurs qu'il me semblait n'avoir fait aucun profit, en tâchant de m'instruire, sinon que j'avais

3

découvert de plus en plus mon ignorance. Et néanmoins j'étais en l'une des plus célèbres écoles de l'Europe, où je pensais qu'il devait y avoir de savants hommes, s'il y en avait en aucun endroit de la terre. J'y avais appris tout ce que les autres y apprenaient, et même, ne m'étant pas contenté des sciences qu'on nous enseignait, j'avais parcouru tous les livres traitant de celles qu'on estime les plus curieuses et les plus rares qui avaient pu tomber entre mes mains. Avec cela je savais les jugements que les autres faisaient de moi, et je ne voyais point qu'on m'estimât inférieur

②

1,5

DESCARTES. — DISCOURS DE LA MÉTHODE

INDICATEUR CHAIX

LUNEAU & COFFIGNON, 3, RUE D'ÉDIMBOURG, PARIS VIIIe

Fig. 1.10. Échelle d'acuité visuelle de près de Parinaud.

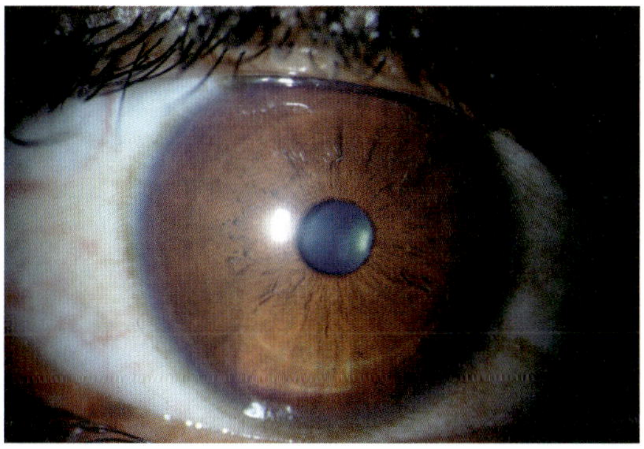

Fig. 1.11. Segment antérieur normal.
Il peut s'agir d'un examen direct ou d'un examen à la lampe à fente (biomicroscope).

1. Examen de la conjonctive

Il peut relever :

- une rougeur conjonctivale (« œil rouge ») :
  - diffuse (fig. 1.12),
  - localisée (ex. : hémorragie sous-conjonctivale, fig. 1.13),
  - prédominant dans les culs-de-sac inférieurs (fig. 1.14),
  - associée à des sécrétions, évoquant une conjonctivite bactérienne (fig. 1.15),
  - prédominant autour du limbe sclérocornéen (« cercle périkératique ») (fig. 1.16 et 1.17),
  - nécessitant l'examen de la conjonctive palpébrale supérieure uniquement accessible en retournant la paupière supérieure (ex. : recherche d'un corps étranger superficiel, fig. 1.18) ;
- un œdème conjonctival = *chémosis* (fig. 1.19).

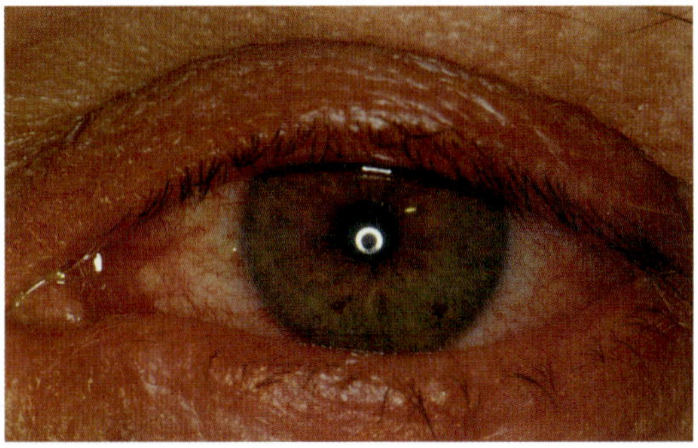

Fig. 1.12. Rougeur conjonctivale diffuse.

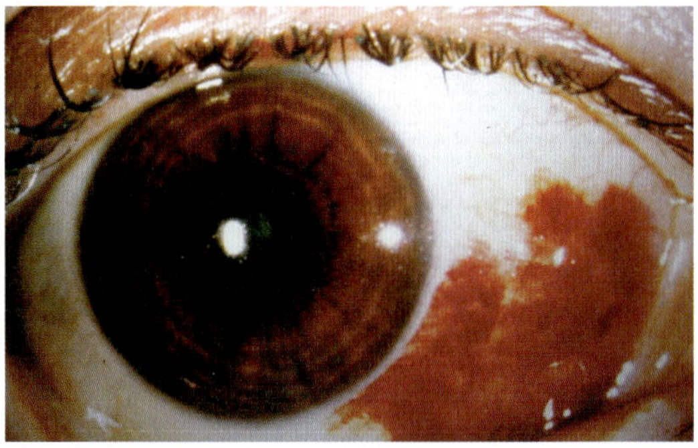

Fig. 1.13. Hémorragie sous-conjonctivale.

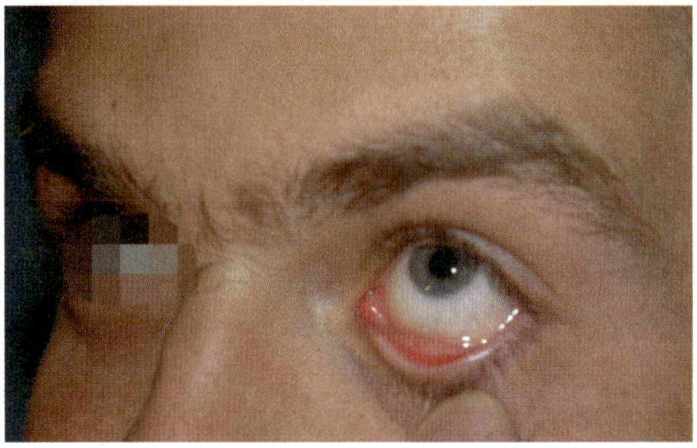

Fig. 1.14. Examen du cul-de-sac conjonctival inférieur.

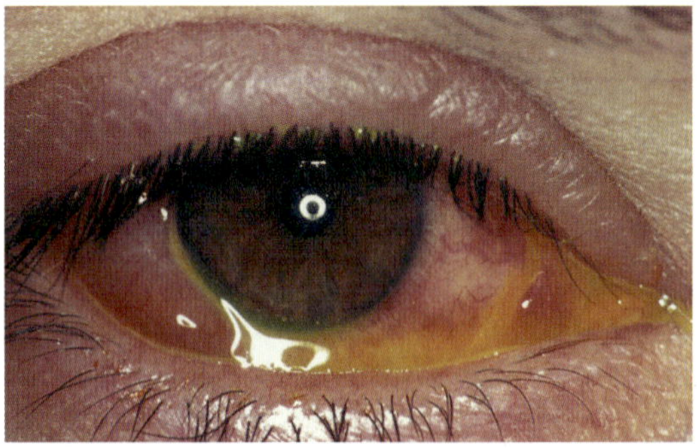

Fig. 1.15. Rougeur conjonctivale diffuse associée à des sécrétions (conjonctivite bactérienne).

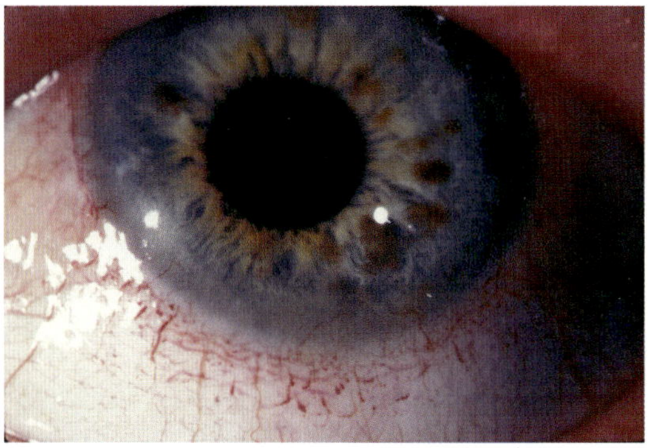

Fig. 1.16. Cercle périkératique.

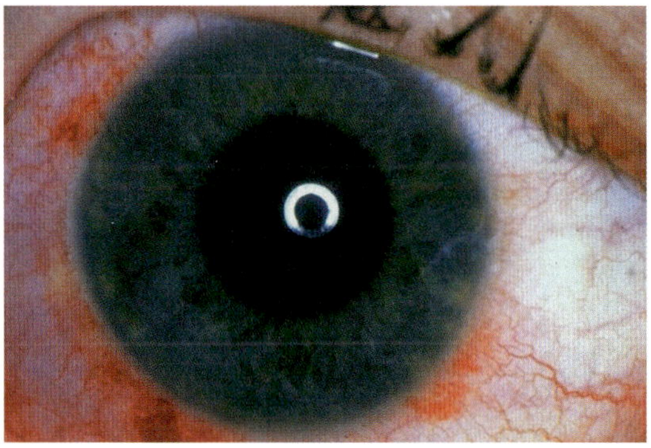

Fig. 1.17. Cercle périkératique.

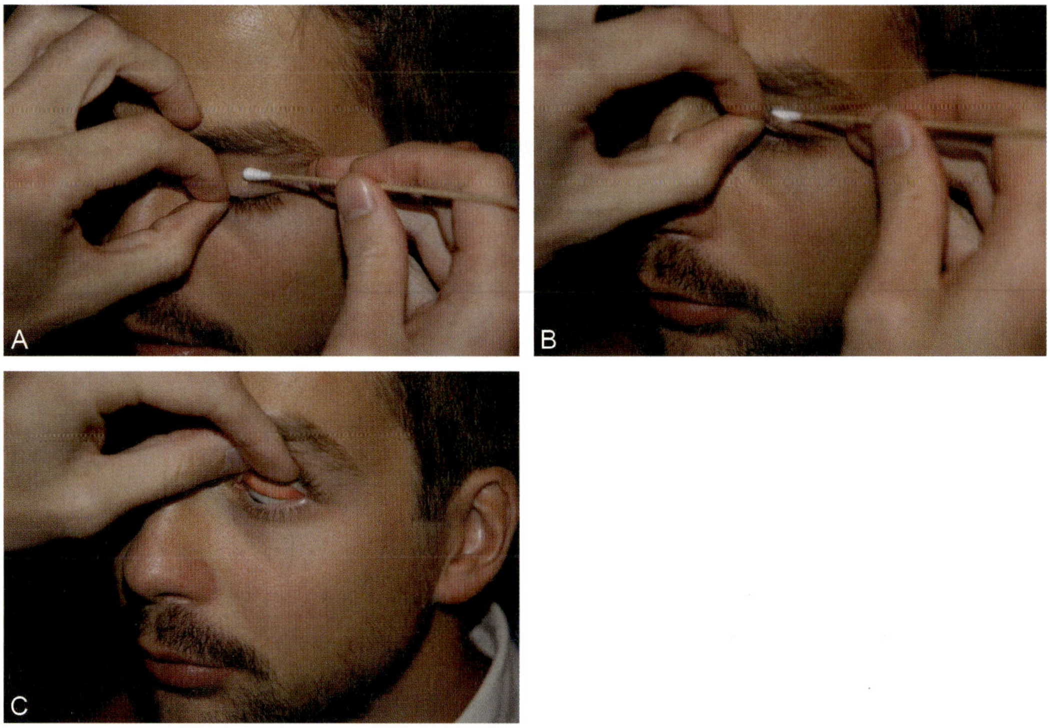

Fig. 1.18. Examen de la conjonctive palpébrale supérieure.

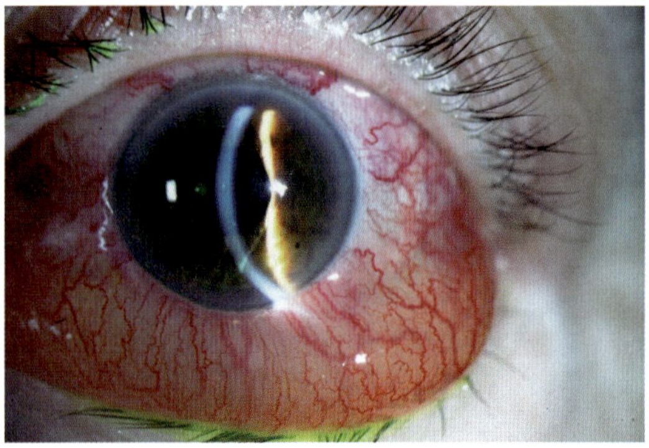

Fig. 1.19. **Chémosis.**

2. Examen de la cornée

La *transparence cornéenne* peut être diminuée de façon diffuse par un œdème cornéen (ex. : glaucome aigu, fig. 1.20) ou de façon localisée par une ulcération cornéenne (fig. 1.21 et 1.22). L'instillation d'une goutte de fluorescéine permet de mieux visualiser une *ulcération cornéenne*, notamment si on l'examine avec une lumière bleue qui fait apparaître l'ulcération en vert (fig. 1.23 et 1.24).

3. Examen de l'iris

On apprécie surtout l'aspect de la pupille :

- pupille en myosis (ex. : kératite) ;
- pupille en mydriase (voir le RPM plus haut dans Rappel anatomique).

4. Examen de la chambre antérieure

Il recherche :

- des signes inflammatoires :
  - présence de cellules inflammatoires et de protéines circulant dans l'humeur aqueuse : « phénomène de Tyndall »,
  - dépôts de cellules inflammatoires à la face postérieure de la cornée : « précipités rétrocornéens » (fig. 1.25),
  - adhérences inflammatoires entre face postérieure de l'iris et capsule antérieure du cristallin (« synéchies iridocristalliniennes » ou « synéchies postérieures », fig. 1.26) responsables d'une déformation pupillaire ;
- la présence de pus dans la chambre antérieure : « hypopion » (fig. 1.27) ;
- la présence de sang dans la chambre antérieure : « hyphéma » (fig. 1.28).

D. Mesure de la pression intraoculaire

La mesure de la pression intraoculaire (PIO) ou tonus oculaire (TO) peut être effectuée de deux façons :

- soit à l'aide d'un tonomètre à aplanation installé sur la lampe à fente (fig. 1.29 et 1.30) : son principe est de déterminer le tonus oculaire en appliquant une dépression sur la cornée ;
- soit, de plus en plus couramment, à l'aide d'un tonomètre à air pulsé.

Le tonus oculaire normal se situe le plus souvent entre 10 et 20 mmHg ; on parle d'hypertonie oculaire pour une pression intraoculaire supérieure à 22 mmHg.

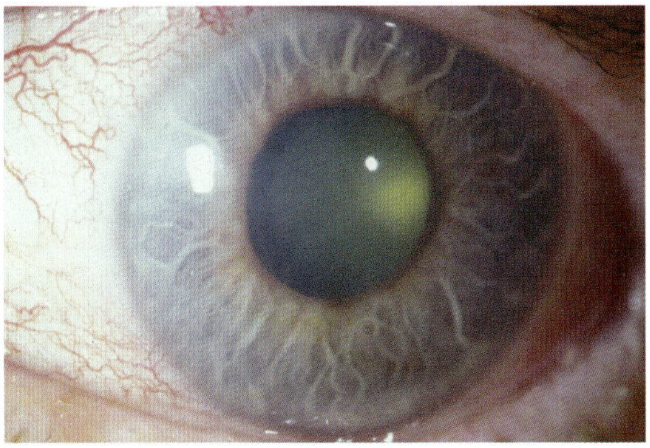

Fig. 1.20. Diminution de transparence diffuse de la cornée (glaucome aigu).

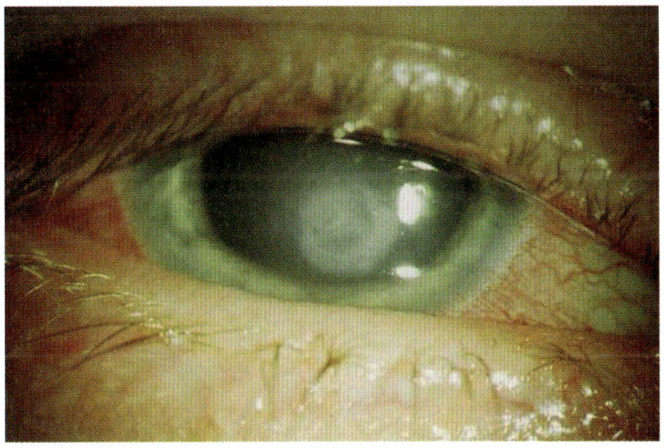

Fig. 1.21. Diminution de transparence localisée de la cornée (ulcération cornéenne).

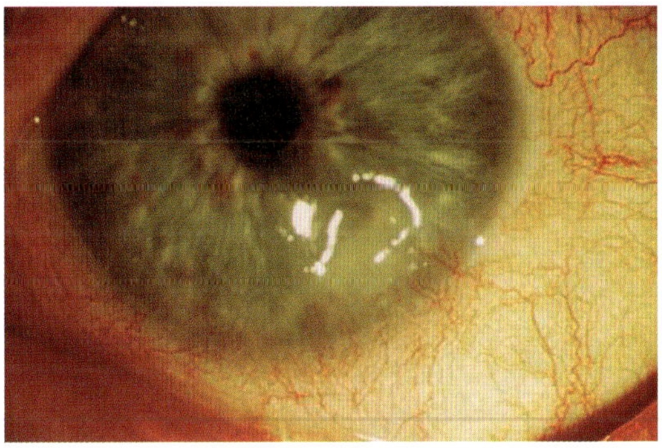

Fig. 1.22. Ulcération cornéenne.

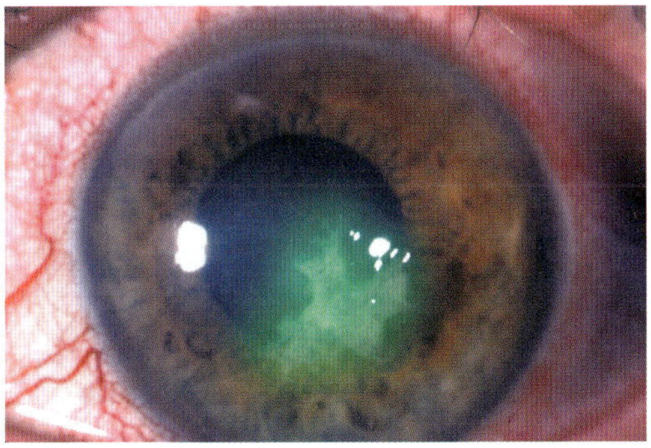

Fig. 1.23. Examen d'une ulcération cornéenne après instillation d'un collyre à la fluorescéine.

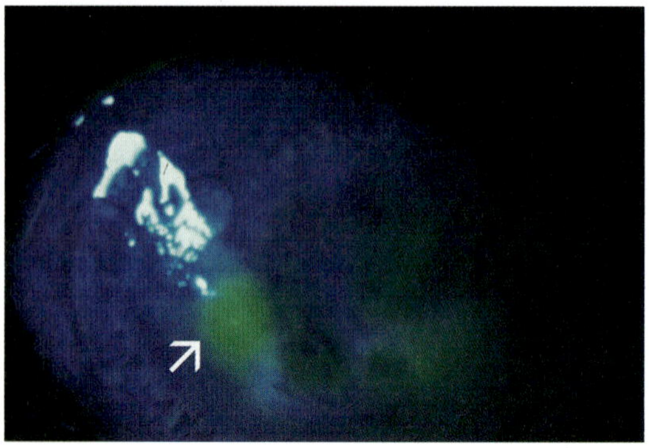

Fig. 1.24. Examen d'une ulcération cornéenne en lumière bleue après instillation d'un collyre à la fluorescéine.

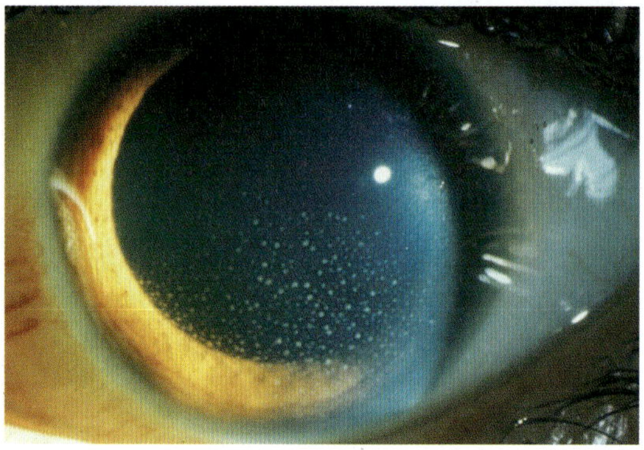

Fig. 1.25. Précipités rétrocornéens.

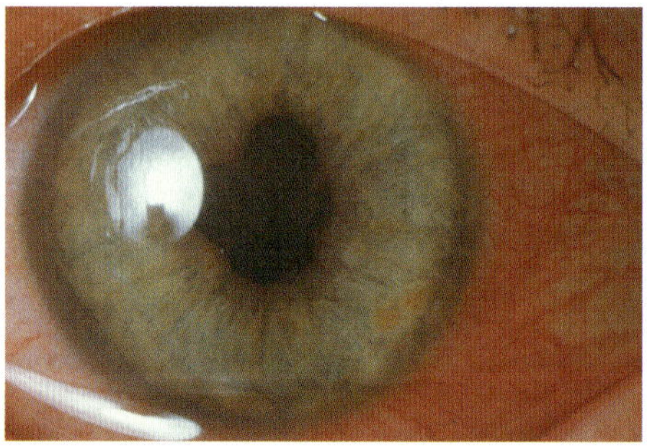

Fig. 1.26. Synéchies iridocristalliniennes.

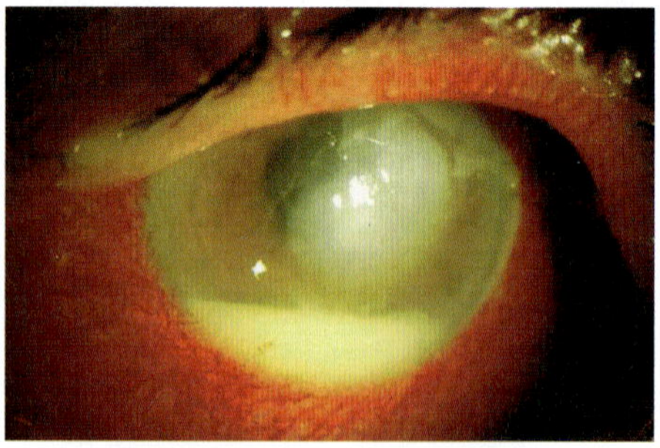

Fig. 1.27. Hypopion.

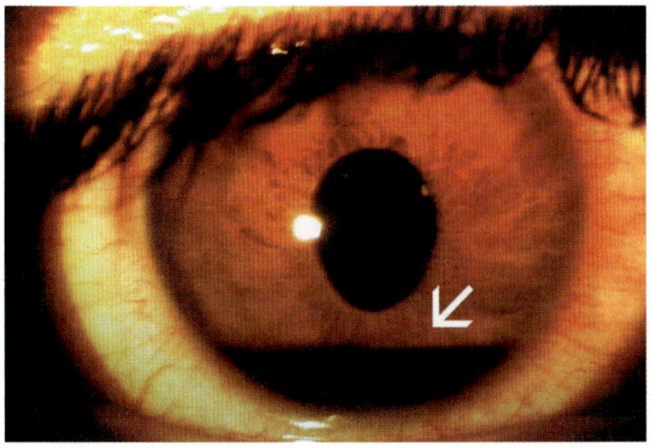

Fig. 1.28. **Hyphéma.**

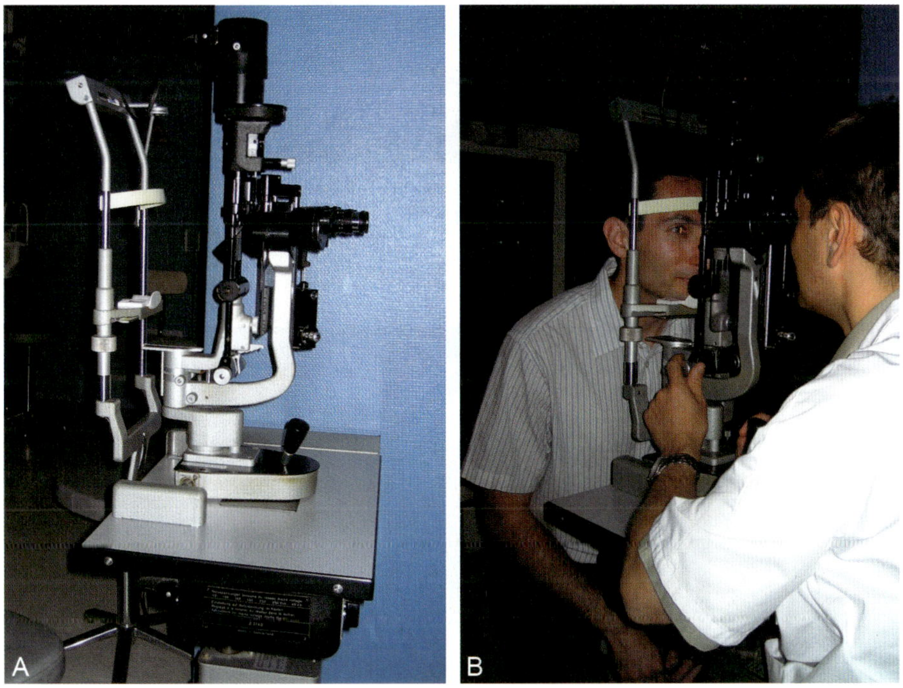

Fig. 1.29. **Examen du segment antérieur à la lampe à fente.**

Le tonus oculaire peut être également apprécié par la palpation bidigitale : elle ne donne cependant qu'une approximation et n'a en pratique de valeur qu'en cas d'élévation très importante du tonus oculaire.

E. Gonioscopie

On pratique parfois un examen de l'angle iridocornéen (fig. 1.31) ou gonioscopie qui est réalisée à la lampe à fente à l'aide d'un verre de contact comportant un miroir permettant d'apprécier les différents éléments de l'angle iridocornéen (voir chapitre 14, Glaucome chronique).

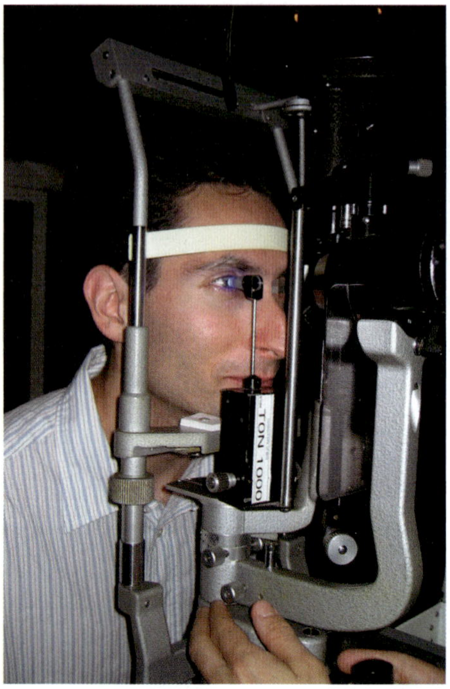

Fig. 1.30. **Mesure du tonus oculaire par aplanation.**

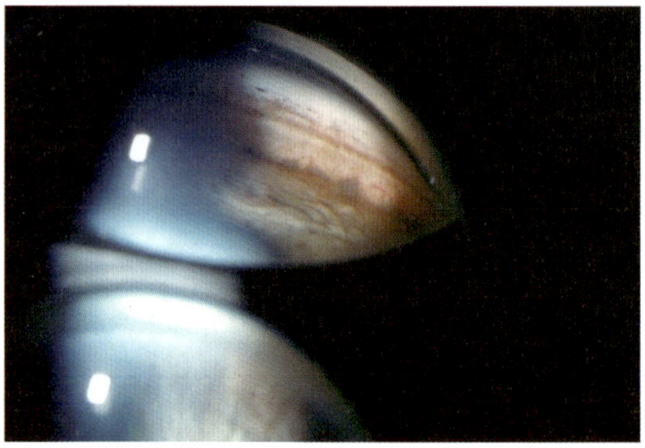

Fig. 1.31. **Examen de l'angle iridocornéen.**

F. Examen du fond d'œil (fig. 1.32)

1. Méthodes d'examen (fig. 1.33)

L'*ophtalmoscopie directe* à l'ophtalmoscope à image droite ne donne qu'un champ d'observation réduit et ne permet pas une vision du relief, mais d'apprentissage aisé, c'est la méthode d'examen utilisée par les internistes.

L'*ophtalmoscopie indirecte ou ophtalmoscopie à image inversée* est réalisée à travers une lentille tenue à la main par l'examinateur. Cette technique permet la vision du relief et un champ d'observation étendu, mais est difficile et nécessite un apprentissage long.

La *biomicroscopie du fond d'œil* consiste à examiner le fond d'œil à l'aide de la lampe à fente en utilisant une lentille ou un verre de contact d'examen. Cette technique permet une analyse très fine des détails du fond d'œil.

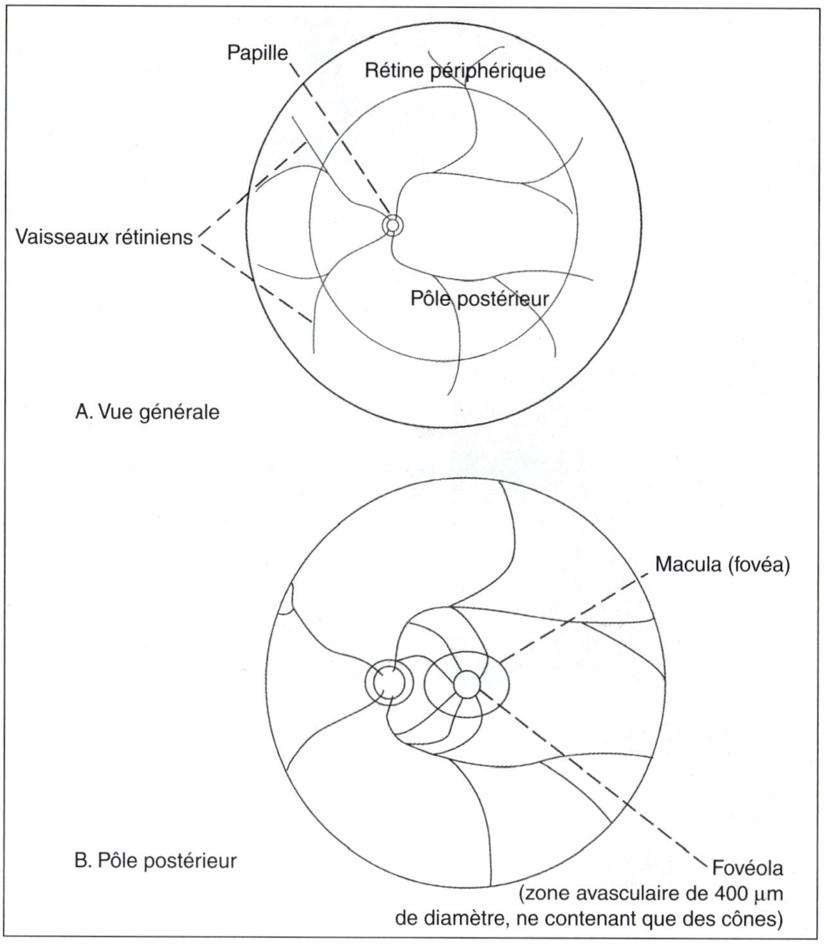

Fig. 1.32. Représentation schématique de l'aspect du fond d'œil.

2. Aspect du fond d'œil normal (fig. 1.34)

a. Examen du pôle postérieur

Cet examen amène à décrire trois éléments principaux :

- la *papille*, qui correspond anatomiquement à la tête du nerf optique et à la tache aveugle à l'examen du champ visuel, et qui est formée par la réunion des fibres optiques ; elle se présente comme un disque clair à bords nets, comportant une excavation physiologique au fond de laquelle apparaissent l'artère et la veine centrales de la rétine ;
- les *vaisseaux rétiniens* qui se divisent pour vasculariser la surface rétinienne. Les branches veineuses sont plus sombres, plus larges et plus sinueuses que les branches artérielles dont elles suivent grossièrement le trajet ;
- la *macula (= fovéa)*, située à proximité et en dehors de la papille. Région très riche en cônes, elle permet la vision des détails ; c'est une zone ovalaire d'environ 1,5 sur 1 mm (taille sensiblement identique à celle de la papille). Elle est centrée par une zone avasculaire ne contenant que des cônes, zone essentielle permettant la vision des détails, apparaissant plus sombre, de 400 µm de diamètre, et appelée *fovéola*.

b. Examen de la rétine périphérique (partie la plus antérieure de la rétine)

Il n'est réalisé que dans des circonstances particulières, telles que la suspicion d'un décollement de rétine ou la recherche de lésions favorisant sa survenue ; la périphérie rétinienne ne peut être examinée que par l'ophtalmoscopie indirecte ou la biomicroscopie.

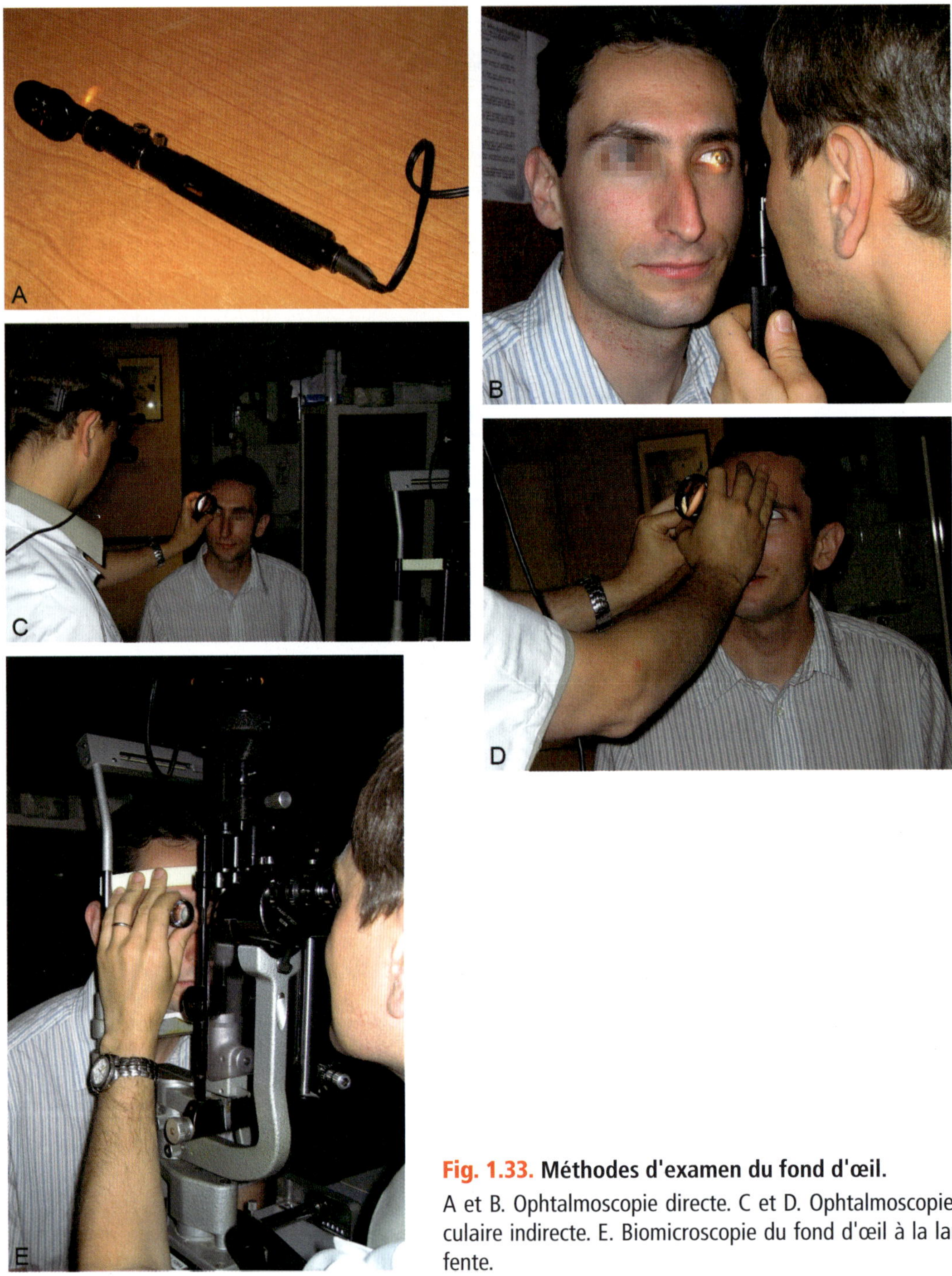

Fig. 1.33. Méthodes d'examen du fond d'œil.

A et B. Ophtalmoscopie directe. C et D. Ophtalmoscopie binoculaire indirecte. E. Biomicroscopie du fond d'œil à la lampe à fente.

3. Lésions élémentaires du fond d'œil

a. Microanévrismes rétiniens (fig. 1.35)

Ils apparaissent sous forme de points rouges de petite taille ; ils siègent sur les capillaires rétiniens et se remplissent de fluorescéine sur l'angiographie du fond d'œil (voir plus loin).

b. Hémorragies du fond d'œil

On distingue :

- les hémorragies intravitréennes (fig. 1.36 et 1.37) ;
- les hémorragies prérétiniennes, qui masquent les vaisseaux rétiniens (fig. 1.38) ;

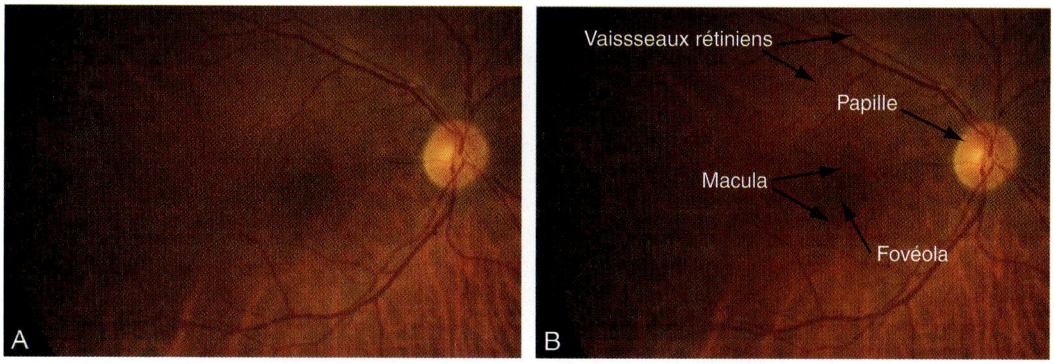

Fig. 1.34. **Fond d'œil normal.**

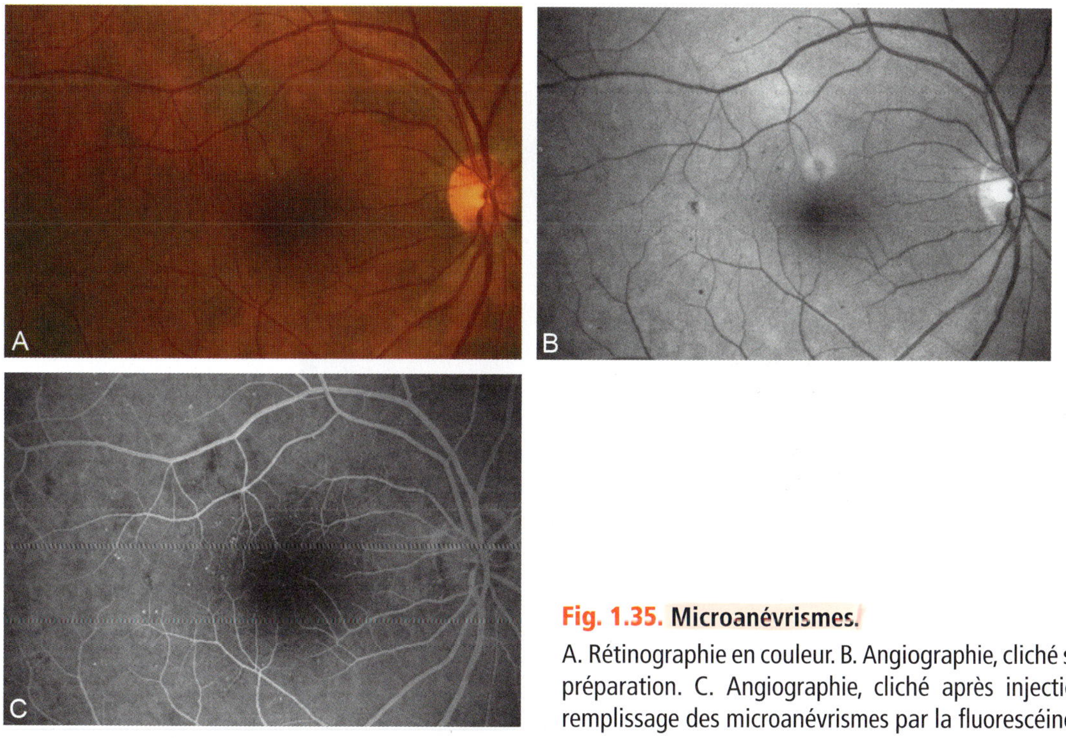

Fig. 1.35. **Microanévrismes.**

A. Rétinographie en couleur. B. Angiographie, cliché sans préparation. C. Angiographie, cliché après injection : remplissage des microanévrismes par la fluorescéine.

- les hémorragies sous-rétiniennes (fig. 1.39) ;
- les hémorragies intrarétiniennes :
  - hémorragies rétiniennes punctiformes : elles ont un aspect analogue aux microanévrismes et il est parfois difficile de les distinguer (fig. 1.40),
  - hémorragies en flammèches (elles siègent dans le plan des fibres optiques, fig. 1.41),
  - hémorragies profondes, volumineuses, « en taches » (fig. 1.42).

c. Nodules cotonneux

Autrefois dénommés « nodules dysoriques », les nodules cotonneux sont des lésions blanches, superficielles et de petite taille. Ils correspondent à l'accumulation de matériel axoplasmique dans les fibres optiques. Ils traduisent une occlusion des artérioles précapillaires rétiniennes (fig. 1.43).

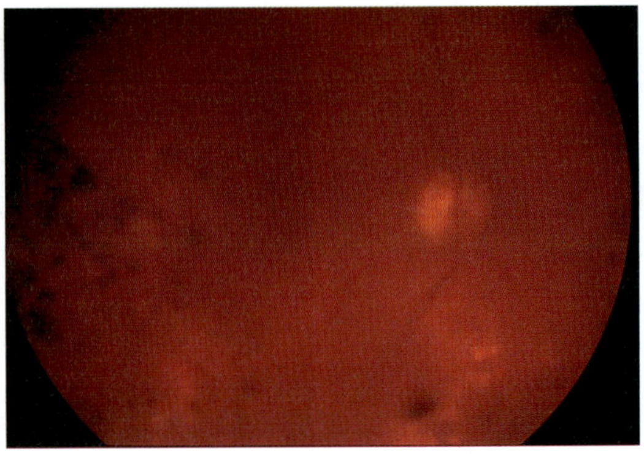

Fig. 1.36. Hémorragie intravitréenne modérée, laissant voir la rétine.

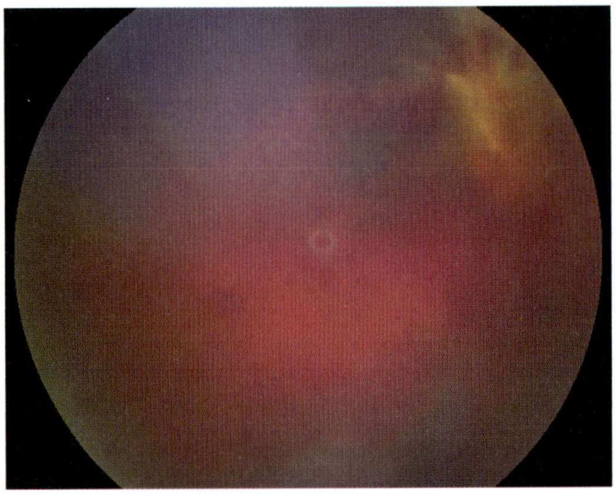

Fig. 1.37. Hémorragie intravitréenne massive.

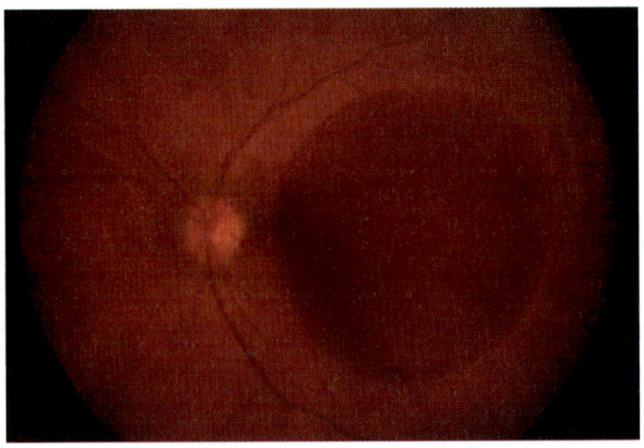

Fig. 1.38. Hémorragie prérétinienne masquant les vaisseaux rétiniens.

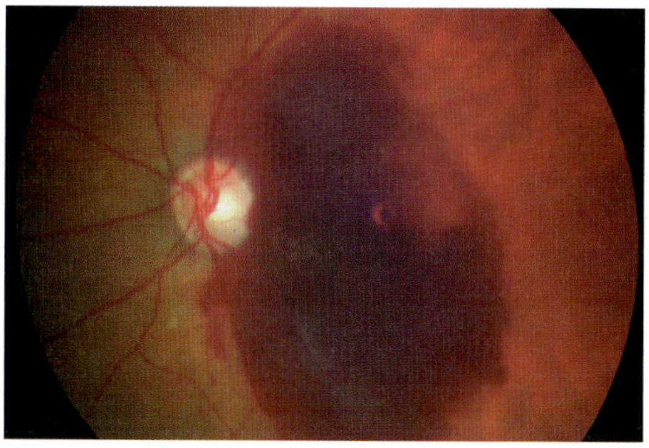

Fig. 1.39. Hémorragie sous-rétinienne (ne masque pas les vaisseaux rétiniens).

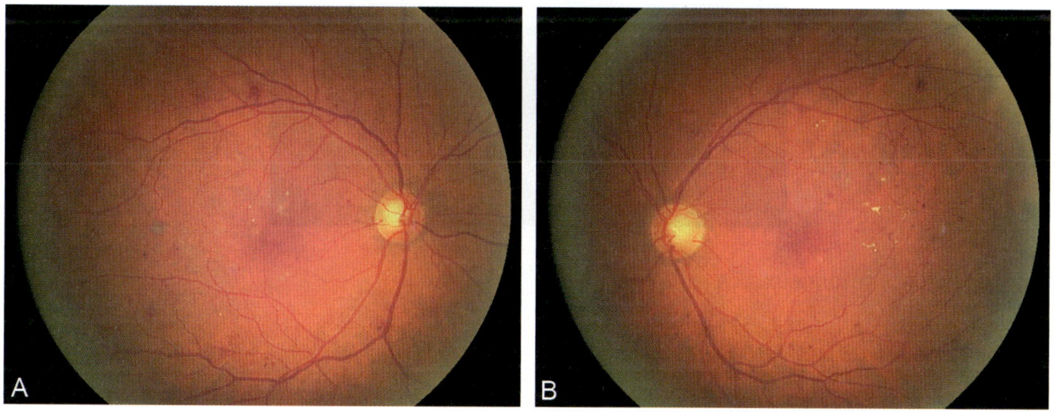

Fig. 1.40. Hémorragies punctiformes (+ quelques exsudats profonds).

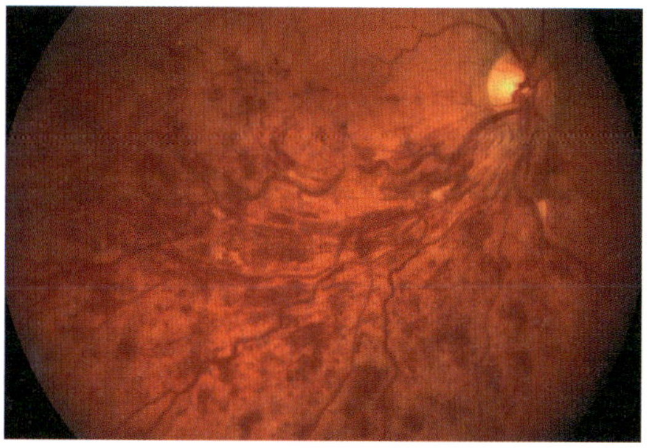

Fig. 1.41. Hémorragies en flammèches.

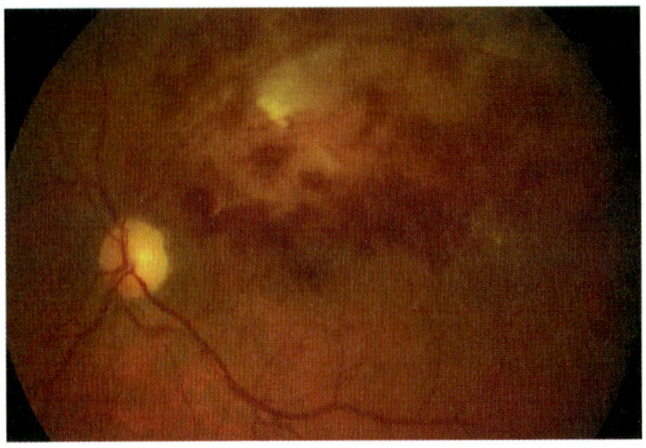

Fig. 1.42. **Volumineuses hémorragies profondes, en taches (+ nodules cotonneux).**

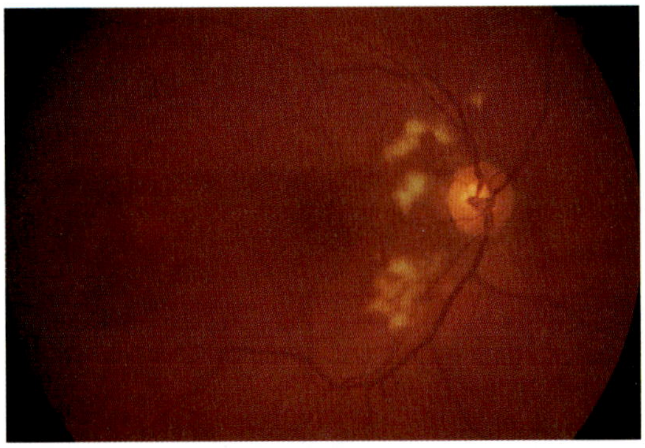

Fig. 1.43. **Nodules cotonneux.**

d. Exsudats profonds

Autrefois dénommés « exsudats secs », il s'agit d'accumulations de lipoprotéines dans l'épaisseur de la rétine, qui apparaissent sous forme de dépôts jaunâtres (fig. 1.44 et 1.45).

e. Œdème papillaire

La papille est hyperhémiée, à bords flous.

Un *œdème papillaire unilatéral*, avec baisse d'acuité visuelle, évoque une cause vasculaire, notamment s'il s'associe à des hémorragies en flammèches (fig. 1.46).

Un *œdème papillaire bilatéral*, sans baisse d'acuité visuelle, évoque une hypertension intracrânienne (fig. 1.47).

G. Examen de l'oculomotricité

On procédera à l'examen de la motilité oculaire dans les différentes positions du regard ; cet examen examinera les six muscles oculomoteurs de chaque œil séparément (ductions) et de façon conjuguée (versions).

III. Examens complémentaires

Dans certaines circonstances, l'ophtalmologiste aura recours à des explorations plus approfondies.

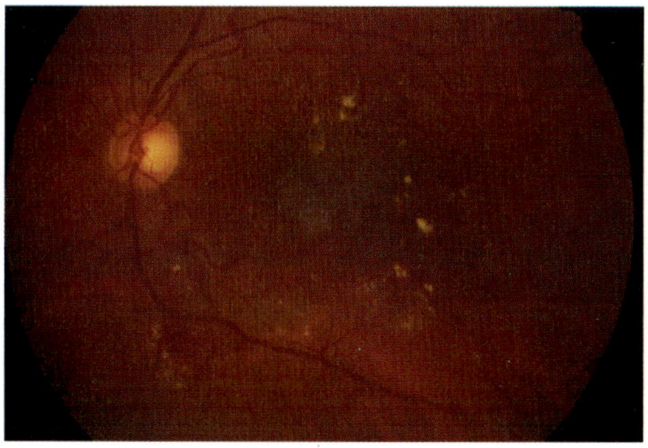

Fig. 1.44. **Exsudats profonds** répartis dans la région maculaire.

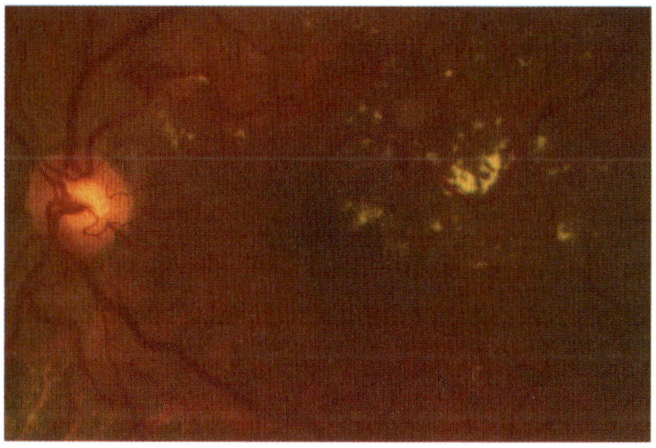

Fig. 1.45. **Exsudats profonds** localisés dans la partie supérieure de la région maculaire.

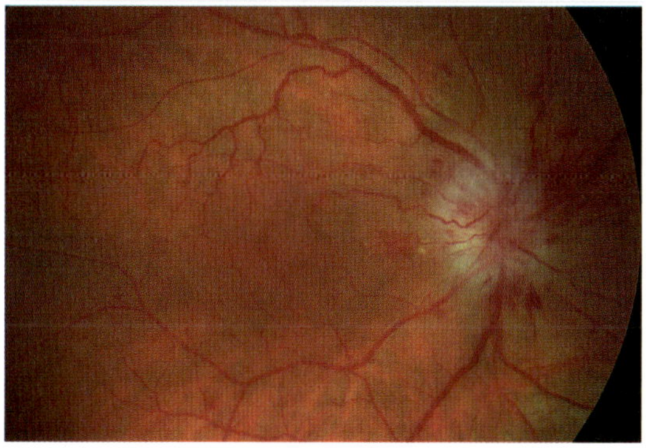

Fig. 1.46. **Œdème papillaire** associé à des **hémorragies en flammèches** (neuropathie optique ischémique).

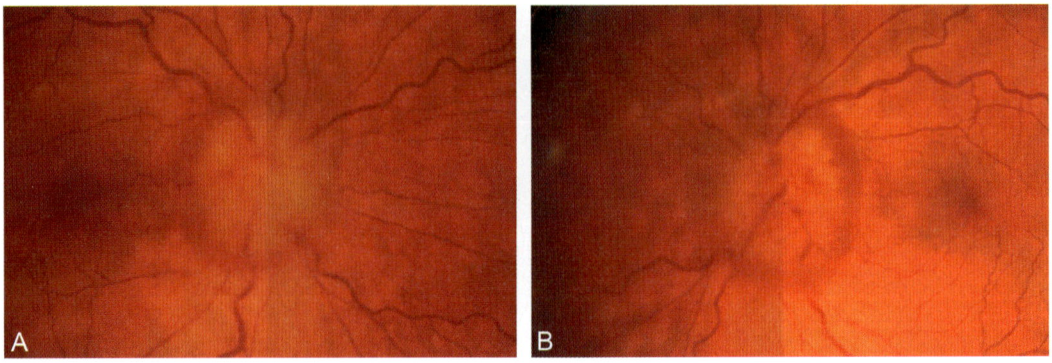

Fig. 1.47. **Œdème papillaire bilatéral (hypertension intracrânienne).**

A. Étude des fonctions visuelles

1. Champ visuel

Le champ visuel est la portion de l'espace embrassé par l'œil regardant droit devant lui et immobile.

L'examen du champ visuel (ou *périmétrie*) étudie la sensibilité à la lumière à l'intérieur de cet espace en appréciant la perception par le sujet examiné de tests lumineux d'intensité et de taille variables :

- le nombre de photorécepteurs décroît de la macula vers la périphérie rétinienne : ainsi, la sensibilité lumineuse décroît progressivement du centre vers la périphérie ;
- la papille, formée par la réunion des fibres optiques, ne contient pas de photorécepteurs : c'est donc une zone aveugle (scotome physiologiquement non perçu).

Il existe deux principales méthodes d'examen du champ visuel : la périmétrie cinétique et la périmétrie statique.

a. Périmétrie cinétique

Elle est réalisée à l'aide de l'*appareil de Goldmann* (fig. 1.48 et 1.49) ; on projette sur une coupole un point lumineux de taille et d'intensité lumineuse données et on déplace ce point de la périphérie vers le centre jusqu'à ce qu'il soit perçu par le patient ; cette manœuvre est répétée sur différents méridiens sur 360°.

En répétant cet examen avec des tests de taille et d'intensité lumineuse décroissantes, on peut ainsi tracer des lignes grossièrement concentriques, ou *isoptères*, correspondant à des zones de sensibilité lumineuse différente.

L'examen est réalisé pour chacun des deux yeux séparément, avec correction optique en cas de trouble de la réfraction.

L'examen du champ visuel normal permet ainsi d'obtenir deux tracés symétriques pour l'œil droit et l'œil gauche (fig. 1.50), formés suivant la réalisation de l'examen de trois ou quatre isoptères concentriques ; les limites du champ visuel ne sont pas strictement circulaires : elles présentent un aplatissement dans le secteur supérieur, correspondant au relief de l'arcade sourcilière, et une encoche nasale inférieure, correspondant au relief du nez.

Au sein de ce tracé, on retrouve une zone aveugle correspondant à la papille (tache aveugle ou tache de Mariotte).

L'examen du champ visuel cinétique est particulièrement adapté à l'exploration des déficits périphériques.

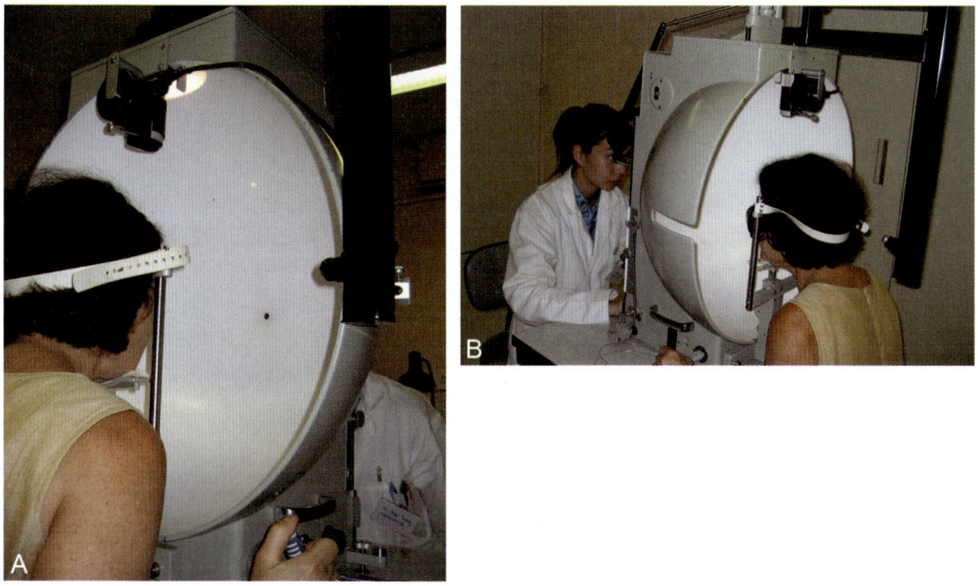

Fig. 1.48. Examen du champ visuel en périmétrie cinétique.

Le patient fixe le point central de la coupole de Goldmann, tandis que l'examinateur projette un test lumineux déplacé de la périphérie de la coupole vers le centre. Le patient dispose dans la main d'une « alarme » qu'il actionne dès qu'il aperçoit le test lumineux dans son champ visuel.

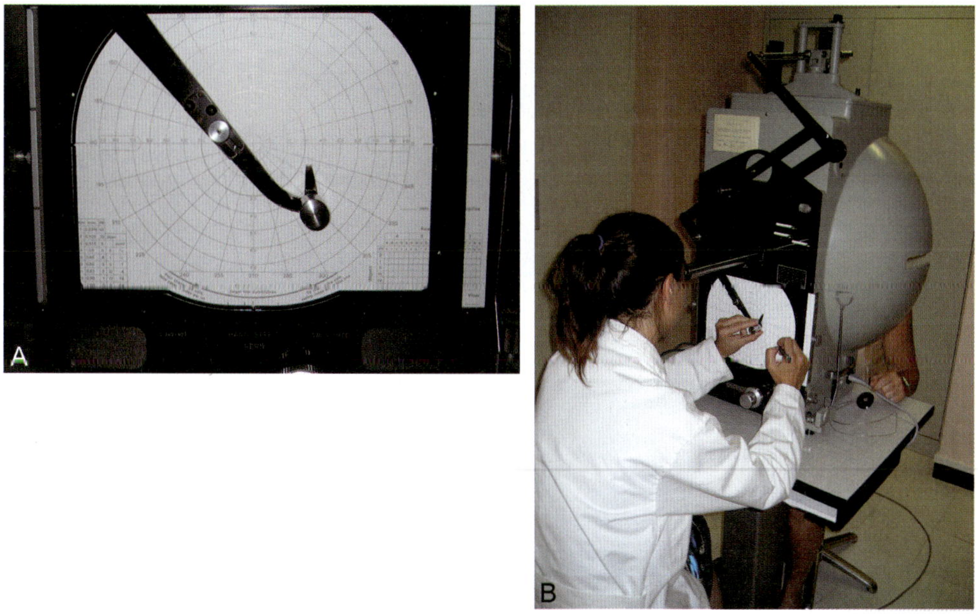

Fig. 1.49. Champ visuel cinétique (suite).

L'examinateur trace un relevé graphique des réponses du patient.

b. Périmétrie statique (fig. 1.51 et 1.52)

Dans cette méthode, on présente un test lumineux fixe, dont on augmente l'intensité jusqu'à ce qu'il soit perçu par le sujet.

C'est une méthode d'examen plus précise, qui explore de façon fine le champ visuel central ; elle est ainsi particulièrement indiquée dans la pathologie du nerf optique et au cours du

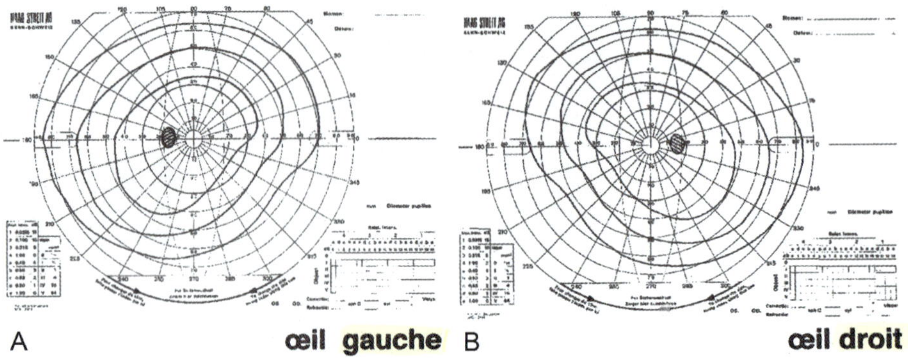

Fig. 1.50. Champ visuel normal en périmétrie cinétique.

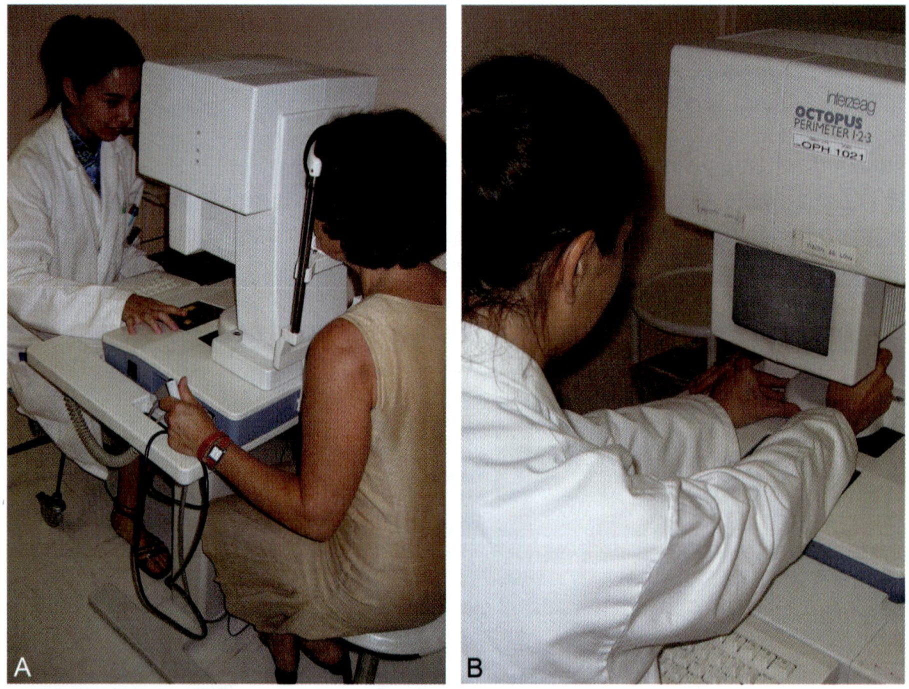

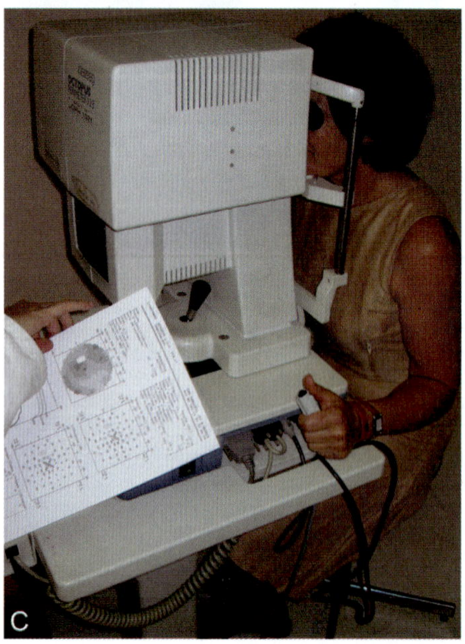

Fig. 1.51. **Examen du champ visuel en périmétrie statique automatisée.**

Le test lumineux est ici présenté au patient de façon automatique par l'appareil. Il s'agit contrairement à la méthode précédente d'un test fixe mais d'intensité lumineuse croissante.

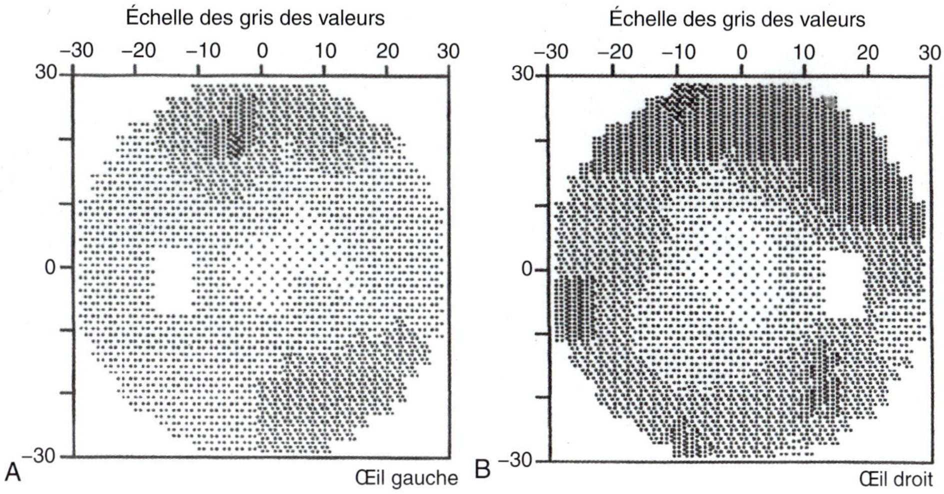

Fig. 1.52. Périmétrie statique automatisée explorant les 30° centraux.

glaucome : c'est la méthode de choix dans le dépistage et la surveillance du glaucome chronique. De plus en plus couramment à l'heure actuelle, l'examen du champ visuel est réalisé à l'aide d'appareils automatisés en périmétrie statique (périmétrie statique automatisée) – voir chapitre 14, Glaucome chronique.

L'examen du champ visuel en périmétrie cinétique est particulièrement adapté à l'exploration des déficits périphériques, notamment hémianopsies et quadranopsies : c'est la méthode d'examen de choix en neuro-ophtalmologie (voir chapitre 7, Altération de la fonction visuelle).
Une des principales indications de la périmétrie statique est le diagnostic et le suivi du glaucome chronique : en effet, les premières altérations du champ visuel sont des atteintes très localisées de siège central (voir chapitre 14, Glaucome chronique).

2. Vision des couleurs

En pratique, il est utile d'effectuer un bilan de la vision des couleurs à la recherche d'une dyschromatopsie dans deux circonstances :

- pour dépister une *anomalie congénitale*, comme le daltonisme. On utilise alors des *planches colorées* (tables pseudo-isochromatiques dont la plus connue est celle d'Ishihara, fig. 1.53A et 1.54) dont le motif et le fond, constitués de couleurs complémentaires, sont indiscernables pour un sujet atteint de dyschromatopsie congénitale : ainsi, un sujet daltonien ne verra pas les dessins de planches dont le motif et le fond sont constitués de vert et de rouge ;
- en présence d'une *affection oculaire acquise*, on utilise habituellement le *test de Farnsworth* (fig. 1.53B) où l'on demande au patient de classer des pastilles colorées ; les dyschromatopsies acquises se traduisent habituellement par une vision altérée et une confusion de deux couleurs complémentaires : bleu et jaune (dans certaines affections rétiniennes) ou rouge et vert (au cours des neuropathies optiques).

L'étude de la vision des couleurs est ainsi une aide au diagnostic de certaines affections rétiniennes et des neuropathies optiques ; elle est aussi un élément essentiel de la surveillance des traitements susceptibles de provoquer une rétinopathie (antipaludéens de synthèse) ou une neuropathie optique médicamenteuse (principalement antituberculeux : éthambutol et isoniazide).

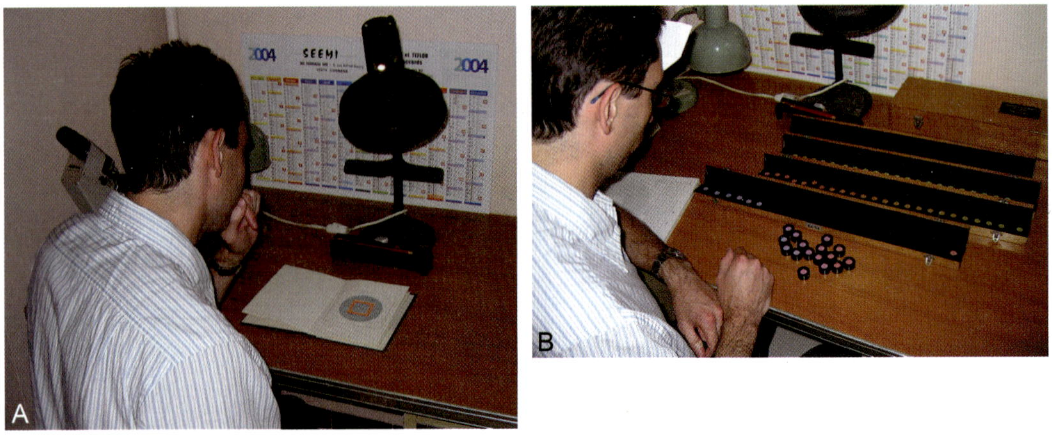

Fig. 1.53. Examen de la vision chromatique.

A. Planches d'Ishihara (dyschromatopsies congénitales) : un patient daltonien confond les couleurs rouge et vert et ne voit pas le carré au sein du rond. B. Test de Farnsworth : on demande au patient de classer des pastilles de la couleur la plus claire à la plus foncée.

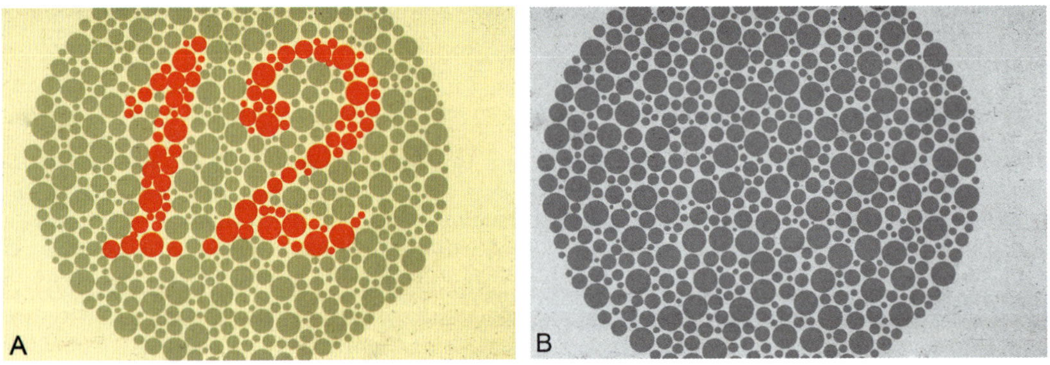

Fig. 1.54. Planche d'Ishihara identique vue en A par un sujet normal, en B par un sujet daltonien.

B. Angiographie du fond d'œil (fig. 1.55)

C'est la prise de clichés du fond d'œil après injection intraveineuse d'un colorant fluorescent qui est suivant les indications soit de la fluorescéine, soit du vert d'indocyanine. Examen de réalisation simple, il ne présente que peu d'effets secondaires et de complications et peut être pratiqué chez la femme enceinte. Il existe cependant un risque très faible mais réel de choc anaphylactique : chez les patients présentant des antécédents allergiques, une préparation anti-allergique de 3 jours est nécessaire.

1. Angiographie fluorescéinique

Après injection de fluorescéine, des clichés photographiques en série à l'aide d'un filtre bleu permettront d'en visualiser le passage dans les vaisseaux rétiniens artériels puis veineux (fig. 1.56). L'angiographie fluorescéinique réalise ainsi une étude dynamique de la vascularisation rétinienne.

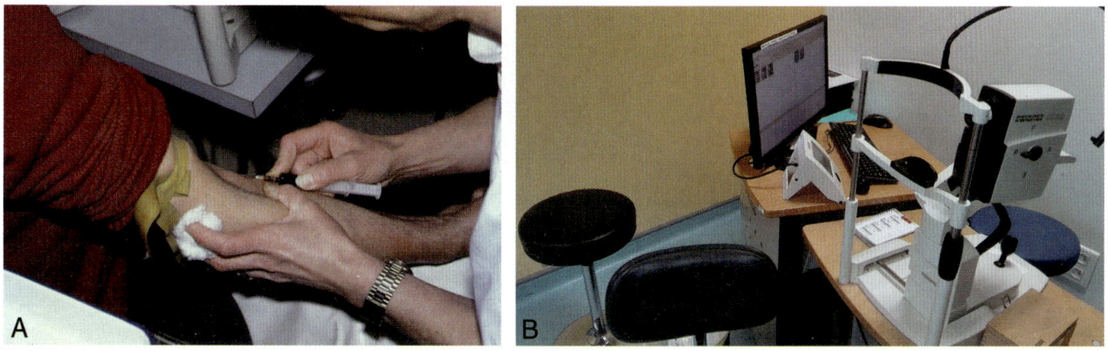

Fig. 1.55. Angiographie du fond d'œil.
A. Injection du colorant par une veine périphérique. B. Prise de clichés à l'aide d'un « rétinographe ».

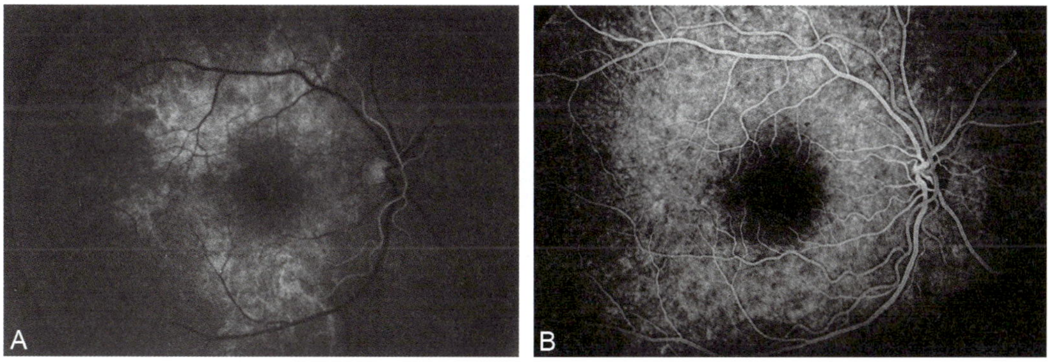

Fig. 1.56. Angiographie fluorescéinique du fond d'œil : remplissage progressif des vaisseaux rétiniens artériels (A) puis veineux (B).

2. Angiographie au vert d'indocyanine

L'injection de vert d'indocyanine permet essentiellement de visualiser des vaisseaux choroïdiens pathologiques (vascularisation d'un angiome de la choroïde, mais surtout néovaisseaux choroïdiens au cours de la DMLA, fig. 1.57).

C. Exploration électrophysiologique

1. Électrorétinogramme

L'électrorétinogramme (ERG) est l'enregistrement du potentiel d'action rétinien secondaire à une stimulation lumineuse de la rétine à l'aide d'une électrode cornéenne. L'ERG traduit une réponse globale de la rétine et n'est altéré qu'en cas de lésions rétiniennes étendues (fig. 1.58) : ainsi, une atteinte maculaire responsable d'une baisse d'acuité visuelle sévère peut s'accompagner d'un ERG normal. L'ERG multifocal permet d'identifier une atteinte maculaire. Il s'agit d'un examen très utile au diagnostic de dystrophies rétiniennes héréditaires.

2. Potentiels évoqués visuels (fig. 1.59)

Les potentiels évoqués visuels (PEV) représentent les potentiels d'action naissant au niveau du cortex occipital à la suite d'une stimulation lumineuse de la rétine : ils explorent donc les voies optiques dans leur globalité, de la cellule ganglionnaire au cortex occipital ; ils sont un apport

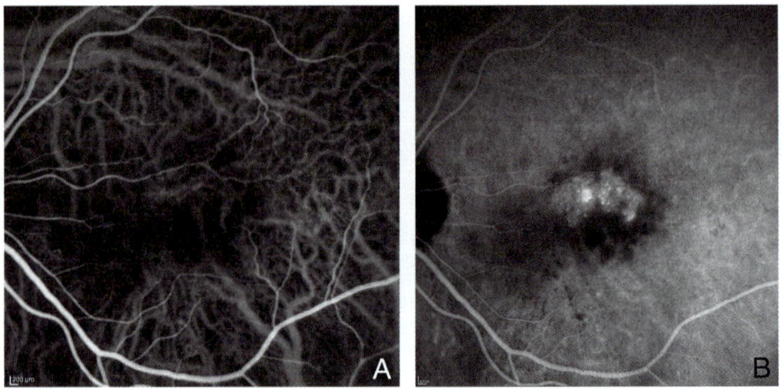

Fig. 1.57. Angiographie du fond d'oeil gauche au vert d'indocyanine dans le cadre d'une DMLA compliquée de néovaisseaux choroïdiens occultes (lésion hypercyanescente inhomogène sur la figure B).

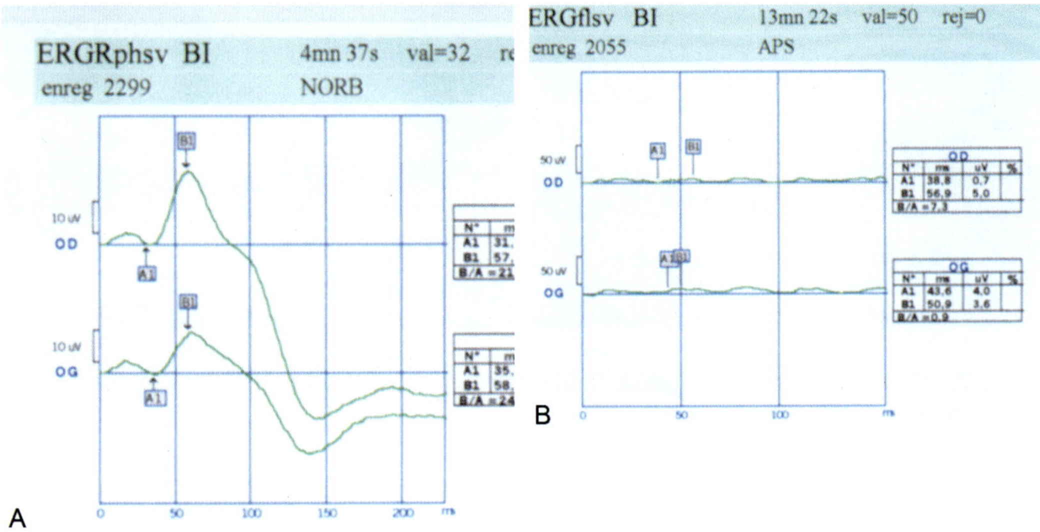

Fig. 1.58. Électrorétinogramme.

A. ERG normal. B. ERG « plat » : absence complète de réponse rétinienne témoin d'une atteinte rétinienne diffuse.

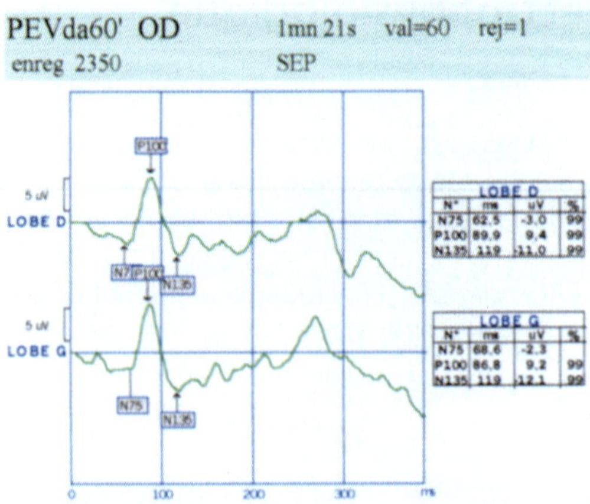

Fig. 1.59. Potentiels évoqués visuels.

au diagnostic des neuropathies optiques et sont particulièrement intéressants dans la sclérose en plaques au cours de laquelle ils peuvent en effet être altérés en dehors de toute neuropathie optique cliniquement décelable.

3. Électro-oculogramme

L'électro-oculogramme (EOG) permet de mesurer l'activité de l'épithélium pigmentaire.

D. Échographie

Cet examen peut se faire selon deux modes différents :

- *en mode A* (fig. 1.60), dont le principal intérêt est d'apprécier la longueur du globe oculaire (en particulier pour déterminer la puissance de l'implant lors de chirurgie de la cataracte) ;
- *en mode B* (fig. 1.61), dont l'indication essentielle est de dépister un éventuel décollement de la rétine lors de trouble des milieux oculaires (cataracte ou hémorragie du vitré), ou encore pour localiser un corps étranger intraoculaire ou bien aider au diagnostic d'une tumeur intraoculaire ou intraorbitaire.

E. Tomographie en cohérence optique (*optical coherence tomography* ou OCT) (fig. 1.62)

Il s'agit d'une méthode d'examen non invasive qui permet d'obtenir des « coupes » de la rétine d'une précision nettement supérieure à celle de l'échographie.

Sa principale application est l'étude des *affections maculaires* :

- confirmation du diagnostic d'une membrane prémaculaire ou d'un trou maculaire ;
- quantification d'un œdème rétinien maculaire (par exemple dans le cadre de la DMLA, du diabète, des occlusions veineuses) et évolution sous traitement par la mesure de l'épaisseur maculaire ;
- visualisation et localisation de néovaisseaux choroïdiens dans la DMLA.

Elle est également utilisée dans le dépistage et le suivi du *glaucome chronique* car elle permet de mettre en évidence la perte de fibres optiques, premier signe du glaucome.

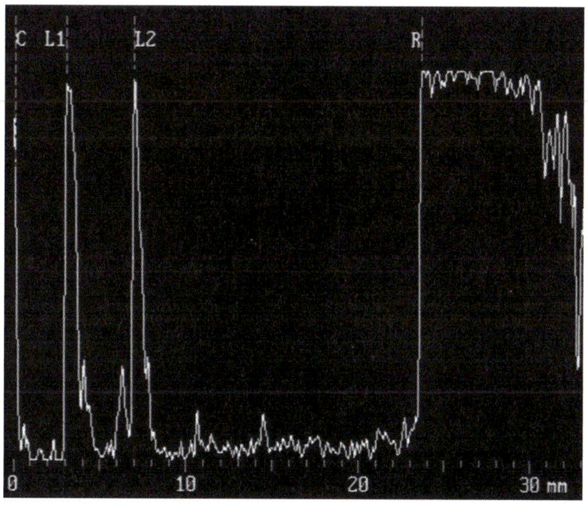

Fig. 1.60. Échographie A (biométrie oculaire).

La longueur axiale normale est de 21 mm ; ici, œil myope avec une longueur axiale entre 23 et 24 mm. C : cornée ; L1 et L2 : faces (« capsules ») antérieure et postérieure du cristallin ; R : rétine.

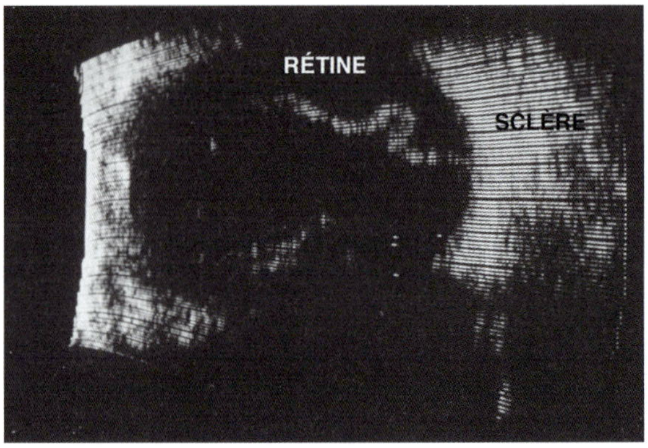

Fig. 1.61. **Échographie B d'un œil porteur d'un décollement de rétine.**

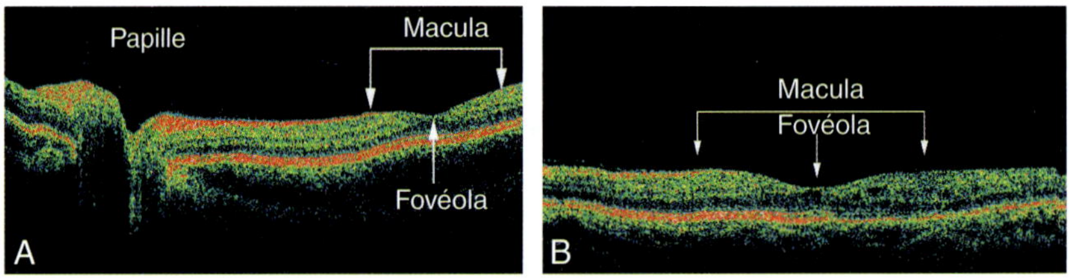

Fig. 1.62. **OCT normale.**
A. OCT passant par la papille et la macula. B. OCT maculaire.

Points clés

- Le globe oculaire est constitué de trois tuniques ou membranes :
  - la membrane externe ou coque cornéosclérale, organe de structure ;
  - la membrane intermédiaire ou uvée, organe vasculaire ;
  - la membrane interne ou rétine, organe sensoriel.
- On distingue au globe oculaire deux parties : le segment antérieur, de la cornée au cristallin inclus, et le segment postérieur, en arrière du cristallin.
- La recherche du réflexe photomoteur renseigne sur une mydriase paralytique ou sur une mydriase sensorielle.
- Les méthodes d'examen à connaître en ophtalmologie sont :
  - la mesure de l'acuité visuelle ;
  - l'examen à la lampe à fente ;
  - l'examen du champ visuel par périmétrie ;
  - les tests de vision des couleurs : Ishihara, Farnsworth ;
  - l'angiographie à la fluorescéine et au vert d'indocyanine ;
  - les examens électrophysiologiques : ERG, PEV, EOG ;
  - l'échographie B du globe oculaire ;
  - la tomographie en cohérence optique (OCT).

Mots clés

Anatomie

- Bowmann (membrane de) : couche la plus antérieure du stroma cornéen
- Bruch (membrane de) : membrane basale de l'épithélium pigmentaire
- Chambre antérieure : espace compris entre la cornée et l'iris
- Chambre postérieure : espace compris entre l'iris et la capsule postérieure du cristallin
- Corps ciliaire : organe situé en arrière de l'iris, qui comprend les procès ciliaires (qui sécrètent l'humeur aqueuse) et le muscle ciliaire (qui permet l'accommodation)
- Descemet (membrane de) : membrane basale de l'endothélium cornéen
- Épithélium pigmentaire : couche unicellulaire séparant la rétine et la choroïde
- Humeur aqueuse : liquide présent dans les chambres antérieure et postérieure et régulant la tension intraoculaire
- Papille : tête du nerf optique
- Pars plana : partie du segment postérieur, situé juste en arrière du corps ciliaire, qui ne contient pas de rétine
- Pupille : orifice de l'iris
- Schlemm (canal de) : canal de drainage de l'humeur aqueuse
- Segment antérieur : partie de l'œil en avant du cristallin (inclus)
- Segment postérieur : partie de l'œil en arrière du cristallin (exclus)
- Trabéculum : organe de l'angle iridocornéen où se résorbe l'humeur aqueuse
- Uvée : tunique vasculaire de l'œil – comprend l'iris, le corps ciliaire et la choroïde
- Vitré : corps gélatineux situé en avant de la rétine, représentant la plus grande partie du volume de l'œil
- Zonule : ligament suspenseur du cristallin

Fond d'œil

- Fovéa centralis : centre de la macula. Permet 10/10
- Macula : zone de vision centrale. Contient les cônes. Permet la vision des couleurs. « On voit avec la rétine, on regarde avec la macula. »
- Papille : tête du nerf optique

Angiographie

- Effet fenêtre : lésion qui fait apparaître anormalement la fluorescence choroïdienne sous-jacente, par exemple DMLA atrophique (hyperfluorescence)
- Effet masque : lésion qui masque la fluorescence rétinienne sous-jacente, par exemple hémorragie (hypofluorescence)
- ICG : *indocyanine green* (vert d'indocyanine). Angiographie destinée à mettre en évidence les néovaisseaux choroïdiens dans la DMLA

Examens complémentaires

- Atlas d'Ishihara : dépistage de troubles de la vision des couleurs
- Biométrie : mesure de la longueur axiale du globe (calcul de l'implant dans la chirurgie de la cataracte)
- EOG : électro-oculogramme
- ERG : électrorétinogramme

Étudient la fonction rétinienne. Principales indications : rétinite pigmentaire, suivi de traitements rétinotoxiques (antipaludéens de synthèse)

- Exophtalmomètre de Hertel : étude de l'exophtalmie
- Mesure de la tension oculaire :
  - indentation
  - aplanation
  - air pulsé
- OCT : *optical coherence tomography* ou tomographie en cohérence optique. Imagerie du fond d'œil non invasive. Étudie la macula et la papille (principales indications : glaucome, DMLA)
- Pachymétrie : mesure de l'épaisseur de la cornée (utile pour interpréter la tension intraoculaire)
- PEV : potentiels évoqués visuels. Étude de la conduction nerveuse sur les voies visuelles (principales indications : pathologies du nerf optique – sclérose en plaques)
- Test de Farnsworth : suivi de troubles de la vision des couleurs
- Topographie cornéenne : étude de l'astigmatisme en deux dimensions

Champ visuel

- Hémianopsie bitemporale
- Hémianopsie latérale homonyme
- Quadranopsie latérale homonyme
- Scotome altitudinal
- Signes de glaucome : scotome de Bjerrum, scotome arciforme, scotome cæcocentral
- Tache de Mariotte (physiologique : correspond à l'absence de photorécepteurs sur la papille)

Séméiologie

- Accommodation : modification active de la courbure du cristallin dans la vision de près
- Blépharite : inflammation des paupières
- Chalazion : inflammation d'une glande sébacée des paupières
- Conjonctivite : inflammation de la conjonctive
- Dacryocystite : inflammation du sac lacrymal
- Ectropion : bascule de la paupière en dehors
- Endophtalmie : infection de l'intérieur du globe oculaire
- Entropion : bascule de la paupière en dedans
- Exophtalmie : protrusion en avant du globe oculaire
- Fluorescéine : colore les déficits épithéliaux (indications : ulcères de cornée, etc.)
- Hyphéma : sang dans la chambre antérieure
- Hypopion : pus dans la chambre antérieure
- Kératite : inflammation de la cornée
- Mydriase : pupille anormalement ouverte
- Myosis : pupille anormalement fermée
- Orgelet : infection d'un follicule pilosébacé d'un cil
- Ptosis : paupière anormalement basse
- Signe de Seidel : l'humeur aqueuse repousse le film de fluorescéine instillé sur la cornée. Signe une plaie perforante de la cornée
- Test de Schirmer : bandelette buvard qui mesure la quantité de larmes
- Tyndall : présence de cellules et/ou de protéines dans l'humeur aqueuse. Signe un saignement ou une inflammation intraoculaire
- Uvéite : inflammation de l'uvée. Comprend les uvéites antérieures (iridocyclites), intermédiaires (pars planites) et postérieures (choroïdites)
- Vert de lissamine, rose Bengale : colorent les cellules mortes (indications : œil sec, etc.)

CHAPITRE

2

Réfraction et anomalies de la réfraction

Item 83. Troubles de la réfraction.

Objectifs pédagogiques

Nationaux

- Diagnostiquer un trouble de la réfraction.

COUF

- Savoir définir l'acuité visuelle tant sur le plan optique que physiologique. Connaître les modalités et les conditions de sa mesure.
- À partir de notions simples d'optique, comprendre la réfraction, le rôle de l'œil dans la construction de l'image.
- Savoir définir l'œil emmétrope.
- Savoir expliquer en quoi consistent les amétropies :
  - la myopie et sa correction,
  - l'hypermétropie et sa correction,
  - l'astigmatisme.
- Savoir définir la presbytie, ses conséquences, son mode de correction optique.
- Connaître les principales modalités de traitement des troubles de la réfraction : lunettes – lentilles – chirurgie.

I. Principales définitions

Les rayons lumineux traversent les *milieux transparents de l'œil* (d'avant en arrière : cornée, chambre antérieure, cristallin, vitré), sont transformés en signal électrique par la rétine puis transmis au cortex occipital par l'intermédiaire du nerf optique et des voies optiques.

La lumière se propage en ligne droite dans l'espace, mais lorsqu'elle rencontre une surface séparant deux milieux transparents d'indice différent, sa direction se modifie : ce phénomène de déviation est appelé *réfraction*. Les rayons lumineux traversent ainsi des *surfaces de réfraction* et des *milieux réfringents* dont l'ensemble constitue l'appareil dioptrique de l'œil. Les deux éléments réfractifs les plus importants de l'œil sont la cornée (en moyenne 42 dioptries) et le cristallin (environ 20 dioptries). L'œil est donc un système optique complexe composé de plusieurs dioptres, dont la puissance totale de convergence est d'environ 60 dioptries.

Dans l'œil optiquement normal ou *emmétrope*, les rayons parallèles se concentrent sur la rétine, donnant spontanément une image nette. L'œil *amétrope* est un œil porteur d'une anomalie de réfraction.

L'image d'un objet situé à l'infini ne se forme pas sur la rétine et celui-ci est donc vu flou. Myopie et hypermétropie sont des amétropies dites sphériques, l'anomalie optique étant la même quel que soit le plan dans lequel se trouve le rayon lumineux.

Le punctum remotum est défini par le point le plus éloigné que peut voir l'œil de façon nette sans accomoder (à l'infini pour l'œil emmétrope). Le punctum proximum est le point le plus proche que peut voir l'œil de façon nette en accommodant (de l'ordre de 7 cm pour l'œil emmétrope, fig. 2.1).

Les principales amétropies sont :

- la *myopie* : c'est un œil qui est trop convergent ou trop long par rapport à sa convergence; l'image de l'objet observé se forme en avant de la rétine : il est donc vu flou;
- l'*hypermétropie* : c'est un œil qui n'est pas assez convergent ou qui est trop court par rapport à sa convergence; dans ce cas, l'image se forme virtuellement en arrière de la rétine;
- l'*astigmatisme* : dans ce cas, la réfraction de l'œil n'est pas la même selon le plan dans lequel se trouvent les rayons incidents, le plus souvent par défaut de sphéricité de la face antérieure de la cornée (astigmatisme cornéen antérieur). Dans un œil astigmate, l'image d'un point n'est pas punctiforme mais formée de deux lignes perpendiculaires : l'œil percevra donc une image floue.

L'*acuité visuelle* (AV) correspond au pouvoir de discrimination de l'œil et est définie par la plus petite distance visible entre deux points (minimum séparable), c'est-à-dire l'inverse du pouvoir séparateur de l'œil exprimé en minute d'arc (angle minimum de résolution, fig. 2.2). L'AV est un des paramètres fonctionnels (avec la vision des couleurs et la vision des contrastes) propres à la macula. Cette AV est mesurée d'abord sans correction puis avec la correction optique qui donne la meilleure AV.

L'*AV de loin* est mesurée avec des échelles dont la plus utilisée en France est celle de *Monoyer* (1875), graduée en dixièmes. La taille des lettres est calculée de telle sorte qu'à 5 m de distance, la lecture des plus fins caractères corresponde à un pouvoir séparateur de 1 minute d'arc. Une acuité visuelle de 10/10e, qui est considérée comme normale en vision de loin, permet de distinguer deux points séparés par un angle de 1 minute d'arc. Cette échelle suit une progression décimale entre chaque ligne : l'écart en angles de résolution est plus petit entre 8 et 10/10e qu'entre 1 et 3/10e. Cette échelle privilégie ainsi la mesure des bonnes AV

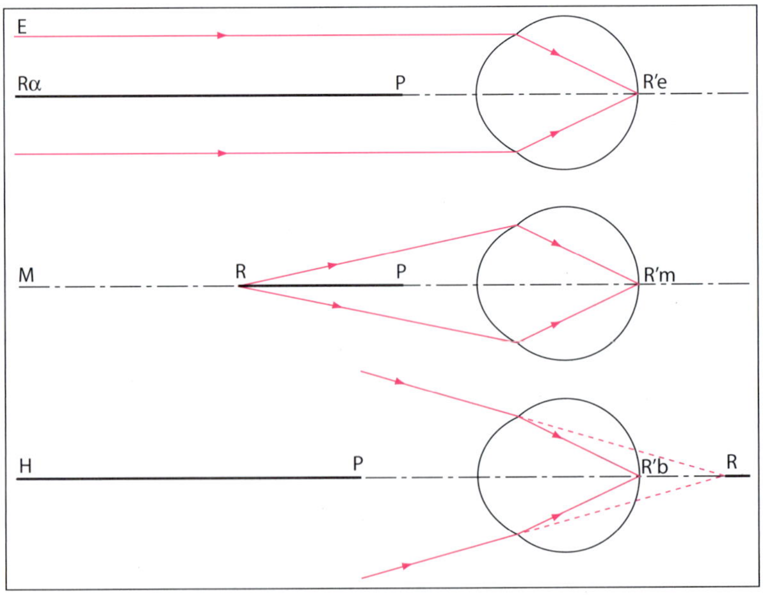

Fig. 2.1. Punctum remotum et punctum proximum d'accommodation (P) de l'emmétrope (E), du myope (M) et de l'hypermétrope (H).

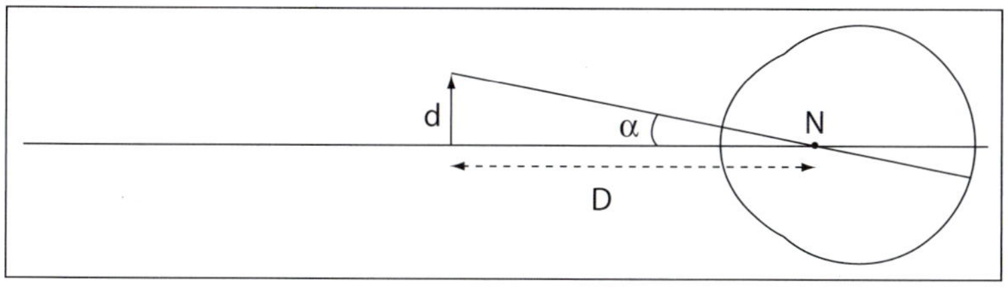

Fig. 2.2. Acuité visuelle angulaire, notion de l'angle minimum de résolution.
Angle α = (distance d entre deux points)/(D : distance d'observation).

au détriment des mauvaises. Des échelles similaires sont disponibles pour les gens illettrés (échelle des E de Snellen, échelle des anneaux brisés de Landolt). À l'inverse, d'autres échelles d'AV comme l'*échelle ETDRS (early treatment diabetic retinopathy study)* ont une *progression logarithmique* entre chaque ligne. Ainsi, passer d'une ligne à une autre (en haut ou en bas de l'échelle) correspond à une progression identique de la taille des lettres et donc de l'angle minimum de résolution. Ces échelles sont privilégiées dans les essais cliniques.

L'*AV de près* est mesurée sur l'échelle de *Parinaud* qui est lue à une distance de 33 cm et dont la taille des lettres est décroissante (échelle de Rossano-Weiss pour les gens illettrés ou les enfants). Parinaud 14 correspond à la lecture des lettres les plus grosses, Parinaud 2 et 1,5 à la lecture des lettres les plus fines (fig. 2.3).

II. Accommodation

A. Physiologie

Le *cristallin* est suspendu à l'intérieur du globe par un ensemble de fibres constituant un ligament élastique, la *zonule*, qui s'insère en périphérie sur le muscle ciliaire. Lorsque celui-ci se contracte en vision de près, la zonule se relâche automatiquement, modifiant la forme du cristallin et augmentant son pouvoir de convergence ou de réfraction. Cette fonction essentielle, permettant à l'œil normal de voir net à la fois de loin et de près, s'appelle l'*accommodation*.

L'*amplitude d'accommodation*, définie par la différence du pouvoir dioptrique de l'œil en vision de loin et de près, est importante chez l'enfant (environ 14 dioptries à 10 ans) et diminue progressivement avec l'âge pour disparaître vers 70 ans. Cette perte de l'amplitude d'accommodation définit la *presbytie* qui est induite par le grossissement et la perte d'élasticité du cristallin, et la faiblesse relative du muscle ciliaire. Les symptômes de la presbytie commencent habituellement à apparaître chez les patients après l'âge de 40 ans. La presbytie est responsable d'une baisse d'acuité visuelle en vision de près. La lecture normale à 30 cm devient difficile, le sujet a tendance à éloigner le texte et à nécessiter plus de lumière. Cet inconfort génère des signes de « fatigue visuelle » : céphalée, yeux rouges, picotements ou larmoiement. La presbytie serait ressentie plus tôt chez l'hypermétrope et est compensée par la myopie des individus myopes qui retireront alors leurs lunettes pour mieux voir de près.

La presbytie doit être compensée par l'adjonction d'une correction constituée de *verres sphériques convexes*. Si le patient a déjà une correction en vision de loin, la correction de la presbytie vient alors en addition de celle-ci. Il peut s'agir de verres correcteurs ne servant qu'à la vision de près (verre monofocal), ou de verres avec *doubles foyers* (bifocal : séparation nette entre vision de loin et de près) ou mieux de *verres progressifs* (la puissance du verre varie de façon progressive depuis sa partie haute qui correspond à la vision de loin jusqu'à sa partie basse qui permet la vision de près par une addition). Cette correction peut également être réalisée avec des *lentilles de contact multifocales*, en réalisant une chirurgie réfractive cornéenne (non encore validée) ou avec la mise en place d'un implant cristallinien multifocal lors de la chirurgie de la cataracte.

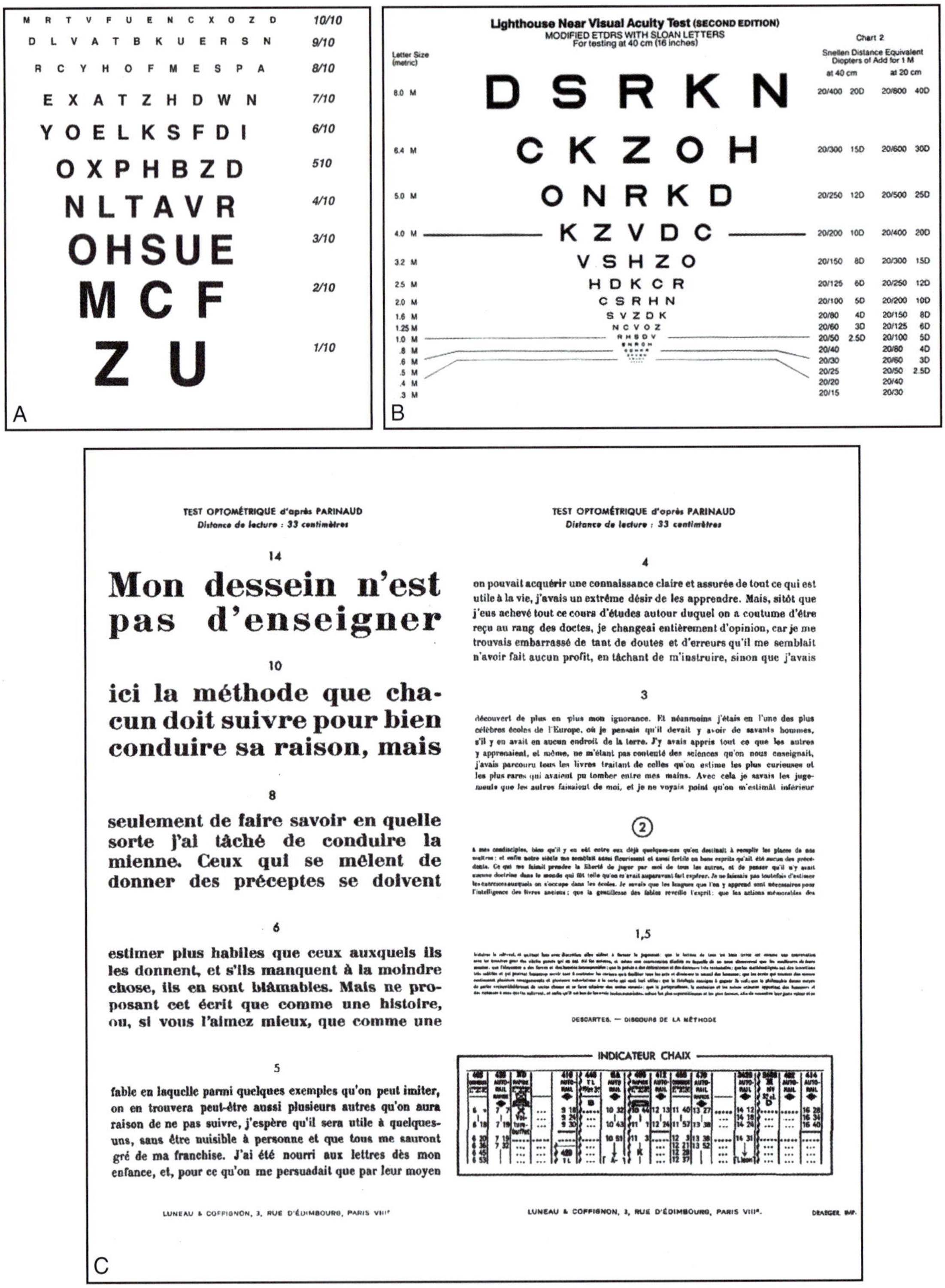

Fig. 2.3. **Échelle de Parinaud utilisée pour la mesure de la vision de près.**

Cette addition augmente avec l'importance de la presbytie qui s'aggrave avec l'âge :

- à l'âge de 45 ans : addition de 1 dioptrie ;
- à l'âge de 60 ans : addition de 3 dioptries.

B. Pathologie

En dehors de la presbytie, il existe des circonstances où la vision de près est diminuée, alors que la vision de loin est conservée. Ces *paralysies de l'accommodation* s'observent principalement en cas de :

- *prise médicamenteuse* : psychotropes anticholinergiques, substances atropiniques ;
- *paralysie oculomotrice* : paralysie de la IIIe paire crânienne ;
- *maladies générales* : diphtérie, encéphalite, intoxication au plomb, botulisme.

De même, des *spasmes de l'accommodation* peuvent survenir, se traduisant par des céphalées, une vision trouble et une sensation de rapetissement des objets. Les spasmes de l'accommodation s'observent principalement en cas d'anomalies de la réfraction mal corrigées (hypermétropie) ou après un traumatisme.

III. Anomalies de la réfraction

A. Étude de la réfraction

Chez un sujet sain et emmétrope, l'AV est satisfaisante spontanément. Une mauvaise AV est due à :

- une maladie de l'œil ou des voies optiques : l'AV n'est pas améliorable ;
- une *anomalie de la réfraction* : l'AV est améliorable par le port d'une correction optique.

L'*étude de la réfraction* est donc essentielle lors de tout examen ophtalmologique en permettant de faire la distinction entre anomalie de l'appareil optique et pathologie oculaire. L'examen de la réfraction fait appel tout d'abord à des méthodes objectives :

- les *réfractomètres automatiques* mesurent automatiquement la réfraction (amétropie et astigmatisme). Il s'agit d'un examen de routine, rapide, et très efficace. Le résultat est donné selon trois chiffres exprimés en dioptries : sphère (amétrophie sphérique), cylindre et axe (astigmatisme) ;
- les mêmes appareils mesurent également la *kératométrie*, c'est-à-dire la courbure de la cornée. La kératométrie est utile avant la prescription de lunettes, lentilles de contact, ou lors du calcul de l'implant avant une chirurgie de la cataracte.

Puis à l'issue de la mesure de la kératométrie et de la réfractométrie automatique, des *verres sphériques* (convexes ou concaves) et/ou *cylindriques* (convexes ou concaves) de puissance variable sont interposés en avant de l'œil pour permettre la mesure de la *meilleure AV corrigée* (méthode subjective).

Compte tenu du pouvoir d'accommodation important chez l'enfant, cet examen nécessite l'instillation préalable d'un cycloplégique (atropine ou cyclopentolate – Skiacol®) pour paralyser l'accommodation.

B. Myopie

L'œil myope est un œil trop puissant (trop convergent) par rapport à sa longueur. Cette anomalie intéresse 15 à 20 % de la population dans les pays occidentaux (plus fréquente en Asie).

Ici, le punctum remotum est à distance finie du globe oculaire *(vision de loin floue)* et l'image d'un point situé à l'infini se forme en avant de la rétine. En revanche, le punctum proximum est plus proche du globe oculaire que chez le sujet emmétrope et *la vision de près est nette* (fig. 2.4).

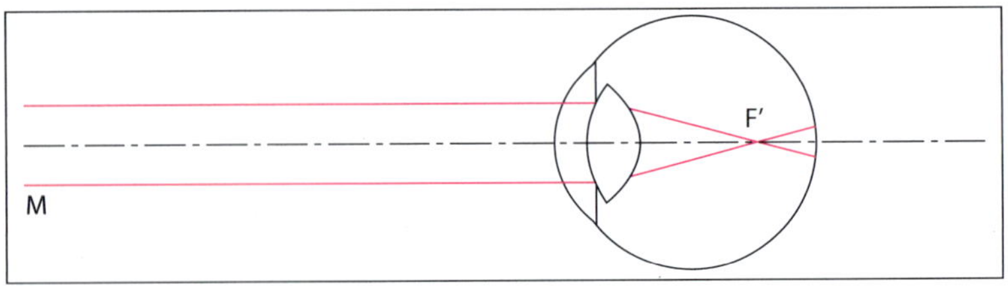

Fig. 2.4. Foyer image F′ de l'œil myope.

On distingue trois types de myopie :

- la *myopie d'indice*, par augmentation de l'indice de réfraction des milieux transparents (surtout le cristallin). Ce type de myopie est parfois observé au stade de début de la cataracte (cataracte nucléaire) ;
- la *myopie de courbure*, liée à une courbure cornéenne excessive (par exemple, 45 dioptries) ;
- la *myopie axile*, liée à une augmentation de la longueur axiale antéropostérieure de l'œil.

En clinique, on sépare :

- la *myopie faible* (inférieure à 6 dioptries), qui n'est qu'une simple anomalie de la réfraction ou amétropie et qui se stabilise généralement chez l'adulte jeune ;
- la *myopie forte* (« myopie maladie », supérieure à 6 dioptries ou longueur axiale ≥ 26 mm), qui est une affection héréditaire débutant dans l'enfance, évoluant sur plusieurs années, se manifestant par un allongement progressif du globe oculaire et une augmentation progressive de la myopie (myopie axile). *L'AV corrigée du sujet myope fort est souvent réduite* (entre 1 et 5/10) du fait de l'atteinte rétinienne concomitante. La myopie forte s'accompagne de complications oculaires parfois graves, telles que le *glaucome chronique à angle ouvert*, la *cataracte* et surtout le *décollement de la rétine*. L'étirement chronique de la rétine par distension du globe oculaire peut se traduire également par des zones d'atrophie, de rupture de la choriorétine, d'hémorragie ou de néovascularisation touchant préférentiellement la macula.

La *correction de la myopie* se fait par le port de lunettes composées de *verres sphériques concaves* (ou négatifs), de lentilles de contact (souples ou rigides) à bord périphérique plus épais qu'au centre (concave) (fig. 2.5).

La chirurgie réfractive par photoablation au *laser excited dimer* ou *Excimer* peut être proposée pour les myopies faibles ou moyennes. Cette photoablation est réalisée sous anesthésie topique, en soins externes, après abrasion de l'épithélium cornéen ou après découpe d'un volet superficiel cornéen avec charnière (technique du *laser in situ keratomileusis* ou LASIK). Ces techniques reposent sur la modification de la puissance réfractive de la surface de la cornée par le biais de la modification de sa courbure. Elles sont également utilisées pour la correction de l'hypermétropie et de l'astigmatisme.

Dans le cadre de la myopie forte, la correction optique peut aussi être réalisée lors d'une *chirurgie du cristallin* (notamment quand celui-ci commence à s'opacifier) en adaptant ainsi la puissance de l'implant cristallinien. Les techniques de chirurgie réfractive évoluent très rapidement et font appel actuellement à des *lasers femtosecondes* pour obtenir une photodisruption et ainsi une ablation tissulaire par vaporisation, sans altérer l'épithélium cornéen ou la membrane de Bowmann.

C. Hypermétropie

C'est une anomalie de la réfraction très répandue, notamment chez l'enfant (voir chapitre 4, Strabisme de l'enfant), car la croissance du globe n'est pas achevée et l'œil est trop court pour son pouvoir de réfraction.

À l'inverse de la myopie, l'image d'un point situé à l'infini se forme *en arrière de la rétine*. L'œil hypermétrope n'est pas assez convergent et le punctum remotum est virtuellement situé en

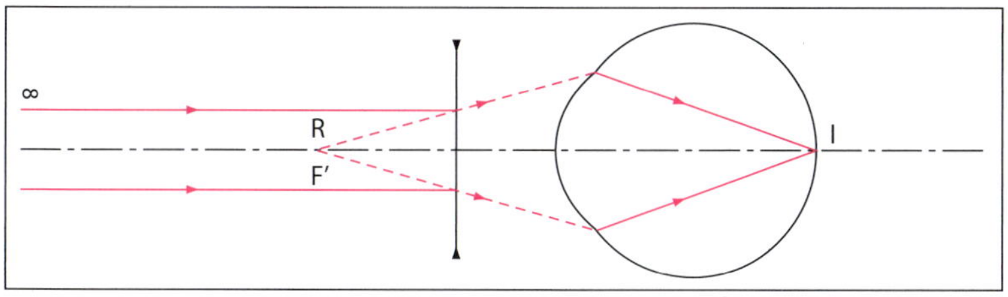

Fig. 2.5. Correction optique par verre de l'œil myope.

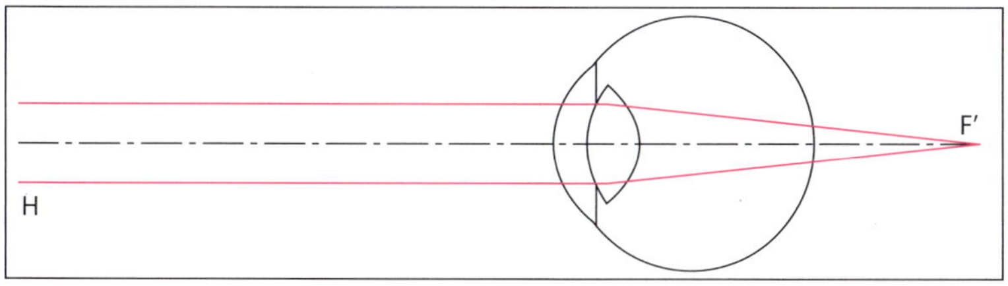

Fig. 2.6. Foyer image F′ de l'œil hypermétrope.

arrière de la rétine : *la vision de loin est floue*. Le punctum proximum est plus éloigné du globe oculaire que chez le sujet emmétrope et *la vision de près est floue* (fig. 2.6).

En cas d'hypermétropie modérée, le sujet jeune peut pallier le manque de pouvoir réfractif de son œil par accommodation. Si l'effort d'accommodation se prolonge (lecture prolongée, travail sur ordinateur), le sujet hypermétrope peut présenter une *asthénopie accommodative* se traduisant par des céphalées et une sensation de trouble visuel en vision de près.

La *correction de l'hypermétropie* se fait par le port de lunettes composées de *verres sphériques convexes* (ou positifs), de lentilles de contact (souples ou rigides) à bord périphérique convexe ou par chirurgie réfractive (fig. 2.7).

D. Astigmatisme

Dans cette anomalie de la réfraction oculaire, la cornée n'a plus la forme d'une calotte de sphère de courbure régulière, c'est une *surface torique* où les méridiens présentent des *rayons de courbure différents*.

L'astigmatisme est dit *régulier* lorsqu'il existe deux méridiens principaux, perpendiculaires l'un à l'autre (astigmatisme constitutionnel) ou irrégul*ier* (plus rare) lorsqu'il n'existe pas de symétrie entre les deux méridiens principaux. Une cicatrice cornéenne peut ainsi provoquer un astigmatisme cornéen irrégulier.

L'image du point à l'infini n'est pas un point comme dans le cas des amétropies sphériques, mais deux droites perpendiculaires appelées *focales*. Selon la position des focales, on distingue :

- les astigmatismes myopiques = focales situées en avant de la rétine ;
- les astigmatismes hypermétropiques = focales situées en arrière de la rétine ;
- les astigmatismes mixtes = focales situées de part et d'autre de la rétine.

En cas d'astigmatisme, la vision est floue de loin comme de près, et s'accompagne d'une fatigue visuelle, en particulier lors de la lecture. L'astigmatisme peut également être responsable d'un dédoublement des images (diplopie) qui est assez évocateur.

La correction de l'astigmatisme se fait par le port de lunettes composées de verres cylindriques convexes (ou positifs) ou concaves (ou négatifs), de lentilles de contact souples ou rigides, ou par chirurgie réfractive.

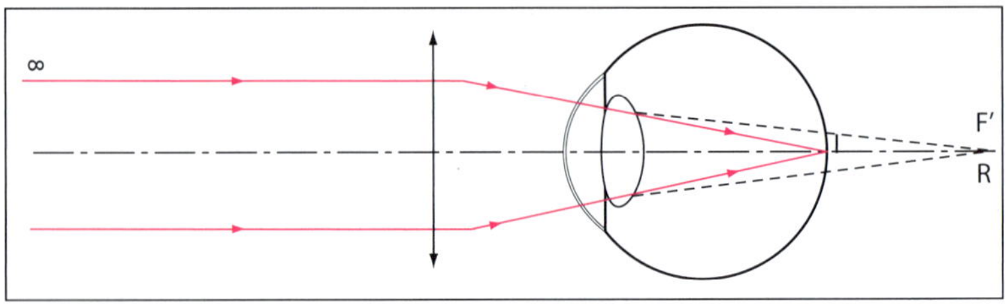

Fig. 2.7. Correction optique par verre de l'œil hypermétrope.

Points clés

- L'*acuité visuelle* se mesure de loin (échelle de Monoyer) et de près (échelle de Parinaud).
- L'*étude de la réfraction* débute par la mesure de l'AV non corrigée, fait appel à des *techniques objectives* (autoréfractométrie) suivies de l'interposition de verres sphériques (convexes ou concaves) ou cylindriques (convexes ou concaves) de puissance variable en avant de l'œil pour permettre la *meilleure AV corrigée.*
- Dans l'œil normal ou emmétrope, les rayons parallèles se concentrent sur la rétine donnant spontanément une image nette.
- Dans l'*œil myope*, les rayons se concentrent en avant de la rétine.
- Dans l'*œil hypermétrope*, les rayons se concentrent en arrière de la rétine.
- Dans l'*œil astigmate*, la cornée présente des méridiens de puissance dioptrique différente.
- Ces différentes anomalies de la réfraction peuvent se combiner.
- Correction optique de la myopie = verres sphériques concaves, lentilles de contact, chirurgie réfractive.
- Correction optique de l'hypermétropie = verres sphériques convexes, lentilles de contact, chirurgie réfractive.
- Correction optique de l'astigmatisme = verres cylindriques convexes ou concaves, lentilles de contact, chirurgie réfractive.
- La *perte de l'accommodation avec l'âge* se traduit par une diminution de l'AV de près avec conservation de l'AV de loin chez le sujet emmétrope = *presbytie.*
- Correction de la presbytie = lunettes, lentilles de contact ou chirurgie (implant cristallinien multifocal, chirurgie cornéenne).

Mots clés

- Astigmatisme
- Chirurgie réfractive : photokératectomie, LASIK
- Hypermétropie
- Lentilles de contact
- Lunettes
- Myopie
- Presbytie

CHAPITRE

3

Suivi d'un nourrisson

Item 44. Suivi d'un nourrisson, d'un enfant et d'un adolescent normal. Dépistage des anomalies orthopédiques, des troubles visuels et auditifs. Examens de santé obligatoires. Médecine scolaire. Mortalité et morbidité infantiles.

Objectifs pédagogiques

Nationaux

- Assurer le suivi d'un nourrisson, d'un enfant et d'un adolescent normaux.
- Argumenter les modalités de dépistage et de prévention des troubles de la vue et de l'ouïe.
- Argumenter les modalités de dépistage et de prévention des principales anomalies orthopédiques.
- Connaître les modalités du dépistage de la luxation congénitale de la hanche au cours des six premiers mois.
- Connaître la morphologie des membres inférieurs de l'enfant et son évolution au cours de la croissance.
- Connaître les déformations du rachis de l'enfant et de l'adolescent, les modalités de leur dépistage, et leurs conséquences.

COUF

- Connaître le rythme des examens ophtalmologiques obligatoires (carnet de santé et examen de PMI).
- Dépister les signes évocateurs de malvoyance.

I. Introduction

Les déficits visuels du jeune enfant peuvent être séparés en :

- *déficits mineurs et modérés* qui sont les plus nombreux et comprennent les amétropies ou troubles de la réfraction (myopie, hypermétropie, astigmatisme) et le strabisme ;
- *déficits sévères*, beaucoup plus rares, comprenant les pathologies des milieux transparents de l'œil (traumatisme grave, cataracte congénitale, glaucome congénital, pathologie vitréenne), les malformations oculaires, les rétinopathies et les atteintes neurologiques centrales.

On estime à 15 à 20 % le nombre d'enfants de moins de 6 ans atteints d'une anomalie visuelle *(environ un enfant sur six)*, soit 135 000 enfants par tranche d'âge en France, ce qui représente 800 000 enfants qui devraient être suivis par un ophtalmologiste.

S'ils ne sont pas dépistés et traités à temps, certaines amétropies et le strabisme peuvent être à l'origine d'une *amblyopie*, diminution le plus souvent uni- mais parfois bilatérale de l'acuité visuelle.

Cette amblyopie ou perte visuelle développée par l'enfant peut être rééduquée dans les premières années de vie, puis elle est définitive classiquement après l'âge de 6 ans (de façon schématique). Ceci souligne le fait qu'il est essentiel de dépister les anomalies visuelles le plus précocement.

Quatre pour cent des enfants présentent un strabisme. La moitié d'entre eux risquent de développer une amblyopie s'ils ne sont pas traités rapidement.

Un enfant sur mille (environ 4000 enfants) est amblyope bilatéral et mérite une prise en charge très spécifique.

Le dépistage des troubles visuels chez l'enfant est donc un problème de santé publique.

Seul le *dépistage systématique* et la coopération intensive des parents, du pédiatre, de l'ophtalmologiste et de l'orthoptiste permettront de déceler le trouble visuel, de le prendre en charge, de le traiter et d'assurer le suivi de ces enfants au cours des premières années de vie, période essentielle pour le développement des fonctions visuelles.

En effet, les acquisitions visuelles sont essentielles avant l'âge de 3 ans et le développement de la fonction visuelle se fait dans les premiers mois et les premières années de vie.

II. Rappel sur le développement de la vision de l'enfant

Au cours des premières semaines, les réflexes à la lumière témoignent de la sensibilité visuelle. Les différents réflexes visuels se développent progressivement et ceci en plusieurs étapes. Ces dernières sont données à titre indicatif, mais il existe des variations physiologiques de dates. Un retard de maturation est à noter quand l'écart par rapport aux étapes du développement est trop important.

Le réflexe photomoteur est présent dès la naissance mais il est lent et de faible amplitude.

Entre 2 et 4 semaines, le réflexe de poursuite apparaît et doit être établi à l'âge de 2 mois.

Entre 4 et 12 semaines, s'installe le réflexe de fusion et de coordination binoculaire.

À 3 mois, l'enfant est attiré par une forme structurée se détachant d'un fond uniforme (principe de regard préférentiel), évaluable par des tests de vision bébé non réalisés en pratique quotidienne. Il apparaît le réflexe de convergence et le réflexe de fixation sur un objet fixe.

Entre 4 et 5 mois, l'enfant regarde et coordonne ce qu'il voit et ce qu'il prend. La coordination œil–tête–main apparaît.

Dès l'âge de 2 ans, l'appréciation de l'acuité visuelle est possible grâce à des méthodes d'examen adaptées à cet âge.

Développement de la vision chez l'enfant :

- 1re semaine : réflexe à la lumière, réflexe photomoteur ;
- 2e–4e semaine : réflexe de poursuite établi vers l'âge de 2 mois ;
- 4e–12e semaine : réflexe de fusion, coordination binoculaire ;
- 3e mois : vision des formes ;
- 4e–5e mois : coordination œil–tête–main.

À partir de 2 ans : acuité visuelle mesurable.

III. Les différents examens ophtalmologiques obligatoires

Actuellement, un premier dépistage anténatal est effectué par échographie en cours de grossesse.

Sont ensuite obligatoires chez l'enfant d'âge préverbal :

- un examen de la *1re semaine de vie* recherchant essentiellement une anomalie organique ;
- un examen au *4e mois* ;
- un examen au *9e mois* ;
- puis chez l'enfant d'âge préscolaire au *24e mois*.

Au cours de ces différents examens, la recherche d'un strabisme et d'un nystagmus, d'une anomalie organique ou d'un trouble du comportement visuel est effectuée.

Enfin, en âge scolaire, un bilan ophtalmologique est pratiqué *entre 3 et 6 ans* avant l'entrée au CP, mais souvent trop tardivement.

IV. Dépistage des signes évocateurs de malvoyance

Les signes alarmants sont :

- une errance du regard ;
- une incoordination oculaire ;
- un strabisme convergent ou divergent ;
- un nystagmus ;
- une pupille blanche (leucocorie) ;
- une opacité cornéenne ;
- une anomalie pupillaire ;
- une anomalie de taille de la cornée (microphtalmie, mégalocornée du glaucome congénital) ;
- un signe digito-oculaire ;
- une malformation palpébrale.

Pourront ainsi être dépistés :

- les *leucocories* de diverses étiologies telles que la cataracte congénitale, le rétinoblastome, etc. ;
- le *glaucome congénital* : affection rare, mais grave ;
- les malformations oculaires : microphtalmies, anophtalmies, colobome de l'iris et/ou colobome choriorétinien, aniridie (absence congénitale de l'iris, qui peut s'associer à une tumeur de type néphroblastome ou gonadoblastome, d'où l'indication d'une échographie abdominale systématique) ;
- les *infections maternelles* transmises au fœtus soit de façon transplacentaire soit lors du passage par la filière génitale ;
- la *maladie des enfants secoués ou battus* (présence d'hémorragies rétiniennes) ;
- la *rétinopathie des prématurés* si l'enfant est prématuré en sachant qu'il y a plus de risques de développer une anisométropie, un strabisme ou une amblyopie.

L'*indifférence visuelle ou désintérêt* peut correspondre à un simple retard de maturation ou à une cécité congénitale organique : hérédodégénérescence rétinienne ou atrophie optique congénitale.

Examens ophtalmologiques obligatoires chez l'enfant

Recherche d'un strabisme, d'un nystagmus, d'une anomalie organique ou d'un trouble du comportement visuel :
- examen au 8e jour : recherche d'une anomalie organique ;
- examen au 2e mois ;
- examen au 4e mois ;
- examen entre les 9e et 12e mois ;
- examen au 24e mois (âge préscolaire).

Bilan ophtalmologique entre 3 et 6 ans (de la maternelle à l'entrée au CP).

Points clés

- Quinze à vingt pour cent des enfants de moins de 6 ans présentent une anomalie visuelle.
- Seul le dépistage des troubles visuels de l'enfant, notamment amétropies et strabisme, permet de diminuer le risque d'amblyopie. Le dépistage de la cataracte est optimal avant l'âge de 2 mois.
- L'idéal est de dépister entre 9 et 12 mois les troubles de la réfraction, le strabisme et de diagnostiquer l'amblyopie par un examen de la réfraction après cycloplégie (voir chapitre 2, Réfraction et anomalies de la réfraction) et une étude du fond d'œil. Le dépistage précoce de l'amblyopie fonctionnelle permet une rééducation qui évite le handicap visuel.

Mots clés

- Amblyopie
- Examens à 8 jours, 2 mois, 4 mois, 9 mois, 24 mois
- Glaucome congénital
- Leucocorie
- Maltraitance
- Rétinoblastome
- Rétinopathie des prématurés

CHAPITRE

4

Strabisme de l'enfant

Item 50. Strabisme de l'enfant.

Objectifs pédagogiques

Nationaux

- Argumenter les principales hypothèses diagnostiques et justifier les examens complémentaires pertinents.

COUF

- Connaître le raisonnement diagnostique face à un strabisme de l'enfant.
- Connaître les principales causes de strabisme de l'enfant.
- Comprendre les principes du traitement du strabisme et de l'amblyopie.

I. Introduction

Le strabisme est un défaut de parallélisme des axes visuels. Le strabisme témoigne d'une atteinte neurosensorielle avec une composante motrice et une composante sensorielle. La *composante motrice* implique une position anormale de l'œil dévié par rapport à l'œil dominant (ou directeur ou fixateur) appelée déviation strabique (la composante motrice peut être principale comme dans les strabismes paralytiques, voir chapitre 5, Diplopie). La *composante sensorielle* est relative à une altération de la vision binoculaire (ou vision simultanée des deux yeux).

Le strabisme de l'enfant est essentiellement la conséquence *d'une perturbation de la fusion* (intégration corticale visant à réunir les images perçues par chaque œil en une image unique). Le but de la fusion est de permettre une perception simple de tout objet fixé. Elle se traduit comme une réponse motrice (contraction–relâchement des muscles oculomoteurs des deux yeux) à des stimulations binoculaires (vision d'une image par œil). La fusion crée ainsi les conditions pour la vision simultanée des deux yeux qui va permettre *in fine* la stéréoscopie (vision dans l'espace). En cas de strabisme traduisant une anomalie de la fusion, la symptomatologie est variable :

- en cas de strabisme aigu, deux images d'un même objet peuvent être perçues, c'est la *diplopie* ;
- dans les strabismes anciens ou chez les enfants n'exprimant pas de plaintes, l'image doublée peut être supprimée par un phénomène cortical, la *neutralisation* (l'image d'un des deux yeux est ignorée). S'agissant d'un enfant en plein développement visuel, la conséquence est double :
  - dans un premier temps, la vision binoculaire participant au sens du relief n'est pas acquise par le cerveau, cette perte est définitive si le strabisme débute dans les premiers mois de vie,

- ce phénomène explique la survenue, dans un second temps, d'une *amblyopie* (diminution de la fonction visuelle du fait d'une altération précoce de l'expérience visuelle, pathologie du développement cortical) chez les enfants de moins de 6–8 ans ;
- certains patients décrivent une *confusion visuelle*, liée à la perception de deux objets au même endroit ;
- chez tous les patients, une *perturbation de la vision stéréoscopique* (ou perception de la 3D ou de la profondeur de champ) est observée.

II. Épidémiologie

Le strabisme s'installe souvent dans l'enfance (sauf dans le cas des strabismes secondaires à une paralysie oculomotrice, voir chapitre 5, Diplopie). La prévalence du strabisme est estimée à 4 % de la population. Le strabisme va faire peser le risque de perturbations fonctionnelles (amblyopie, perte de la vision stéréoscopique), sociales (privation professionnelle par déficit des capacités visuelles) et psycho-esthétiques (mauvaise perception de soi, difficulté d'intégration). Tous ces éléments ont un coût non négligeable pour les patients et la société rendant nécessaire la prise en charge optimale de l'amblyopie et du strabisme. Cette prise en charge est d'autant plus efficace qu'elle est initiée tôt (notamment s'agissant de l'amblyopie). Ainsi, une prise en charge avant l'âge de 2 ans sera couronnée de succès dans plus de 90 % des cas, alors que les espoirs de récupération d'une amblyopie sont nuls après 8 ans. *Le dépistage du strabisme et de l'amblyopie doit donc être réalisé chez tout enfant idéalement avant l'âge de 2 ans.*

III. Dépistage du strabisme

Tout d'abord, il convient de se rappeler qu'un strabisme n'est jamais normal et que tout enfant présentant un strabisme doit bénéficier d'un examen spécialisé rapide. Cette assertion doit être nuancée chez le bébé de moins de 3 mois chez qui une déviation intermittente peut être tolérée.

Le strabisme doit être considéré comme un symptôme et doit faire rechercher une pathologie oculaire sous-jacente, à l'origine du strabisme, par un examen ophtalmologique complet.

A. Interrogatoire

1. Date d'apparition du strabisme

La date d'apparition d'un strabisme est primordiale. Plus son apparition est précoce, moins le développement d'une vision binoculaire normale est probable (jamais de vision binoculaire dans le strabisme précoce, c'est-à-dire installé avant l'âge de 9 mois). L'interrogatoire recherche aussi des antécédents familiaux de strabisme (la probabilité de strabisme est plus marquée en cas d'antécédents familiaux de strabisme ou d'amblyopie), ainsi que les antécédents généraux du patient.

2. Sens de la déviation

L'interrogatoire vise aussi à identifier le sens de la déviation en différenciant les strabismes horizontaux (convergent ou divergent) ou verticaux. Le préfixe « éso- » est utilisé pour les strabismes convergents (ésotropie et ésophorie). Les strabismes convergents sont parfois diagnostiqués par erreur devant un épicanthus (très fréquent chez le petit enfant) ou une déviation uniquement présente en vision de près (syncinésie accommodation–convergence, normale en vision de près) (fig. 4.1).

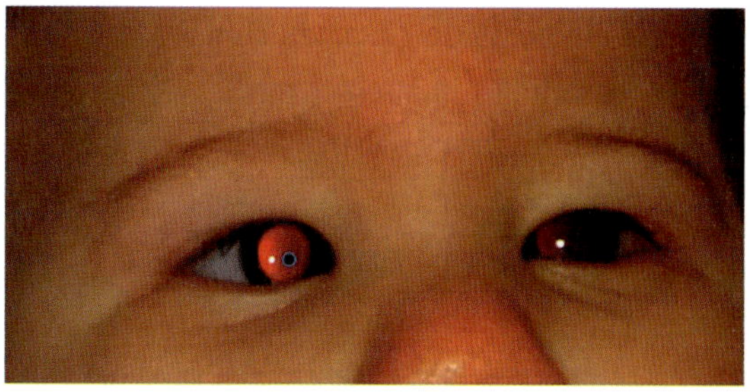

Fig. 4.1. Strabisme convergent de l'œil droit.
Le strabisme est aisément repéré sur l'examen des reflets pupillaires (reflets blancs de la lumière qui devrait être sur le centre de la pupille). En noir, la position attendue du reflet droit.

Le préfixe « exo- » est utilisé pour les strabismes divergents (exotropie et exophorie). Les préfixes « hyper- » et « hypo- » sont utilisés dans les déviations verticales. Quasiment aucun doute n'est permis en cas de déviation divergente (exotropie), vers le haut (hypertropie) ou vers le bas (hypotropie), rapportée par les parents et un bilan ophtalmologique s'impose alors. De plus un strabisme divergent précoce (détecté avant l'âge de 9 mois) impose un examen neuroradiologique devant la forte association à des anomalies cérébrales.

3. Caractère intermittent ou permanent du strabisme

Le caractère intermittent ou permanent du strabisme devra être précisé afin d'évaluer la présence d'une potentielle vision binoculaire (pas de vision binoculaire en cas de strabisme permanent). Une *tropie* est un strabisme permanent (observé de manière constante à l'examen) et peut être observée en convergence (ésotropie) ou en divergence (exotropie). Une *phorie* est un strabisme intermittent (observé de manière épisodique à l'examen) et peut être observée en convergence (ésophorie) ou en divergence (exophorie). En cas de strabisme permanent, la vision binoculaire est absente. À l'inverse, dans un strabisme intermittent, la vision binoculaire est souvent conservée lorsque les yeux sont alignés.

4. Dominance ou alternance

Il conviendra ensuite de préciser l'œil le plus fréquemment dévié (œil dominé). Le risque d'amblyopie est majeur lorsque l'œil dévié est toujours le même. À l'inverse en cas de fixation alternée (alternance entre une fixation œil droit puis œil gauche), le risque d'amblyopie est modéré.

B. Examen ophtalmologique d'un enfant strabique

L'examen clinique d'un enfant strabique doit être rigoureux et mené de manière systématique (tableau 4.1).

1. Examen de la motilité oculaire

L'examen de la motilité est un élément important de classification des strabismes. Il permet de faire la distinction entre les strabismes paralytiques où la motilité est perturbée (détaillés au chapitre 5, Diplopie) et les strabismes concomitants (aucun déficit systématisé de la motilité oculaire). Les strabismes concomitants représentent la grande majorité des strabismes de l'enfant.

Tableau 4.1. Intérêt des différents éléments de l'examen clinique

Élément de l'examen clinique	Intérêts
Motilité oculaire	Éliminer un strabisme paralytique (causes neurologiques)
Examen du segment antérieur et du fond d'œil	Éliminer une pathologie organique sous-jacente
Examen de réfraction objective sous cycloplégique	Dépistage d'une amétropie
Examen de l'acuité visuelle	Dépistage d'une amblyopie
Mesure de l'angle de déviation	Indication chirurgicale en cas d'angle résiduel malgré la correction optique totale
Mesure de la vision binoculaire	Indicateur pronostique

2. Examen à la lampe à fente du segment antérieur et du fond d'œil

La découverte d'un strabisme impose un *examen ophtalmologique urgent*, afin de dépister une éventuelle pathologie organique, dans le cadre d'un strabisme symptomatique.

En effet, l'alignement des deux yeux est sous la dépendance de la tension de fixation et de la fusion (ou contraction imposée aux muscles oculomoteurs pour fixer un objet avec les deux yeux conjointement). Une pathologie organique abaissant la vision aboutira à la suppression de la tension de fixation et pourra ainsi se traduire par un strabisme.

Ainsi, devant tout strabisme, il convient de réaliser un examen complet (examen du segment antérieur et du fond d'œil) avec recherche d'une perte de la transparence des milieux (taie cornéenne, cataracte…) ou d'une pathologie rétinienne (rétinoblastome, cicatrice maculaire…) dont le signe d'appel peut être un strabisme (fig. 4.2). En cas de nystagmus associé, un électrorétinogramme (ERG) sera réalisé pour éliminer une dystrophie rétinienne et des potentiels évoqués visuels (PEV) et une imagerie par résonance magnétique (IRM) des voies optiques seront prescrits pour le bilan d'une potentielle atteinte des voies visuelles.

3. Examen de la réfraction objective sous cycloplégique

Tout enfant strabique doit bénéficier d'une *mesure de la réfraction objective sous cycloplégique*, qui constitue aussi l'élément de base du dépistage d'une amétropie et de l'amblyopie chez un enfant (voir chapitre 3, Suivi d'un nourrisson). Il s'agit de la mesure de la puissance réfractive (dépistage d'une myopie, d'une hypermétropie ou d'un astigmatisme) d'un patient ayant bénéficié d'une préparation par un collyre cycloplégiant (paralysant l'accommodation), comme l'atropine ou le ciclopentolate.

La mesure de la réfraction sous cycloplégique va rechercher des amétropies dont l'évolution dans les études est corrélée à un fort risque d'amblyopie ou de strabisme, comme une hypermétropie supérieure à 3,5 dioptries, un astigmatisme supérieur à 1,5 dioptrie ou une anisométropie (différence de réfraction entre les deux yeux supérieure à 1 dioptrie).

La présence d'une hypermétropie est très fréquemment associée au strabisme. En effet, un patient hypermétrope effectue un effort d'accommodation sans correction en vision de loin de la valeur de son hypermétropie. Cet effort accommodatif est encore amplifié en vision de près de 3 dioptries. Tout effort d'accommodation est associé à une convergence (syncinésie accommodation–convergence–myosis). En cas d'anomalie de la fusion, un excès d'accommodation, comme chez l'hypermétrope, aura ainsi pour conséquence la survenue d'un strabisme.

La réfraction objective sous cycloplégique est enfin un élément préalable déterminant pour mesurer l'acuité visuelle *avec correction* d'un enfant. Tout enfant strabique doit ainsi porter la correction optique totale (correction complète des amétropies mesurées sous cycloplégique).

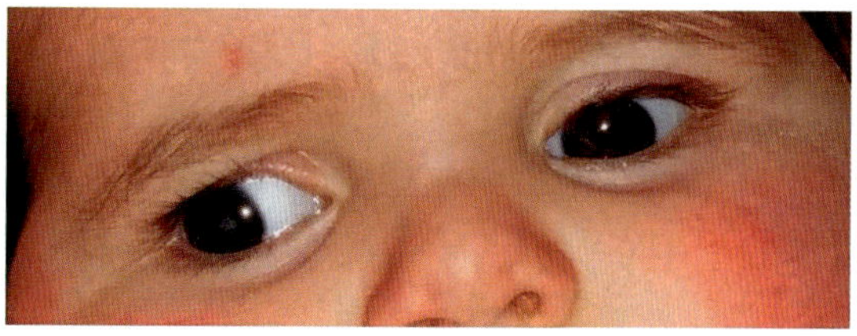

Fig. 4.2. Leucocorie droite, strabisme divergent droit symptomatique d'une cataracte.

4. Examen de l'acuité visuelle

La mesure de l'acuité visuelle permettra de mettre en évidence une éventuelle amblyopie (différence d'acuité visuelle entre les deux yeux d'au moins 2/10e avec correction).

La mesure de l'acuité visuelle est difficile chez l'enfant préverbal et se résume à une évaluation comportementale avec la recherche d'une poursuite–fixation, de sourires–réponses, d'une défense à l'occlusion, d'un développement harmonieux de la marche et du jeu… Le « bébé vision » (technique du regard préférentiel ou cartes d'acuité de Teller) permet d'approcher l'acuité visuelle d'un enfant dès 4 à 6 mois. Cet examen quantitatif est intéressant dans le suivi des patients amblyopes mais inutile comme élément de dépistage, car il nécessite une attention soutenue et est très chronophage.

À l'âge verbal, l'acuité visuelle sera évaluée en monoculaire de loin et de près avec une échelle adaptée à l'âge. Plus que le score brut, le dépistage se concentrera sur une différence entre les deux yeux. Toute différence d'acuité visuelle supérieure ou égale à 2/10e fera suspecter une amblyopie.

5. Mesure de la déviation et tests de vision binoculaire

L'angle de déviation strabique est mesuré sans puis surtout avec correction. En cas de disparition complète du strabisme par la correction optique, on parle de strabisme accommodatif, aucun autre traitement que le port d'une correction optique n'est indiqué.

En cas d'angle de déviation résiduel, l'étude des reflets (ou test de Brückner) permet de visualiser la déviation oculaire. La mesure précise de l'angle de déviation est obtenue à l'examen sous écran en interposant des prismes ou au synoptophore.

En cas de strabisme intermittent ou de strabisme accommodatif pur, la mesure de la vision binoculaire est possible par le test de Lang ou des stéréotests plus discriminants (Randot, TNO…). La présence d'une vision binoculaire est un élément pronostic majeur du traitement. Les strabismes avec vision binoculaire conservée sont de meilleurs pronostics que les strabismes sans vision binoculaire.

IV. Principes thérapeutiques

Face à un strabisme non paralytique, la première étape de la prise en charge est le *dépistage puis le traitement d'une éventuelle pathologie organique* (cataracte, rétinoblastome…).

A. Traitement médical

Tout patient strabique et/ou amblyope doit porter la *correction optique totale obtenue après mesure de la réfraction objective sous cycloplégique* (fig. 4.3).

En cas d'amblyopie, une *occlusion de l'œil dominant* par patch collé sur la peau, associée au port de la correction optique, s'imposera. Ce traitement sera adapté selon l'âge au diagnostic et à la profondeur de l'amblyopie. Le traitement d'une éventuelle amblyopie sera entretenu jusqu'à l'âge de 6 à 8 ans, qui correspond à la fin du développement visuel de l'enfant.

Connaissances

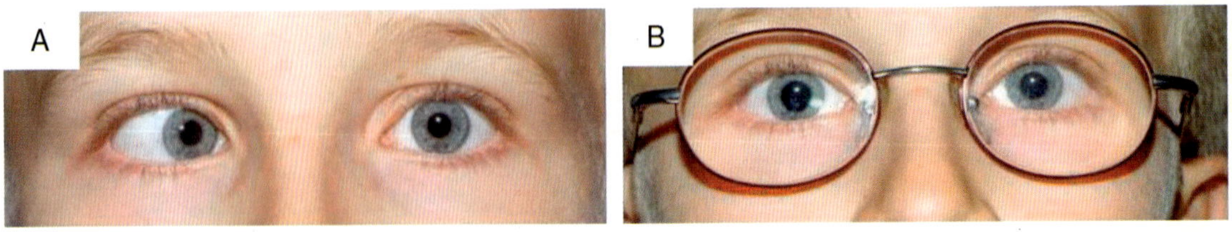

Fig. 4.3. Prescription de la correction optique totale chez un patient présentant un strabisme accommodatif pur.

A. Déviation sans correction. B. Absence de déviation avec la correction optique totale.

Les indications de la rééducation orthoptique sont marginales dans la prise en charge des strabismes. Le rôle de l'orthoptiste est surtout majeur dans la mesure des déviations strabiques et de la vision binoculaire, ainsi que pour le suivi de l'amblyopie en support de l'ophtalmologiste.

B. Traitement chirurgical

Une indication chirurgicale est posée en cas d'angle résiduel avec la correction optique totale. Ce traitement est en général réalisé après traitement d'une éventuelle amblyopie. Il consiste à affaiblir ou renforcer des muscles oculomoteurs ciblés afin de restaurer l'alignement des yeux. Ce traitement est en général effectué sous anesthésie générale lors d'une hospitalisation ambulatoire. Les bénéfices du traitement sont une amélioration fonctionnelle et esthético-sociale. Les risques de la chirurgie sont principalement une correction incomplète ou excessive (nécessitant un deuxième temps opératoire). La perforation du globe oculaire ou les infections sur site opératoire sont très rares. Le port de la correction optique totale sera toujours nécessaire après le traitement chirurgical.

Points clés

- Le strabisme de l'enfant n'est qu'un symptôme. Tout strabisme doit faire rechercher une pathologie organique sous-jacente.
- Un examen de la motilité oculaire est indispensable pour différencier les strabismes paralytiques (paralysies oculomotrices) des strabismes à motilité normale.
- La prise en charge médicale du strabisme est une urgence fonctionnelle face au risque d'apparition d'une amblyopie.
- Tout patient strabique doit porter la correction optique totale obtenue après mesure de la réfraction objective sous cycloplégique.
- Le traitement chirurgical n'est indiqué qu'en cas de persistance d'un strabisme avec le port de la correction optique totale.

Mots clés

- Amblyopie
- Chirurgie
- Correction optique totale
- Cycloplégie
- Dépistage précoce
- Élimination d'un rétinoblastome
- Occlusion
- Pénalisation optique
- Strabisme
- Toxine

Démarches diagnostiques – Conduites à tenir

CHAPITRE

5

Diplopie

Item 100. Diplopie.

Objectifs pédagogiques

Nationaux

- Argumenter les principales hypothèses diagnostiques et justifier les examens complémentaires pertinents.

COUF

- Savoir explorer cliniquement la motilité oculaire.
- Reconnaître une paralysie du III.
- Reconnaître une paralysie du IV.
- Reconnaître une paralysie du VI.
- Énumérer les principales étiologies des paralysies oculomotrices.

I. Définition

La diplopie est la vision double d'un objet unique. Nous nous intéresserons aux diplopies binoculaires, c'est-à-dire qui ne sont présentes que les deux yeux ouverts et disparaissent à l'occlusion de l'un ou de l'autre œil.

Une diplopie monoculaire (fig. 5.1A) persiste en revanche à l'occlusion de l'œil sain et disparaît à l'occlusion de l'œil atteint ; elle peut avoir une cause :

- cornéenne : astigmatisme important, taie cornéenne, kératocône ;
- irienne (iridodialyse traumatique) ;
- cristallinienne (cataracte nucléaire).

Une telle diplopie monoculaire devra conduire à un examen ophtalmologique sans caractère d'urgence.

Les diplopies binoculaires (fig. 5.1B), en revanche, sont un trouble du parallélisme oculomoteur, avec généralement une implication neurologique ou orbitaire requérant souvent une prise en charge urgente.

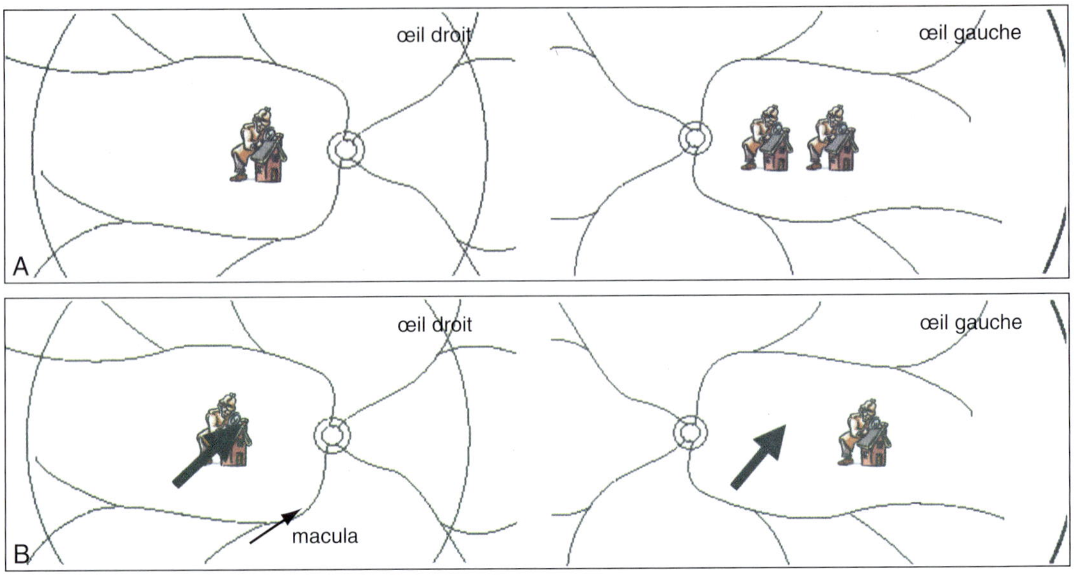

Fig. 5.1. Diplopie monoculaire et binoculaire.

A. Diplopie monoculaire : l'œil gauche voit en permanence une image dédoublée, du fait de la diffraction des rayons au niveau de la cornée, de l'iris ou du cristallin; la diplopie disparaît à l'occlusion de l'œil gauche, mais persiste à l'occlusion de l'œil droit. B. Diplopie binoculaire : l'objet fixé par l'œil droit le projette sur la macula; du fait de la perte de parallélisme des deux yeux, ce même objet se projette en dehors de la macula de l'œil droit : chaque œil voit donc une image unique et la diplopie disparaît à l'occlusion de n'importe lequel des deux yeux.

II. Anatomie

A. Muscles oculomoteurs

Six muscles oculomoteurs assurent les mouvements de chaque globe oculaire :

- quatre muscles droits :
  - droit médial (anciennement dénommé droit interne),
  - droit latéral (anciennement dénommé droit externe),
  - droit supérieur,
  - droit inférieur;
- deux muscles obliques :
  - oblique inférieur (ancien « petit oblique »),
  - oblique supérieur (ancien « grand oblique »).

B. Nerfs oculomoteurs

Les six muscles oculomoteurs sont sous la dépendance de *trois nerfs oculomoteurs* :

- le III (nerf oculomoteur commun);
- le IV (nerf pathétique);
- le VI (nerf moteur oculaire externe).

Les *noyaux* des nerfs oculomoteurs sont situés dans le tronc cérébral.

Ils donnent naissance aux *racines* des nerfs oculomoteurs qui cheminent jusqu'à la sortie du tronc cérébral.

Aux racines font suite les *troncs* des nerfs oculomoteurs, de la sortie du tronc cérébral jusqu'aux muscles effecteurs.

On décrit de plus :

- des *voies supranucléaires*, qui relient des centres corticaux aux noyaux des nerfs oculomoteurs ; il s'agit du *centre de la latéralité*, qui assure les mouvements conjugués des deux yeux dans le regard horizontal droit ou gauche, du *centre de la verticalité*, qui assure les mouvements oculaires conjugués des deux yeux dans le regard en haut et en bas, et du *centre de la convergence* mis en jeu dans le passage à la vision de près (lecture, etc.) ;
- des *voies internucléaires* qui relient les noyaux oculomoteurs entre eux. Par exemple, le regard à droite fait intervenir le droit latéral droit et le droit médial gauche ; il fait intervenir des voies internucléaires reliant les noyaux du VI droit et du III gauche ; les voies internucléaires sont situées dans le faisceau longitudinal médian (« bandelette longitudinale postérieure »).

III. Physiologie – physiopathologie

Il existe, pour chaque œil, six muscles oculomoteurs auxquels il faut ajouter le muscle releveur de la paupière supérieure, ainsi que la motricité de la pupille et de l'accommodation. La commande nerveuse est volontaire ou automaticoréflexe et véhiculée par les trois nerfs crâniens oculomoteurs avec la répartition suivante :

- III : pour le droit médial, l'oblique inférieur, le droit supérieur, le droit inférieur, ainsi que pour le muscle releveur de la paupière supérieure, le sphincter pupillaire et l'accommodation ;
- IV : pour l'oblique supérieur ;
- VI : pour le droit latéral.

A. Champ d'action d'un muscle oculomoteur

C'est la position où son action est maximale et où l'étude clinique est la plus caractéristique. Schématiquement, les champs d'action sont pour chacun des muscles oculomoteurs (fig. 5.2 et 5.3 et tableau 5.1) :

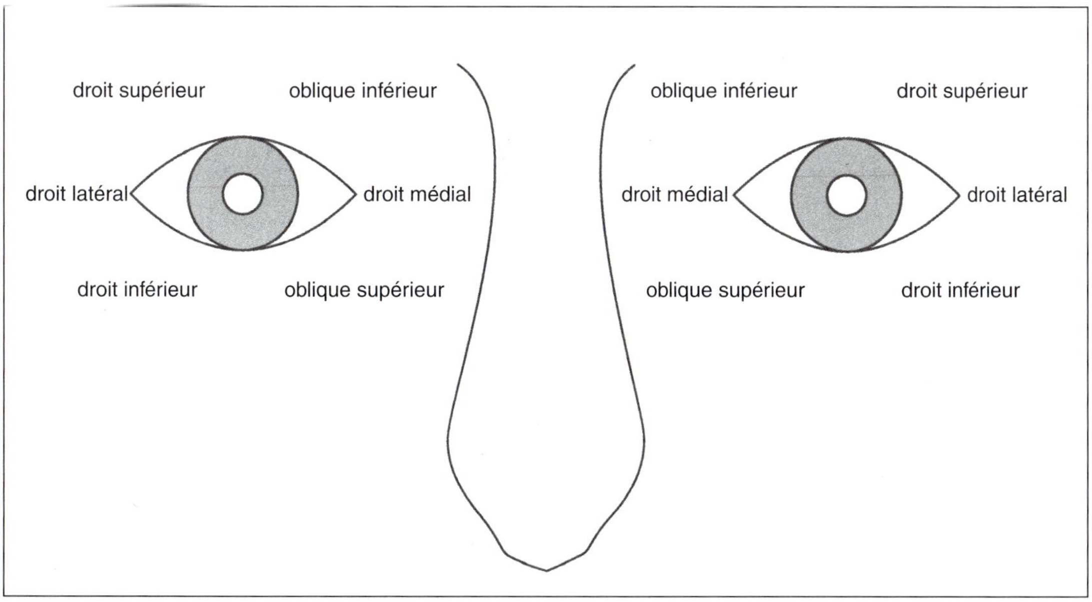

Fig. 5.2. Champs d'action des muscles oculomoteurs.

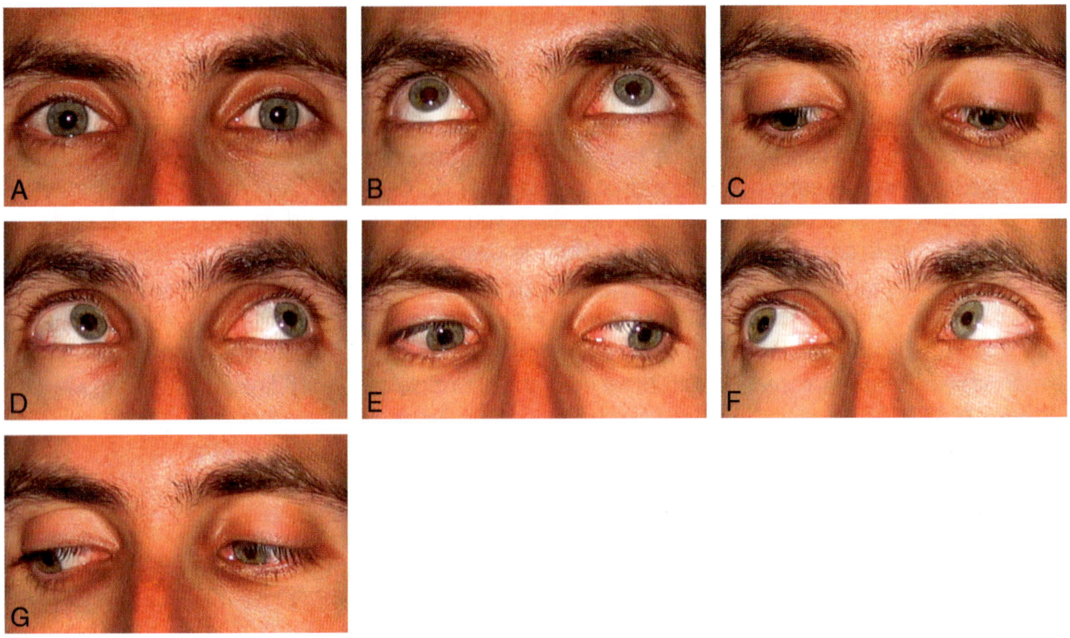

Fig. 5.3. Étude des champs d'action des six muscles oculomoteurs des deux yeux.

Tableau 5.1. Champs d'action des muscles oculomoteurs : caractéristiques de la diplopie en fonction du muscle atteint

Muscle	DM (III)	DS (III)	DI (III)	OI (III)	OS (IV)	DL (VI)
Champ d'action	Dedans	Haut et dehors	Bas et dehors	Haut et dedans	Bas et dedans	Dehors
Diplopie	Horizontale croisée	Verticale	Verticale	Verticale	Verticale	Horizontale homonyme
Position compens.	Face tournée côté sain	Menton élevé	Menton abaissé côté sain	Tête en arrière, face tournée du côté sain Menton abaissé	Face inclinée côté sain	Tête tournée du côté atteint

DM : droit médial ; DS : droit supérieur ; DI : droit inférieur ; OI : oblique inférieur ; OS : oblique supérieur ; DL : droit latéral ; position comp. : position compensatrice de la tête.

- droit médial : en dedans ;
- droit latéral : en dehors ;
- droit supérieur : en haut et en dehors ;
- droit inférieur : en bas et en dehors ;
- oblique supérieur : en bas et en dedans ;
- oblique inférieur : en haut et en dedans.

(*N.B.* Pour mémoire, action et champ d'action d'un muscle sont deux notions différentes et ne concordent pas forcément : par exemple, l'oblique supérieur a une action d'abaissement et d'abduction mais son champ d'action est le regard en bas et en dedans ; en clinique, c'est le champ d'action de chaque muscle que l'on étudie.)

B. Mouvements oculaires bilatéraux

Les mouvements oculaires bilatéraux, conjugués des deux yeux (versions), font intervenir des muscles synergiques sur les deux yeux : par exemple, le regard à droite est assuré par le droit latéral droit et le droit médial gauche.

C. Vision binoculaire

1. Lois de Hering et de Sherrington

La vision binoculaire est assurée grâce à la synergie d'action entre muscles oculomoteurs : chaque muscle possède un antagoniste homolatéral et un synergiste (agoniste) controlatéral ; ainsi, par exemple, le droit latéral droit a comme antagoniste le droit médial droit et comme agoniste le droit médial gauche.

Cette synergie est réglée par les lois de Hering et de Sherrington :

- la *loi de Hering* est propre à l'oculomotricité : lors de mouvements binoculaires, l'influx nerveux est envoyé en quantités égales aux muscles agonistes des deux yeux ; ainsi, dans le regard à droite, droit latéral droit et droit médial gauche reçoivent en même temps la même quantité d'influx nerveux, mécanisme assurant le parallélisme des deux yeux dans les différentes directions du regard ;
- selon la *loi de Sherrington*, de plus, quand les muscles synergistes se contractent, les muscles antagonistes se relâchent : par exemple, le regard à droite fait intervenir la contraction du droit latéral droit et du droit médial gauche, et parallèlement selon la loi de Sherrington le relâchement du droit médial droit (antagoniste du droit latéral droit) et du droit latéral gauche (antagoniste du droit médial gauche).

Un cas particulier est celui des *vergences*, terme désignant des mouvements oculaires de sens opposé des deux yeux ; il s'agit essentiellement de la *convergence permettant la vision de près*.

2. Correspondance sensorielle

Un objet se projette sur les deux yeux sur des points rétiniens dits « points rétiniens correspondants », permettant une localisation identique par les deux yeux. Par exemple, un objet situé dans le champ visuel droit est vu par deux points rétiniens correspondants situés sur la rétine nasale de l'œil droit et la rétine temporale de l'œil gauche, un objet situé droit devant est vu par les maculas des deux yeux.

Si le parallélisme des deux yeux disparaît, un objet fixé par la macula d'un œil sera fixé par une autre zone, extramaculaire, de l'autre œil ; c'est la « correspondance rétinienne anormale » : le même objet est alors localisé de façon différente par les deux yeux, phénomène responsable d'une vision double = diplopie.

IV. Diagnostic positif

A. Signes fonctionnels

Le sujet se plaint d'un dédoublement d'un objet, survenant toujours dans la même direction mais disparaissant à l'occlusion de l'un ou l'autre des deux yeux, et n'étant perçu que les deux yeux ouverts. Peuvent être associés à cette vision double : des céphalées, des vertiges, des nausées ou des vomissements.

Attention : la diplopie peut être méconnue lorsqu'il existe un ptosis ou un œdème palpébral, qui « occlut » l'œil paralysé et supprime ainsi l'une des deux images.

(*N.B.* La diplopie est absente dans les paralysies de fonction.)

B. Interrogatoire

Il précisera :

- le terrain : âge du patient; antécédents oculaires et généraux; recherche d'un diabète, d'une hypertension artérielle, d'une maladie métabolique ou endocrinienne notamment thyroïdienne;
- les circonstances de survenue : notion de traumatisme, survenue lors d'un effort physique, à la lecture ou à la fatigue;
- le mode de survenue : brutal ou progressif;
- les signes associés : douleurs, vertiges, céphalées, nausées;
- les caractères de la diplopie : horizontale, verticale, oblique, ainsi que la position du regard dans laquelle la diplopie est maximale et ses variations dans la journée.

C. Inspection

Elle recherche une attitude vicieuse ou compensatrice de la tête : la tête se met spontanément dans le champ d'action du muscle atteint pour compenser la diplopie. On parle aussi de torticolis compensateur.

L'inspection recherchera une déviation du globe en position primaire, c'est-à-dire tête droite, axe visuel dirigé droit devant sur un point à l'infini. Par exemple, dans une paralysie du VI, l'œil est dévié en dedans (« strabisme paralytique convergent »). La recherche d'une déviation primaire est facilitée par l'étude des *reflets cornéens* : les reflets cornéens d'une source lumineuse dirigée sur les yeux d'un sujet normal se projettent tous deux au centre de la pupille. En cas de déviation, l'un des deux reflets n'est pas centré.

D. Examen oculomoteur

1. Examen de la motilité oculaire dans les différentes positions du regard

Il sert à observer les six muscles oculomoteurs de chaque œil séparément (ductions) et de façon conjuguée (versions).

2. Examen sous écran ou cover-test

Il consiste à demander au sujet de fixer un point situé droit devant lui au loin. Un œil est masqué par un cache puis le cache est déplacé sur l'œil opposé (fig. 5.4, vidéos e.1 à e.4).

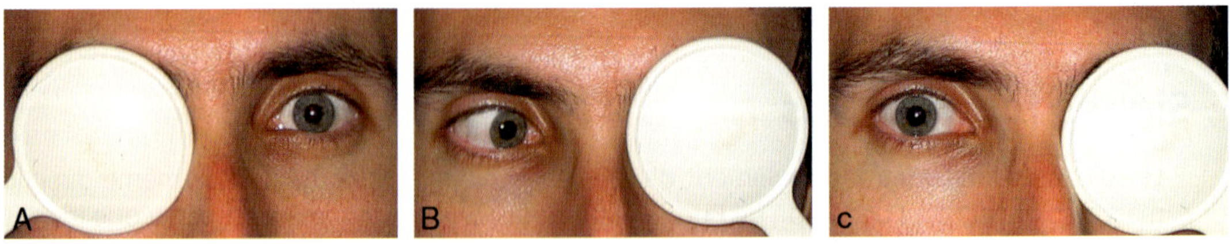

Fig. 5.4. ***Cover-test :*** **exemple d'une paralysie unilatérale du VI droit.**

A. L'œil gauche garde sa fixation quand on masque l'œil droit paralysé. B. Lorsque l'écran passe de l'œil droit à l'œil gauche, l'œil droit apparaît en convergence (paralysie du droit latéral). C. Mais rapidement, il prend la fixation à la place de l'œil gauche, cela provoque un mouvement de dedans en dehors (« mouvement de restitution »).

Chez le sujet dont le parallélisme oculomoteur est normal, on n'observe aucun mouvement.

En cas de strabisme paralytique, l'œil masqué n'est pas dirigé dans la direction de l'œil découvert : ainsi lorsqu'on lève l'écran, l'œil non fixateur apparaît d'abord dévié puis se redresse pour prendre la fixation (« mouvement de restitution ») ; la direction du mouvement de restitution permet de détecter le muscle paralysé.

Par exemple, en cas de paralysie du VI, les yeux sont en convergence ; l'œil occlus, dévié en convergence, reprend sa position de fixation par un mouvement en dehors quand l'occlusion est levée et portée sur l'autre œil.

3. Examen au verre rouge

Il consiste à placer un verre rouge devant un œil (par convention devant l'œil droit) alors que le sujet fixe, de son œil gauche découvert, un point lumineux blanc en face de lui (fig. 5.5).

Un verre rouge est placé devant l'œil droit du patient ; on lui demande de fixer une lumière qu'il verra dédoublée, l'une blanche, l'autre rouge en cas de paralysie oculomotrice (alors qu'en l'absence de paralysie oculomotrice, il verra une seule lumière, de coloration rose).

Normalement, les deux images sont confondues dans toutes les positions du regard et le patient ne voit qu'un seul point lumineux. En cas de déséquilibre oculomoteur, les deux points sont séparés : le patient voit un point rouge et un point blanc et on peut analyser le décalage pour reconnaître le muscle déficitaire.

On parle de *diplopie homonyme* lorsque le point rouge est vu à droite du point blanc ; elle correspond à un œil en convergence (ex. : paralysie du VI).

On parle de *diplopie croisée* lorsque la lumière rouge est vue à gauche du point blanc ; elle correspond à un œil en divergence (ex. : paralysie du III).

L'écart entre les deux images augmente dans le champ d'action du ou des muscles paralysés, permettant de déterminer les muscles atteints.

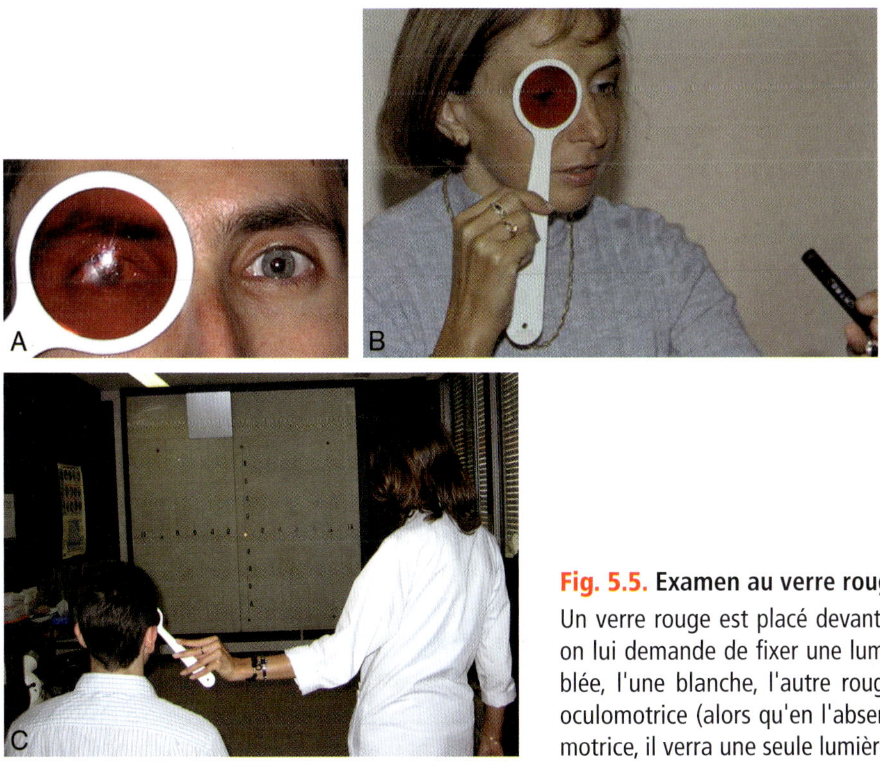

Fig. 5.5. Examen au verre rouge.
Un verre rouge est placé devant l'œil droit du patient ; on lui demande de fixer une lumière qu'il verra dédoublée, l'une blanche, l'autre rouge en cas de paralysie oculomotrice (alors qu'en l'absence de paralysie oculomotrice, il verra une seule lumière, de coloration rose).

4. Test de Hess-Lancaster ou test de Lancaster

Il permet de faire immédiatement le diagnostic de l'œil et des muscles paralysés et de reconnaître les hyperactions musculaires secondaires à la paralysie :

- schématiquement, un verre de couleur différente est placé devant chaque œil du patient, verre rouge sur un œil, vert sur l'autre ; le patient doit déplacer sur un écran une flèche lumineuse, vue rouge, et la superposer à une flèche lumineuse, vue verte, déplacée par l'examinateur ;
- on obtient un relevé graphique de l'oculomotricité dans les différentes positions du regard (fig. 5.6) :
  - l'œil paralysé a un cadre plus petit que la normale (par hypoaction du ou des muscles paralysés),
  - l'œil controlatéral a un cadre plus grand que la normale (par hyperaction du ou des agonistes controlatéraux suivant la loi de Hering).

Ce test permet de faire le diagnostic de la paralysie oculomotrice (POM), de déterminer le côté de cette paralysie, d'objectiver le ou les muscles paralysés. C'est de plus un examen qui permet de suivre l'évolution de la paralysie par des relevés successifs.

5. Exploration de la motricité intrinsèque

Elle est nécessaire à toute paralysie oculomotrice.

L'inspection doit rechercher une *inégalité pupillaire* (= *anisocorie*).

Concernant les réflexes pupillaires, le *réflexe photomoteur* ou réponse pupillaire à la lumière nécessite l'éclairement d'un œil qui entraîne :

- un myosis de l'œil éclairé : réflexe photomoteur direct ;
- un myosis simultané de l'œil controlatéral : réflexe consensuel.

Ainsi (voir chapitre 1, Sémiologie oculaire) :

- dans une mydriase « sensorielle » secondaire à une baisse de vision sévère (ex. : occlusion de l'artère centrale de la rétine ou OACR, névrite optique rétrobulbaire ou NORB), les RPM direct et consensuel sont tous les deux abolis à l'éclairement de l'œil atteint, mais sont tous les deux conservés à l'éclairement de l'autre œil ;
- dans une mydriase « paralytique », les RPM direct et consensuel de l'œil atteint sont abolis alors que les RPM direct et consensuel de l'œil sain sont conservés.

V. Diagnostic sémiologique

Les paralysies oculomotrices sont plus ou moins marquées : lorsqu'elles sont de faible degré, on parle de parésies. Elles touchent le plus souvent le tronc des nerfs oculomoteurs (paralysies tronculaires), entre la sortie du tronc cérébral et le globe oculaire.

A. Paralysie du III

La *paralysie totale du III* (fig. 5.7) provoque du côté pathologique un ptosis total (pouvant d'ailleurs masquer la diplopie : ptosis dit « providentiel »), une divergence marquée, une paralysie de l'élévation et de l'abaissement de l'œil (les seuls muscles encore fonctionnels sont le droit latéral et l'oblique supérieur), une mydriase aréflective, une perte de l'accommodation.

Des *paralysies partielles du III* sont possibles :

- soit atteinte ne touchant qu'un ou plusieurs muscles ;
- soit paralysie du III extrinsèque, touchant les muscles oculomoteurs ;
- soit paralysie du III intrinsèque, responsable d'une mydriase, ou à moindre degré d'une simple inégalité des deux diamètres pupillaires (anisocorie), et d'une paralysie de l'accommodation.

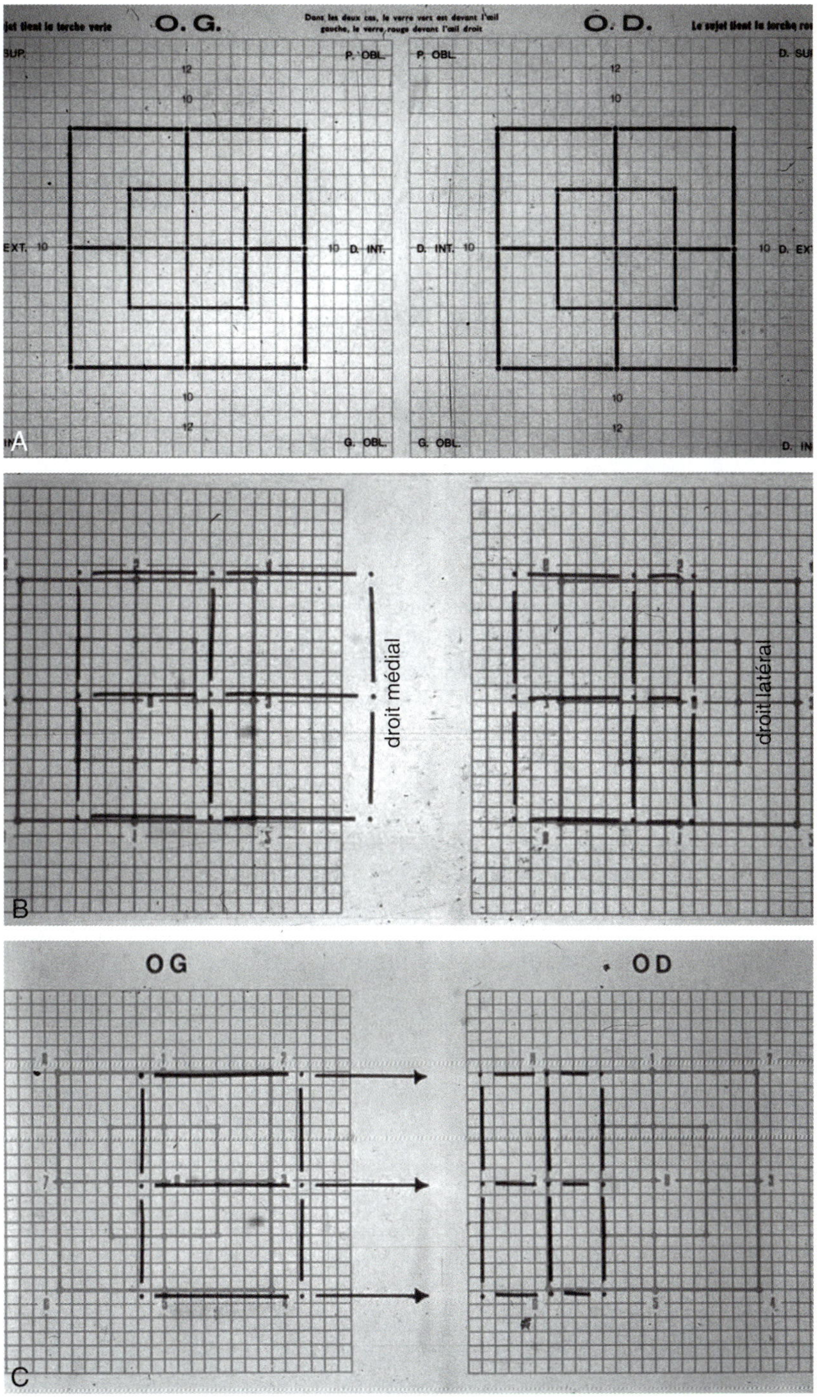

Fig. 5.6. Test de Hess-Lancaster.

A. Tracé normal : les deux carrés, correspondant chacun à un œil, sont de même taille et parfaitement symétriques. B. Parésie du droit latéral de l'œil droit. C. Paralysie complète du droit latéral de l'œil droit. Dans les deux cas, le carré de l'œil paralysé apparaît plus petit. Les tracés mettent en évidence l'hypoaction du droit latéral droit et l'hyperaction du droit médial gauche.

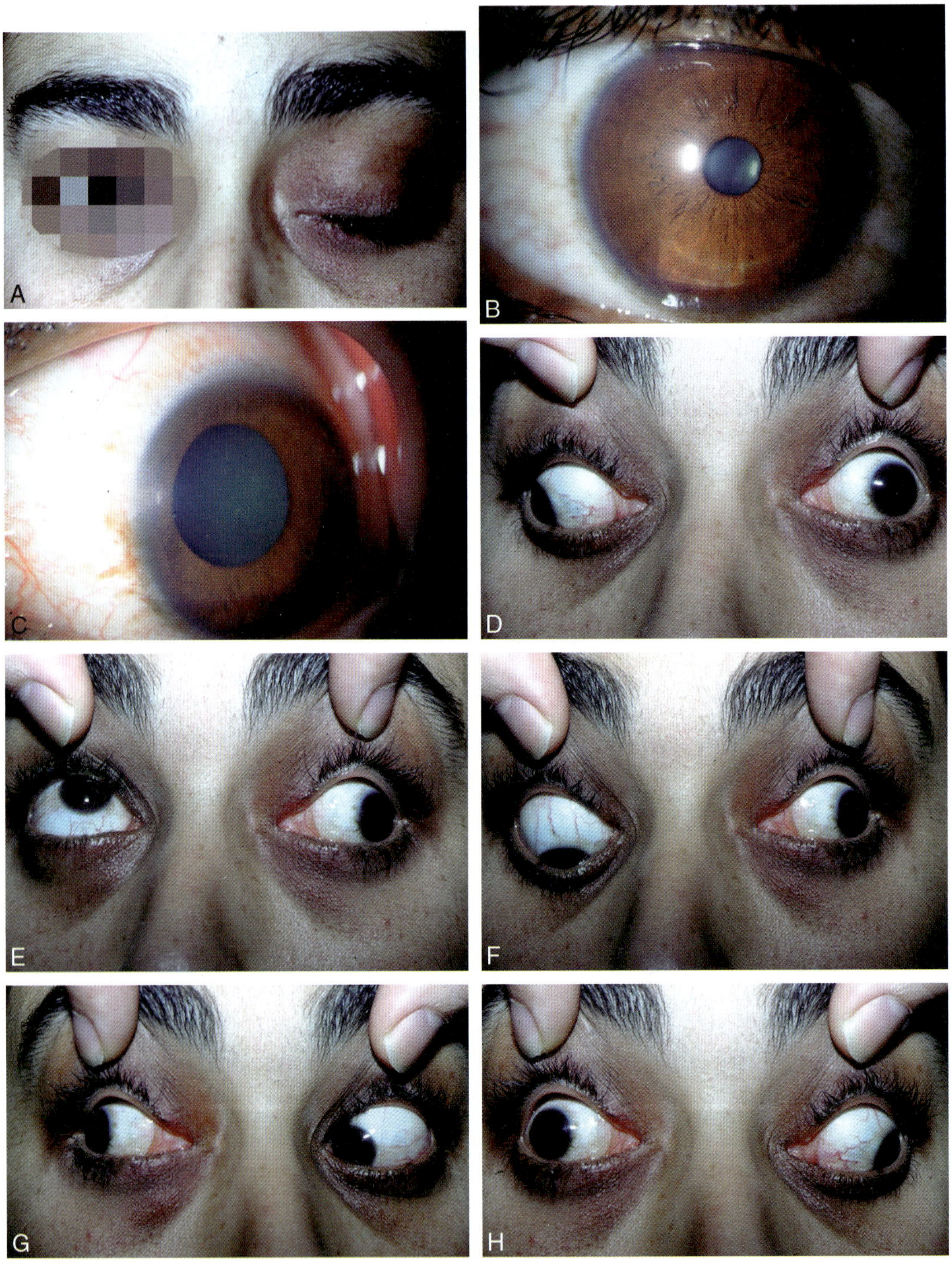

Fig. 5.7. Paralysie complète du III gauche, extrinsèque et intrinsèque.

En position primaire (A), un ptosis complet (« ptosis providentiel ») existe. Lorsqu'on soulève la paupière, l'œil gauche apparaît en divergence et présente une mydriase (B : œil droit, C : œil gauche en mydriase et en divergence). L'ophtalmoplégie de l'œil atteint est presque complète, avec une limitation des mouvements oculaires dans quasiment toutes les positions du regard (D à F) ; seuls sont conservés les mouvements en dehors (sous la dépendance du VI) et en bas et en dedans (sous la dépendance du IV) (G, H). Impossibilité d'élever, d'abaisser et de porter en dedans le globe.

B. Paralysie du IV

Le patient présente une diplopie verticale et oblique, accentuée dans le champ du muscle oblique supérieur concerné, c'est-à-dire en bas et en dedans.

Il s'agit d'une diplopie très gênante, car invalidante dans les activités comme la lecture ou la descente des escaliers.

La position compensatrice de la tête est inclinée du côté sain, menton abaissé.

C. Paralysie du VI

Elle provoque une convergence de l'œil atteint et un déficit de l'abduction (fig. 5.8).

La position compensatrice de la tête est tournée du côté de la paralysie oculomotrice.

D. Formes particulières

1. Paralysies supranucléaires

Dénommées paralysies de fonction, ce sont des paralysies oculomotrices sans diplopie :

- *syndromes de Foville* = paralysies de la latéralité ;
- *syndrome de Parinaud* = paralysie de la verticalité associée à une paralysie de la convergence *(très évocateur de pinéalome +++)*.

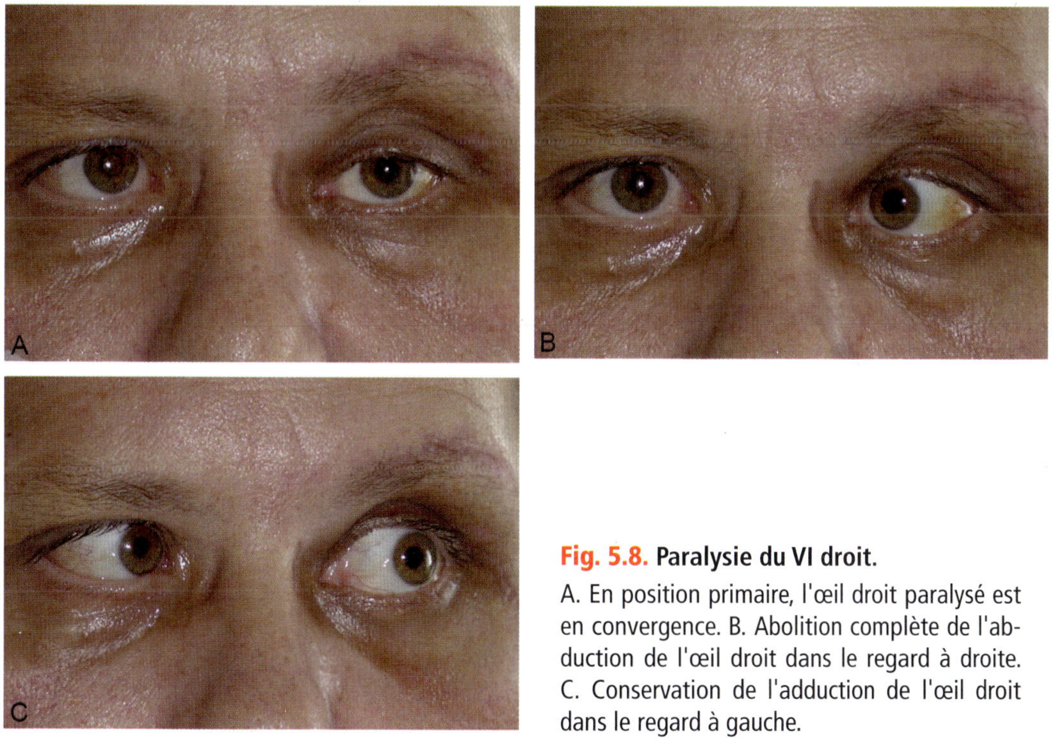

Fig. 5.8. Paralysie du VI droit.

A. En position primaire, l'œil droit paralysé est en convergence. B. Abolition complète de l'abduction de l'œil droit dans le regard à droite. C. Conservation de l'adduction de l'œil droit dans le regard à gauche.

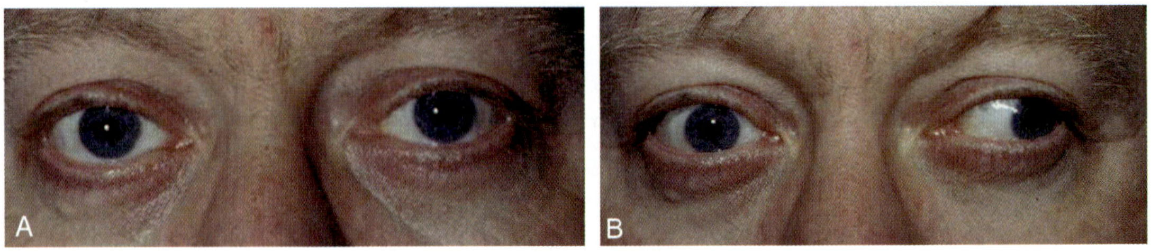

Fig. 5.9. Paralysie internucléaire.
Le parallélisme des deux yeux est conservé en position primaire (A), mais il existe une limitation de l'adduction de l'œil droit dans le regard latéral gauche (B).

2. Paralysies internucléaires

Il s'agit notamment de *l'ophtalmoplégie internucléaire (OIN)* : le parallélisme des deux yeux est conservé en position primaire, alors qu'il existe un déficit de l'adduction d'un œil et que la convergence est normale (fig. 5.9). L'étiologie essentielle est la sclérose en plaques (SEP).

3. Paralysies intraxiales

Il s'agit d'atteintes du tronc cérébral affectant les noyaux et/ou les racines des nerfs oculomoteurs, donnant soit :

- l'association d'une paralysie de fonction et d'une diplopie par POM ;
- l'association d'une diplopie et de signes neurologiques controlatéraux = *syndromes alternes*.

VI. Diagnostic différentiel

Il peut s'agir de :

- diplopie monoculaire. La diplopie disparaît avec l'occlusion de l'œil pathologique. Il peut s'agir notamment d'une atteinte :
  - cornéenne par diffraction des rayons lumineux : taie cornéenne, séquelle d'une kératite ou d'un traumatisme, kératocône, astigmatisme important,
  - irienne : iridodialyse traumatique,
  - cristallinienne : cataracte nucléaire ;
- simulation et *hystérie*.

VII. Étiologie

A. Causes traumatiques

1. Fractures de l'orbite

Les fractures du plancher de l'orbite (fig. 5.10), avec hernie graisseuse et musculaire dans le foyer de fracture, sont les plus fréquentes.

L'élévation du globe est douloureuse et limitée.

La mobilisation passive du globe par traction du droit inférieur (test de duction forcée) est impossible du fait du blocage du droit inférieur dans le trait de fracture.

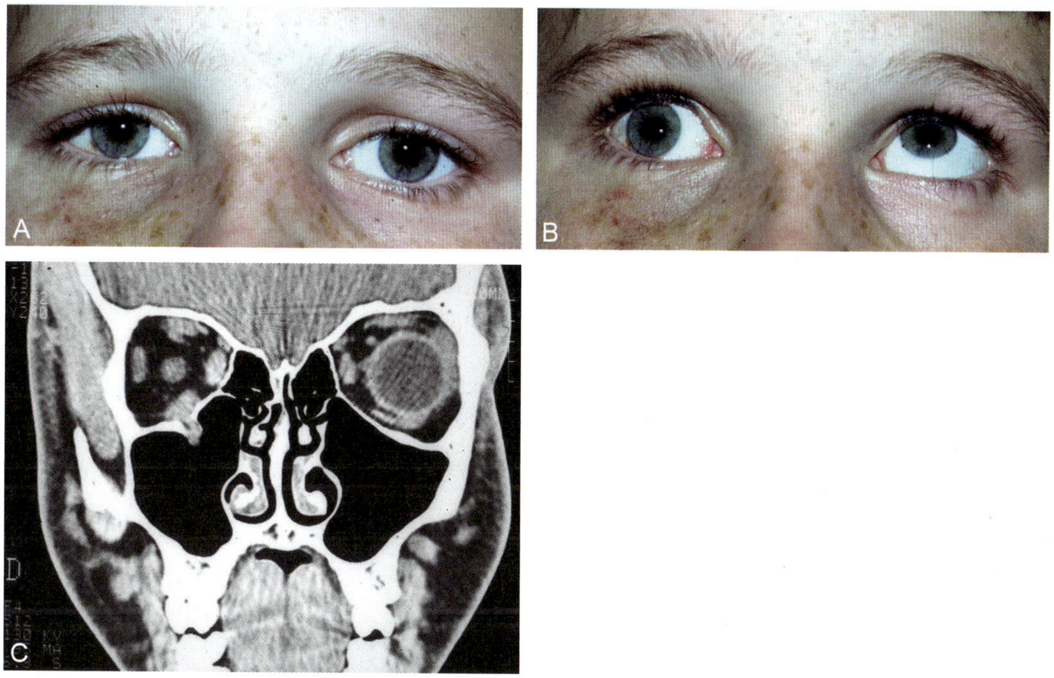

Fig. 5.10. Fracture du plancher de l'orbite droite.
A. Parallélisme conservé en position primaire. B. Blocage complet de l'élévation de l'œil droit. C. Examen tomodensitométrique : visibilité de la hernie du droit inférieur dans le trait de fracture.

Les explorations neuroradiologiques visualisent le trait de fracture, voire la hernie graisseuse et musculaire sous forme d'une image en goutte dans le sinus maxillaire.

2. Hémorragie méningée traumatique

Il peut s'agir d'une paralysie du VI sans valeur localisatrice.

B. Tumeurs

1. Hypertension intracrânienne

Il peut s'agir d'une diplopie par atteinte bilatérale des nerfs moteurs oculaires latéraux sans valeur localisatrice.

2. Tumeurs de la base du crâne

Elles donnent des paralysies intraxiales, avec notamment des syndromes alternes comme le syndrome de Weber (paralysie du III + hémiplégie croisée avec paralysie faciale), ou des paralysies supranucléaires (paralysies de fonction comme le syndrome de Parinaud des tumeurs épiphysaires, notamment pinéalome +++).

Les paralysies ont une *valeur localisatrice* en l'absence d'hypertension intracrânienne associée :

- lésion du noyau du III : syndrome de Weber, syndrome de Parinaud ;
- lésion du noyau du IV par atteinte des tubercules quadrijumeaux (gliome) ;
- lésions du noyau du VI par tumeur bulboprotubérantielle (notamment neurinome de l'acoustique).

C. Causes vasculaires

La diplopie peut être due à un *accident vasculaire cérébral* (AVC) : syndromes alternes par ischémie ou hémorragie du tronc cérébral.

L'*insuffisance vertébrobasilaire* peut être responsable de manifestations cliniques transitoires avec diplopie dans 30 % des cas.

Les *anévrismes intracrâniens* (++++), *notamment anévrismes de la communicante postérieure et anévrismes carotidiens supraclinoïdiens*, sont responsables de paralysies du III souvent associées à des céphalées.

Un anévrisme intracrânien doit tout particulièrement être suspecté :

- devant une atteinte oculomotrice partielle mais avec des signes pupillaires d'atteinte du III intrinsèque ;
- chez un sujet jeune ;
- en l'absence de facteurs de risque vasculaire ;
- en présence de céphalées.

Dans ces cas, une exploration neuroradiologique en urgence par *angioscanner* ou *angio-IRM* s'impose ; en cas de résultat négatif ou douteux, une *artériographie cérébrale* doit être envisagée s'il existe une forte suspicion clinique.

Une *fistule carotidocaverneuse* (fig. 5.11), souvent d'origine traumatique, mais d'apparition retardée, se traduit par une exophtalmie pulsatile, s'accompagnant d'un souffle perçu par le malade et retrouvé à l'auscultation de l'orbite et du crâne, une vasodilatation conjonctivale particulière, « en tête de méduse » ; environ deux tiers des patients présentent une diplopie (atteinte directe des nerfs oculomoteurs dans le sinus caverneux ou des muscles oculomoteurs dans l'orbite) ; la confirmation du diagnostic repose sur l'artériographie carotidienne.

D. Diplopies avec exophtalmie

Les étiologies sont :

- la *maladie de Basedow* (voir chapitre 22, Ophtalmopathie dysthyroïdienne) ;
- les tumeurs de l'orbite.

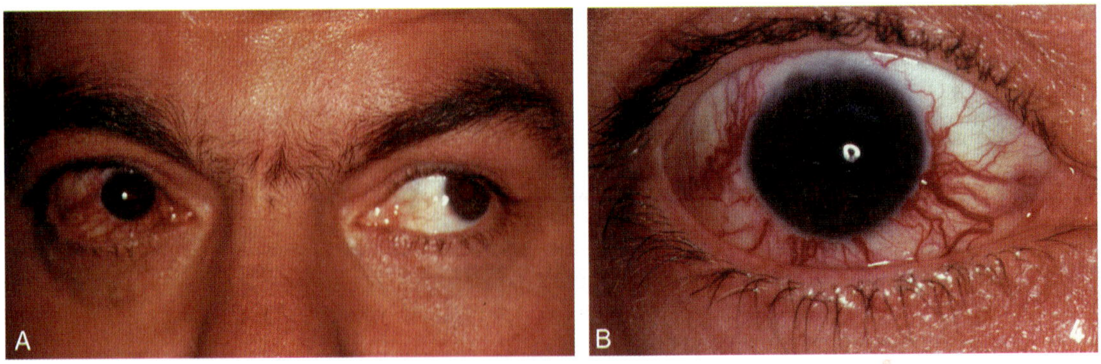

Fig. 5.11. Diplopie par fistule carotidocaverneuse.

A. Exophtalmie et limitation de l'adduction de l'œil droit. B. Exophtalmie caractéristique des fistules carotidocaverneuses par la présence d'une vasodilatation conjonctivale en « tête de méduse ».

E. Diplopies douloureuses

Il faut toujours penser en premier à un *anévrisme intracrânien*, une *dissection carotidienne* ou une *fistule carotidocaverneuse*, qui sont des *urgences neuro-interventionnelles menaçant le pronostic vital*.

La *maladie de Horton* se manifeste par :

- des céphalées fronto-orbitaires ;
- ± POM, ± neuropathie optique ischémique antérieure ou NOIA (voir chapitre 20, Neuropathie optique ischémique antérieure).

Le *syndrome de Tolosa-Hunt*, très rare, se traduit par une ophtalmoplégie douloureuse, récidivante, à bascule, corticosensible.

F. Sclérose en plaques

Les signes sont les suivants :

- paralysie du VI ;
- ophtalmoplégie internucléaire, très évocatrice.

G. Pathologie de la jonction neuromusculaire : myasthénie

Un ptosis de début souvent progressif, variable au cours de la journée, apparaît surtout à la fatigue.

Le diagnostic repose sur :

- le test à la Prostigmine® (Meda Pharma) ;
- la recherche d'anticorps antirécepteurs de l'acétylcholine ;
- l'électromyographie à la recherche d'un bloc neuromusculaire.

La myasthénie doit faire rechercher un thymome associé.

Principales causes de paralysies oculomotrices

- Traumatiques : fractures du plancher de l'orbite.
- Tumeurs :
  - hypertension intracrânienne : paralysie bilatérale du VI sans valeur localisatrice ;
  - tumeurs de la base du crâne.
- Causes vasculaires :
  - AVC ;
  - anévrismes intracrâniens ++++ (anévrisme de la communicante postérieure) ;
  - fistule carotidocaverneuse.
- Diplopies avec exophtalmie :
  - maladie de Basedow ;
  - tumeurs de l'orbite.
- Diplopies douloureuses :
  - Diabète ;
  - anévrismes intracrâniens ;
  - maladie de Horton ;
  - syndrome de Tolosa-Hunt.
- Sclérose en plaques :
  - paralysie du VI ;
  - paralysie internucléaire antérieure.
- Myasthénie.

VIII. Conduite à tenir

Synthèse : conduite à tenir devant une diplopie

Reconnaître une diplopie binoculaire, s'opposant aux diplopies monoculaires de causes oculaires (cornée, iris et cristallin).

Interrogatoire pour préciser :
- les antécédents ;
- le mode d'installation, brutale ou progressive ;
- les signes extra-oculaires, notamment neurologiques ;
- les antécédents généraux (terrain vasculaire, diabète, affection thyroïdienne, etc.).

Examen :
- inspection ;
- étude de l'oculomotricité :
  - motilité oculaire dans les différents mouvements du regard,
  - *cover-test*,
  - examen au verre rouge,
  - test de Hess-Lancaster.

Cet examen sera accompagné d'un *examen ophtalmologique complet*, comportant acuité visuelle avec correction optique éventuelle, tonus oculaire, examen du champ visuel, examen du fond d'œil.

Diagnostic topographique :
- POM intraxiales : notamment syndromes alternes ;
- POM tronculaires : III complet ou partiel, IV, VI.

Diagnostic étiologique :
- Les examens à visée étiologique sont fonction de l'orientation étiologique donnée par l'examen et le diagnostic topographique ; il s'agit essentiellement d'examens neuroradiologiques : tomodensitométrie (TDM), IRM, artériographie cérébrale.
- Causes : POM traumatiques, tumeurs, causes vasculaires, etc.

Toujours évoquer, surtout chez le sujet jeune présentant une paralysie du III extrinsèque partielle et du III intrinsèque, un *anévrisme intracrânien* +++.

74

A. Bilan étiologique

En cas de diplopie récente, le bilan étiologique est prioritaire et repose sur un examen neurologique et une imagerie cérébrale.

Une paralysie du III avec phénomènes douloureux impose, notamment, une recherche en urgence d'un anévrisme intracrânien.

B. Traitement

La prise en charge de la diplopie elle-même est différente selon la phase précoce, dans les premiers mois, et la phase tardive.

Dans la *phase* précoce, le traitement comporte :

- suppression momentanée et pour le confort de la diplopie par occlusion de l'œil paralysé (Opticlude®, Ocusert®) ;
- prismation lorsque cela est possible : la mise en place d'un prisme sur un verre de lunette permet de rétablir le parallélisme de rayons lumineux et de supprimer la diplopie, au moins en position primaire ;
- injection de toxine botulique.

Dans la *phase tardive*, la régénérescence nerveuse doit être attendue en règle 6 mois à 1 an environ : passé ce délai, un traitement chirurgical est envisageable pour essayer de rétablir un parallélisme des yeux au moins en position primaire.

Points clés

- Devant une diplopie isolée, il faut particulièrement rechercher chez un adulte jeune :
  - un *anévrisme intracrânien* (+++), notamment en cas de paralysie partielle du III associée à des signes pupillaires et à des douleurs, imposant une exploration neuroradiologique en urgence ;
  - une tumeur, à l'origine d'un quart des paralysies oculomotrices, et demander systématiquement des explorations neuroradiologiques ;
  - une SEP révélée par une paralysie oculomotrice dans 10 % des cas ;
  - une myasthénie.
- Chez le sujet plus âgé : les tumeurs gardent la même priorité et les explorations neuroradiologiques restent systématiques.
- Il faut retenir ensuite comme causes les accidents vasculaires ischémiques et hémorragiques.

Mots clés

- Anévrisme intracrânien
- AVC du tronc cérébral
- Diabète
- Fracture du plancher de l'orbite
- Hypertension intracrânienne
- Maladie de Basedow
- Myasthénie
- Ophtalmoplégie internucléaire, SEP
- Paralysies de fonction
- Paralysies du III, IV, VI
- Position vicieuse de la tête
- Test de Hess-Lancaster, examen au verre rouge

CHAPITRE

6

Œil rouge et/ou douloureux

Item 81. Œil rouge et/ou douloureux.

Objectifs pédagogiques

Nationaux

- Diagnostiquer un œil rouge et/ou douloureux.
- Identifier les situations d'urgence et planifier leur prise en charge.

COUF

- Connaître les gestes à faire et à ne pas faire.
- Savoir énumérer les étiologies d'un œil rouge :
  - douloureux, avec ou sans baisse de l'acuité visuelle ;
  - non douloureux, avec ou sans baisse de l'acuité visuelle.
- Savoir s'orienter vers une étiologie d'après l'interrogatoire et l'examen non spécialisé.
- Savoir évaluer le degré d'urgence de la prise en charge ophtalmologique.
- Connaître les principaux examens complémentaires ophtalmologiques et non ophtalmologiques permettant le diagnostic et le traitement.
- Savoir expliquer au patient le pronostic et la surveillance requise selon l'étiologie.

I. Introduction

L'œil rouge et/ou douloureux est un motif fréquent de consultation en ophtalmologie. Il est important de savoir différencier une pathologie bénigne d'une pathologie grave menaçant la fonction visuelle (glaucome aigu par fermeture de l'angle, kératite aiguë, uvéite, corps étranger intraoculaire ou CEIO).

II. Examen

A. Interrogatoire

Il a pour objectif de :

- préciser le mode d'apparition de la rougeur oculaire :
  - récente ou ancienne, aiguë ou chronique, d'apparition brutale ou d'installation progressive, d'emblée ou avec un intervalle libre,
  - unilatérale ou bilatérale soit d'emblée soit avec un intervalle libre ;

- préciser le type de la douleur :
  - douleurs superficielles : modérées, à type de sensation de grains de sable, évoquant une conjonctivite, ou plus importantes, accompagnées de photophobie et d'un blépharospasme évoquant une kératite aiguë,
  - douleurs plus profondes : modérées, évoquant une uvéite antérieure ou une épisclérite, ou intenses, avec des irradiations dans le territoire du trijumeau évoquant un glaucome aigu ;
- *rechercher une baisse d'acuité visuelle :* l'absence de baisse d'acuité visuelle oriente vers une conjonctivite, une hémorragie sous-conjonctivale ou encore une épisclérite (moins fréquente) ;
- *préciser les antécédents* ophtalmologiques et généraux, l'*âge* et la *profession* du patient ;
- rechercher une notion de traumatisme et les conditions de survenue (accident domestique ou du travail) ;
- *rechercher les signes associés locaux* (prurit, sécrétions, etc.) et généraux (céphalées, fièvre, ORL, etc.).

B. Examen clinique à la lampe à fente

Il est bilatéral et comparatif.

1. Acuité visuelle

Elle est mesurée de loin et de près, avec correction optique éventuelle.

2. Conjonctive

Sont examinés la topographie et l'aspect de la rougeur oculaire :

- en nappe d'aspect hémorragique : hémorragie sous-conjonctivale. Une plaie conjonctivale doit être systématiquement recherchée et dans un contexte traumatique, il faut toujours penser à retourner la paupière à la recherche d'un CEIO passé inaperçu : au moindre doute, demander un scanner orbitaire à la recherche d'un CEIO. L'IRM est contre-indiquée ;
- diffuse : conjonctivite ;
- en secteur : épisclérite ;
- autour du limbe sclérocornéen (vasodilatation concentrique des vaisseaux conjonctivaux limbiques, péricornéens, sur 360° = *cercle périkératique*, fig. 6.1) : kératite aiguë, uvéite antérieure.

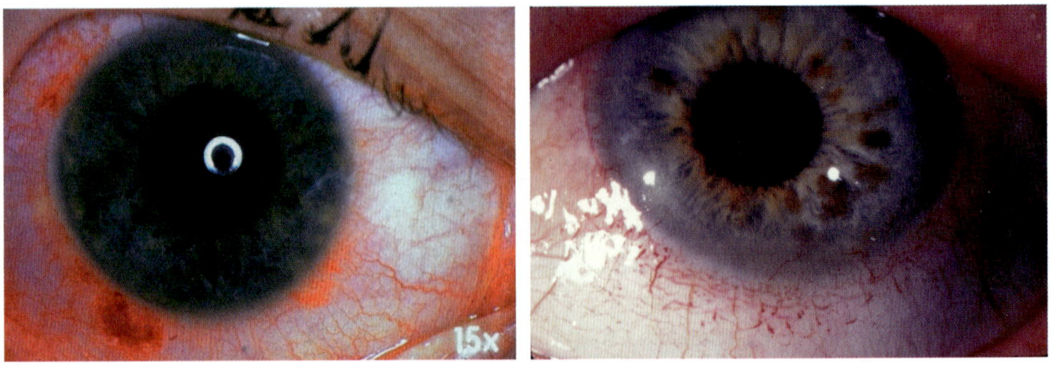

Fig. 6.1. Cercle périkératique.

3. Cornée

Il faut apprécier :

- sa transparence : perte de transparence (œdème, abcès);
- sa sensibilité;
- la présence de dépôts sur sa face postérieure : dépôts rétrodescemétiques ou rétrocornéens (uvéites).

4. Examen après instillation dans le cul-de-sac conjonctival d'un collyre à la fluorescéine (colorant orange)

Il recherche une ulcération cornéenne : l'épithélium cornéen normal ne retient pas la fluorescéine qui en revanche se fixe sur le stroma dans les zones où l'épithélium est altéré; les ulcérations apparaissent vertes en lumière bleue, leur nombre et localisation orientent le diagnostic :

- une ulcération cornéenne unique et régulière évoque un traumatisme;
- une ulcération localisée avec une zone blanche adjacente évoque une kératite bactérienne avec un abcès de cornée;
- un ulcère dendritique évoque une kératite herpétique;
- de petites ulcérations disséminées (kératite ponctuée superficielle ou KPS) évoquent une kératite à adénovirus ou un syndrome sec oculaire. *Il faut aussi penser à la présence d'un petit corps étranger passé inaperçu sous la paupière qui peut léser la cornée.*

5. Examen de l'iris et de la pupille

Il recherche :

- la présence de synéchies iridocristalliniennes (uvéites);
- une atrophie irienne (herpès);
- un myosis (kératite aiguë ou uvéite aiguë);
- une semi-mydriase aréflectique (glaucome aigu).

6. Examen de la chambre antérieure

Il a pour objectif :

- l'appréciation de la profondeur (chambre antérieure étroite ou plate évoquant un glaucome aigu ou une plaie perforante);
- la recherche à la lampe à fente des signes inflammatoires d'une uvéite antérieure (effet Tyndall, précipités rétrocornéens).

7. Mesure du tonus oculaire

Elle est effectuée au tonomètre à air ou à aplanation.

Une hypertonie évoque un glaucome aigu par fermeture de l'angle ou un glaucome néovasculaire.

Une hypotonie évoque une plaie oculaire transfixiante. (Il faut savoir rechercher un signe de Seidel qui correspond à une fuite d'humeur aqueuse qui lave la fluorescéine.)

8. Examen de la conjonctive palpébrale

Il recherche :

- des follicules (conjonctivite virale, fig. 6.2) ou des papilles (conjonctivite allergique, fig. 6.3);
- un corps étranger sous la paupière supérieure : retourner systématiquement la paupière.

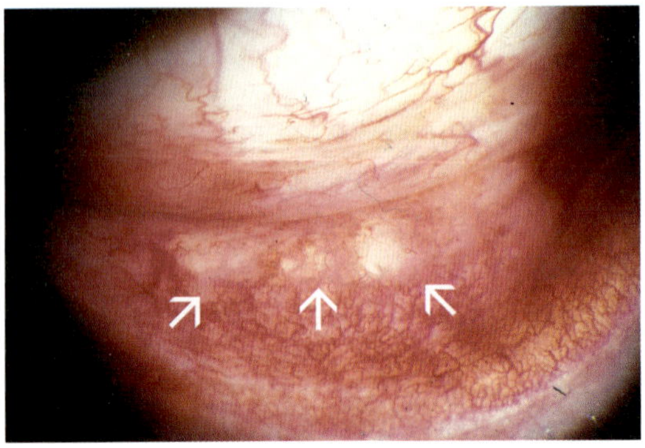

Fig. 6.2. Conjonctivite folliculaire : présence de follicules (hyperplasies lymphoïdes, flèches) sur la conjonctive palpébrale inférieure.

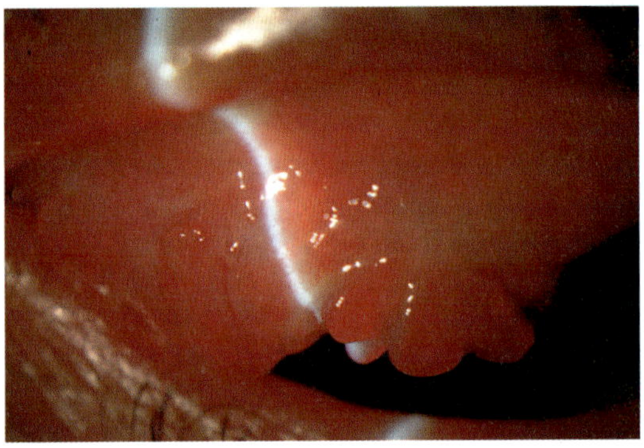

Fig. 6.3. Volumineuses papilles sur la conjonctive palpébrale supérieure (surélévations de la conjonctive centrées par un vaisseau).

9. Examen du fond d'œil

Après dilatation, il sera pratiqué devant une pathologie pouvant s'accompagner d'une atteinte vitréenne ou rétinienne : il recherchera des signes d'uvéite postérieure en présence d'une uvéite antérieure.

III. Étiologie

Les causes d'œil rouge entrent dans plusieurs cadres.

A. Œil rouge, non douloureux, sans baisse d'acuité visuelle

1. Hémorragie sous-conjonctivale spontanée (fig. 6.4)

Fréquente, banale, unilatérale, indolore, elle régresse en quelques semaines sans traitement ; elle doit faire rechercher une hypertension artérielle (HTA), un trouble de la coagulation.

Il faut impérativement veiller à ne pas méconnaître un CEIO ou une plaie sclérale (voir plus haut Examen clinique à la lampe à fente).

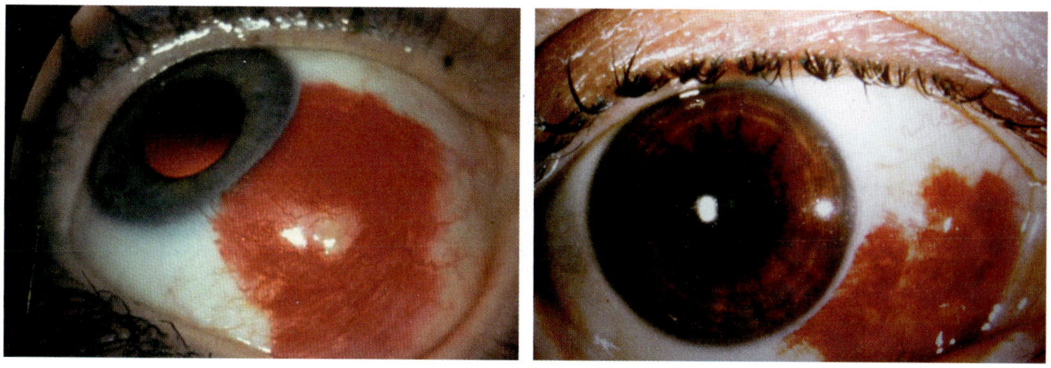

Fig. 6.4. **Hémorragies sous-conjonctivales spontanées.**

2. Conjonctivite

Elle se manifeste par une sensation de grains de sable, de corps étranger, un prurit ; elle peut être uni- ou bilatérale (fig. 6.5). Les conjonctivites peuvent être virales, bactériennes ou allergiques. Elles sont en général non douloureuses. L'atteinte cornéenne (kératoconjonctivite) entraîne l'apparition de douleurs et d'une baisse visuelle si l'axe optique est touché.

3. Conjonctivite bactérienne

Elle peut être bilatérale.

Il s'agit d'une rougeur conjonctivale diffuse, prédominant dans le cul-de-sac conjonctival inférieur, le plus souvent bilatérale, parfois avec un intervalle libre.

Elle entraîne des sécrétions mucopurulentes (fig. 6.6), collant les paupières le matin au réveil. Dues à des germes à Gram positif (notamment streptocoque ou staphylocoque), les conjonctivites bactériennes guérissent sans séquelles.

Le traitement probabiliste sans prélèvement de première intention comprend :

- hygiène des mains : prévention de l'entourage ;
- lavages fréquents au sérum physiologique ;
- collyre antiseptique 4 à 6 fois/jour.

L'antibiothérapie n'est pas systématique et un collyre antiseptique est souvent suffisant.

B. Œil rouge unilatéral, douloureux, sans baisse de l'acuité visuelle

1. Épisclérite

Il s'agit d'une inflammation localisée à l'épisclère (située sous la conjonctive), on note une rougeur en secteur qui disparaît après instillation d'un collyre vasoconstricteur (Néosynéphrine Faure®). La douleur oculaire est modérée.

L'examen du segment antérieur est normal.

Il est nécessaire de rechercher une maladie de système en cas de récidive.

L'épisclérite est traitée par corticothérapie locale.

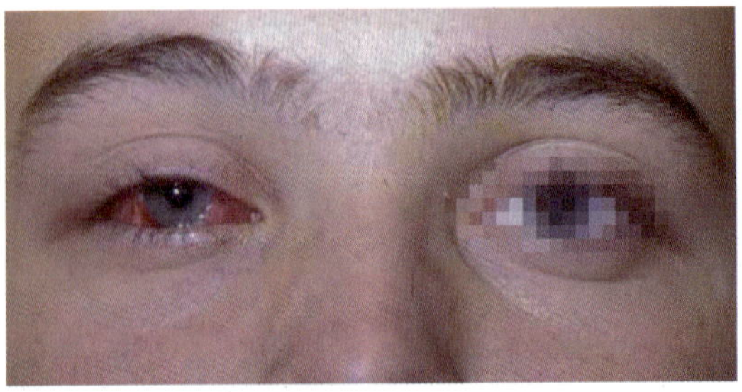

Fig. 6.5. Conjonctivite unilatérale.

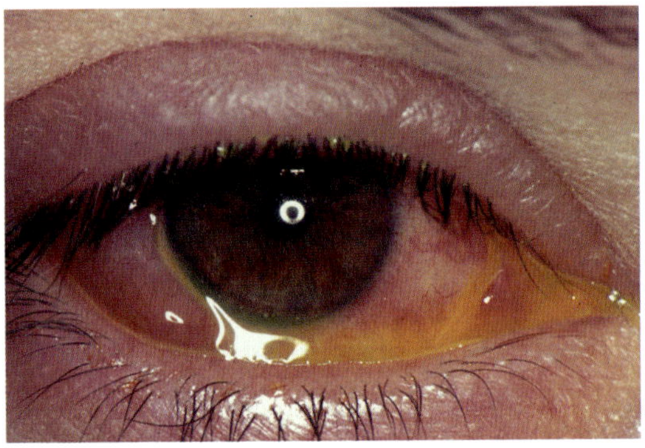

Fig. 6.6. Conjonctivite bactérienne ; présence de sécrétions conjonctivales.

2. Sclérite

Il s'agit d'une inflammation localisée au niveau de la sclère, générant des douleurs oculaires importantes majorées à la mobilisation du globe. On observe une rougeur localisée en secteur qui ne disparaît pas à l'instillation d'un collyre vasoconstricteur (Néosynéphrine Faure®).

La sclérite requiert de rechercher une maladie de système :

- articulaire : spondylarthrite ankylosante, polyarthrite rhumatoïde, lupus érythémateux disséminé (LED) ;
- vasculaire : périartérite noueuse, granulomatose de Wegener, maladie de Behçet ;
- granulomateuse : tuberculose, sarcoïdose ;
- infectieuse.

Le traitement consiste à administrer des anti-inflammatoires non stéroïdiens par voie générale et à traiter la pathologie causale.

C. Yeux rouges bilatéraux, douloureux, sans baisse de l'acuité visuelle

1. Conjonctivite virale

Très fréquente, très contagieuse, elle survient par épidémies.

L'atteinte, souvent bilatérale, se fait en général en deux temps et associe :

- sécrétions claires ;
- adénopathie prétragienne douloureuse à la palpation très évocatrice.

Elle est parfois difficile à différencier d'une conjonctivite bactérienne.

L'évolution est en règle spontanément favorable en 10 à 15 jours, mais possible vers une kératoconjonctivite à adénovirus (voir plus loin Kératite aiguë). L'atteinte commence souvent d'un côté et se bilatéralise par autocontamination dans les jours qui suivent.

2. Conjonctivite allergique

Elle survient, de façon saisonnière, sur terrain atopique ou allergique connu le plus souvent.

L'atteinte bilatérale et récidivante associe prurit, chémosis (œdème conjonctival), sécrétions claires, volumineuses papilles conjonctivales inférieures.

Le traitement comprend :

- bilan allergique ;
- éviction de l'allergène, désensibilisation ;
- collyre antiallergique.

3. Conjonctivite à Chlamydia

La conjonctivite à inclusions de l'adulte est une affection sexuellement transmissible, qui peut s'associer à une urétrite ou une vaginite (traitement par azithromycine en monodose).

Le trachome (conjonctivite à *Chlamydia trachomatis*) est très fréquent dans les pays du tiers-monde et responsable de complications cornéennes très sévères (deuxième cause mondiale de cécité après la cataracte). Il s'agit d'une conjonctivite avec néovascularisation cornéenne, fibrose du tarse et entropion.

4. Syndrome sec oculaire

Très fréquente, l'*insuffisance de sécrétion lacrymale* peut être responsable d'une rougeur oculaire associée à une sensation de grains de sable ou à des douleurs oculaires superficielles ; ces signes sont secondaires à une atteinte de l'épithélium conjonctival, associée ou non à une atteinte épithéliale cornéenne, par altération de la trophicité des cellules épithéliales. Lors des syndromes secs sévères, il peut y avoir une baisse d'acuité visuelle par atteinte épithéliale cornéenne ou simplement par rupture du film lacrymal altérant la qualité du dioptre cornéen.

Le diagnostic repose sur :

- un examen quantitatif de la sécrétion lacrymale, le test de Schirmer : on place une bandelette de papier spécifique au niveau de la paupière inférieure et après 5 minutes, on mesure la zone humidifiée ;
- un examen qualitatif de la qualité du film lacrymal : il étudie la stabilité du film lacrymal dont il mesure le temps de rupture (*break-up time* ou BUT, fig. 6.7) par instillation d'une goutte de fluorescéine dans le cul-de-sac inférieur, puis on demande au patient de ne plus cligner, ensuite on mesure le temps de rupture du film lacrymal ;
- un examen de la surface cornéenne par instillation d'une goutte de fluorescéine qui montre une kératite ponctuée superficielle ;
- un examen de la surface conjonctivale par instillation d'une goutte de vert de lissamine qui colore les cellules mortes dans la zone d'ouverture palpébrale (le vert de lissamine n'est pas utilisé en pratique clinique).

L'étiologie est :

- le plus souvent une involution liée à l'âge des glandes lacrymales ou d'origine iatrogène ;
- un syndrome de Gougerot-Sjögren.

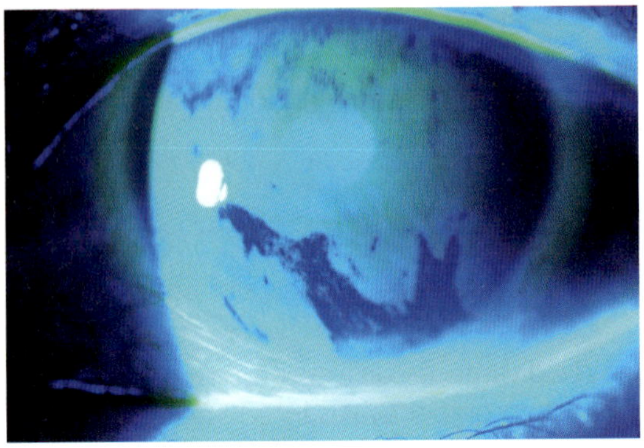

Fig. 6.7. *Break-up time* (BUT) : mesure du temps de rupture du film lacrymal après instillation d'une goutte de fluorescéine.

La prise en charge repose sur :

- des substituts lacrymaux : larmes artificielles, gels, idéalement sans conservateurs ;
- une éviction des facteurs irritants : soleil (lunettes teintées), climatisation, air sec (humidificateurs, tabac, poussières) ;
- l'occlusion temporaire ou permanente des points lacrymaux ;
- des traitements généraux (parasympatholytiques, fluidifiants).

5. Autres causes d'yeux rouges douloureux sans baisse d'acuité visuelle

- Maladie de Basedow.
- Malpositions palpébrales (entropion, ectropion, chalazions).
- Conjonctivite d'irritation : tabac, poussières.

D. Œil rouge douloureux avec baisse d'acuité visuelle

1. Kératite aiguë

C'est une atteinte cornéenne qui s'accompagne d'ulcération(s) superficielle(s) (fig. 6.8).

Elle se manifeste par :

- une baisse d'acuité visuelle, très variable suivant la localisation de l'atteinte cornéenne par rapport à l'axe visuel ;
- des douleurs oculaires superficielles importantes, à type de sensation de corps étranger ;
- un larmoiement ;
- une photophobie ;
- un blépharospasme.

L'examen à la lampe à fente retrouve des érosions ou des ulcérations de la cornée (fig. 6.9 à 6.11), une diminution de transparence de la cornée, souvent localisée au niveau de l'ulcération, et un cercle périkératique (voir plus haut Examen clinique à la lampe à fente) ; la chambre antérieure est de profondeur et d'aspect normaux.

a. Kératite à adénovirus

Elle peut compliquer une conjonctivite à adénovirus (voir plus haut Conjonctivite virale) : on parle de kératoconjonctivite à adénovirus ou kératoconjonctivite épidémique.

Elle est caractérisée par des petites ulcérations disséminées prenant la fluorescéine (fig. 6.12).

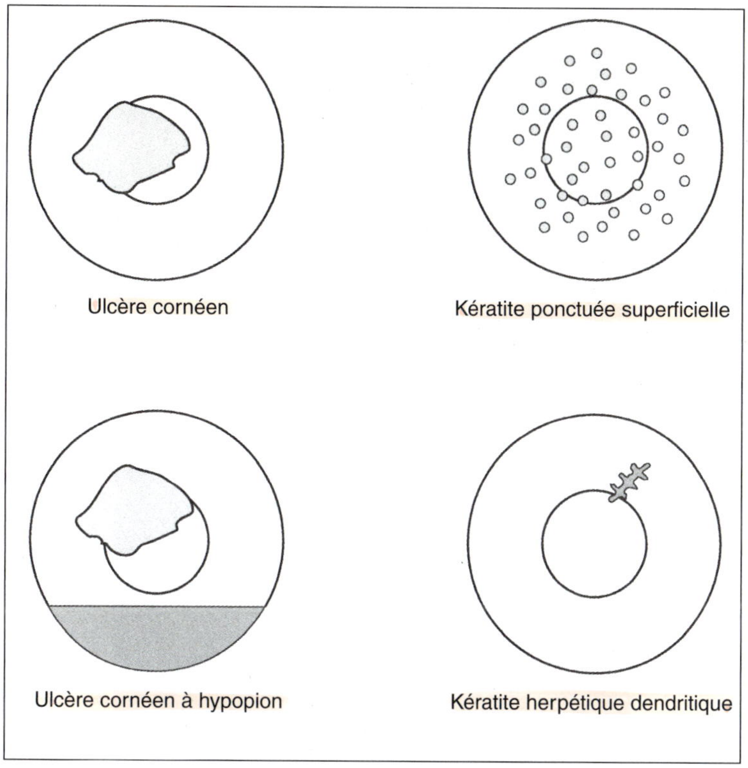

Fig. 6.8. Représentation schématique des principales formes de kératite.

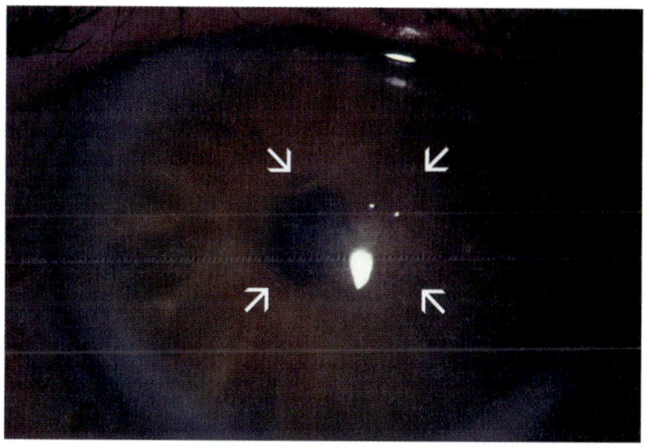

Fig. 6.9. Ulcère cornéen (flèches = contours de l'ulcère).

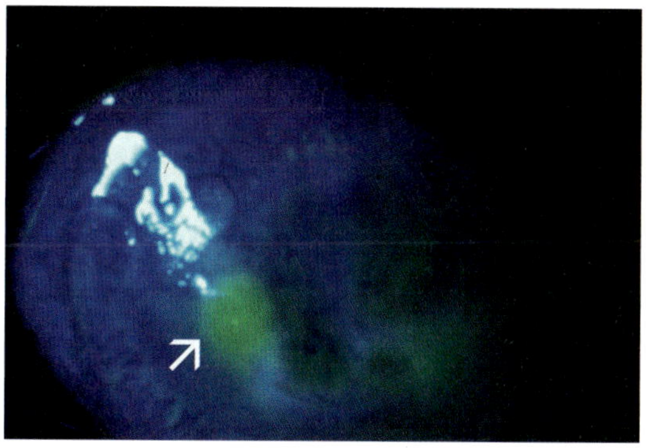

Fig. 6.10. Examen en lumière bleue après instillation d'une goutte de collyre à la fluorescéine.

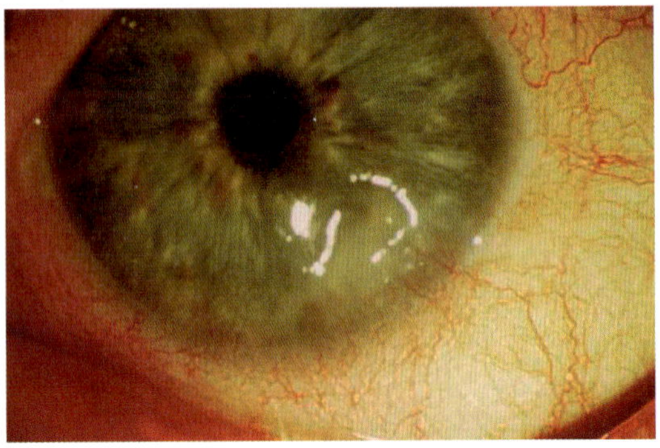

Fig. 6.11. **Ulcère cornéen.**

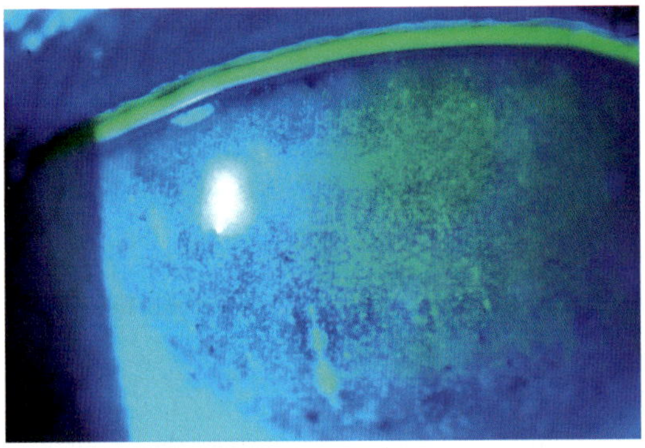

Fig. 6.12. **Kératite ponctuée superficielle.**

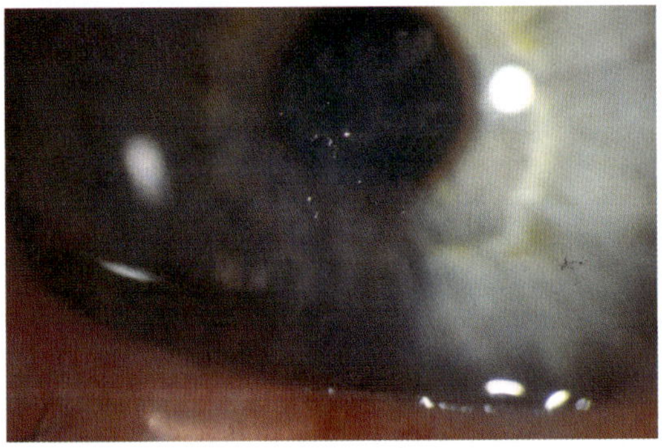

Fig. 6.13. **Kératite herpétique : ulcère dendritique.**

L'évolution est souvent favorable, mais elle peut laisser des opacités stromales cicatricielles définitives pouvant s'accompagner d'une baisse d'acuité visuelle.

Le traitement est le même que pour la conjonctivite à adénovirus.

b. Kératite herpétique

Il s'agit d'une ulcération cornéenne d'aspect typique unilatérale, de forme arborescente (« en feuille de fougère » = ulcère dendritique, fig. 6.13 et 6.14), parfois plus étendue, moins typique (« en carte de géographie », fig. 6.15).

Le traitement réside dans les antiviraux par voie générale (valaciclovir) pouvant être associés à des antiviraux locaux en collyre ou en pommade (ex. : aciclovir en pommade) pendant 1 à 2 semaines.

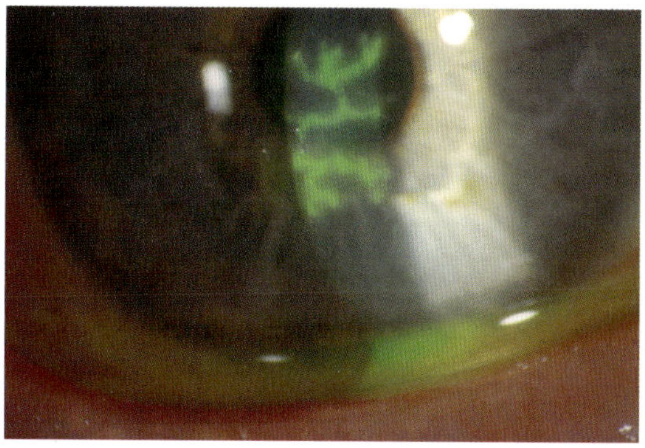

Fig. 6.14. Ulcère dendritique après instillation de fluorescéine.

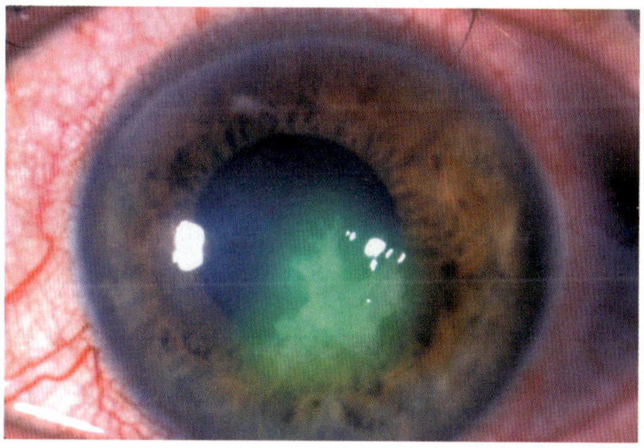

Fig. 6.15. Kératite herpétique : ulcère géographique.

Les kératites herpétiques peuvent être aggravées de façon majeure par une corticothérapie locale qui peut au maximum entraîner une perforation cornéenne : d'où la *règle absolue de ne jamais prescrire une corticothérapie locale sans avoir éliminé une kératite herpétique et, de façon plus générale, toute ulcération cornéenne*.

L'évolution est le plus souvent favorable sous traitement, mais le risque est celui des récidives, ainsi que de l'évolution vers une kératite profonde par atteinte cornéenne stromale (fig. 6.16) pouvant laisser une baisse d'acuité visuelle définitive.

La kératite herpétique peut être associée à une uvéite herpétique parfois récidivante, pouvant entraîner l'apparition d'une atrophie irienne et s'associer à une hypertonie.

c. Kératite zostérienne

Le zona ophtalmique (fig. 6.17) peut se compliquer :

- soit de kératites superficielles, contemporaines de l'épisode aigu du zona, directement liées à l'atteinte virale ;
- soit secondairement d'une kératite neuroparalytique, grave (kératite dystrophique secondaire à l'anesthésie cornéenne).

Par ailleurs, dans le zona ophtalmique, un traitement par valaciclovir (Zelitrex®) instauré précocement, dans les 3 premiers jours, permet de réduire la durée des douleurs zostériennes ; il est associé à un traitement local par protecteurs cornéens.

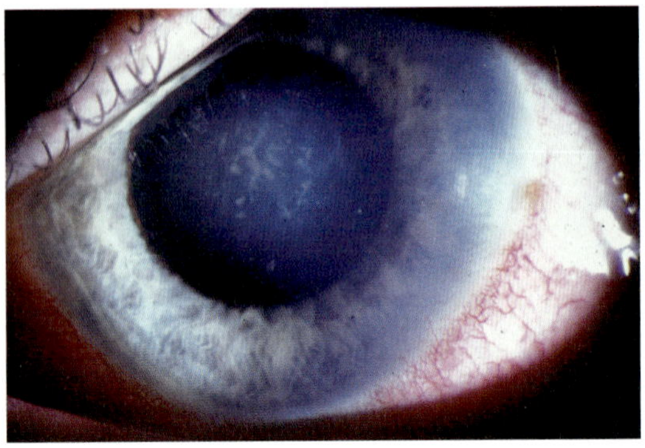

Fig. 6.16. Kératite stromale.

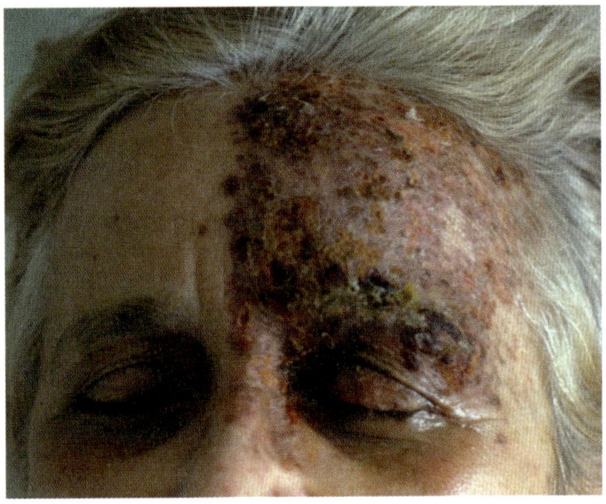

Fig. 6.17. Zona ophtalmique.

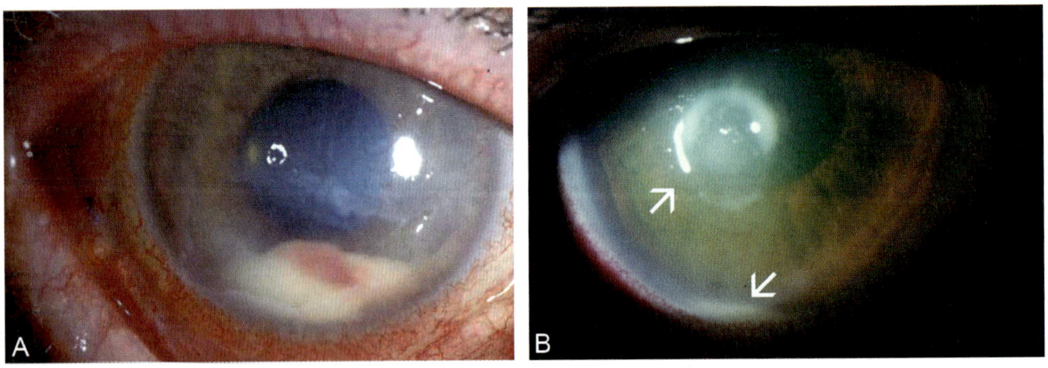

Fig. 6.18. Ulcères associés avec un hypopion.

d. Kératite bactérienne, parasitaire et mycosique

Il s'agit souvent de la surinfection bactérienne d'une ulcération traumatique (coup d'ongle, branche d'arbre) ou d'une ulcération survenue sous une lentille de contact se compliquant d'un abcès de cornée (principal facteur de risque d'abcès de cornée).

Elles sont caractérisées par la présence d'une plage blanchâtre d'infiltration cornéenne, colorée par la fluorescéine; parfois un hypopion réactionnel, secondaire à l'inflammation, est associé à l'ulcère (fig. 6.18).

Un prélèvement est requis au niveau de l'abcès pour examen direct, mise en culture et antibiogramme.

Le traitement doit être instauré précocement : collyres antibiotiques administrés plusieurs fois par jour qui peuvent être suffisants dans les formes précoces et peu sévères. Pour les abcès importants (en surface ou en profondeur), il est préférable d'hospitaliser le patient et d'instaurer un traitement par des « collyres fortifiés » (collyres à forte concentration) toutes les heures associé à une antibiothérapie par voie systémique dans certains cas.

L'évolution peut être défavorable :

- soit à la phase aiguë :
  - par l'extension postérieure de l'infection aboutissant à un tableau d'endophtalmie,
  - ou par une perforation cornéenne;
- soit à distance par une taie cornéenne cicatricielle responsable d'une baisse d'acuité visuelle définitive si elle siège dans l'axe visuel.

En cas de survenue chez un porteur de lentilles de contact, il faut se méfier d'une *kératite amibienne* et effectuer des prélèvements pour un traitement adapté en milieu hospitalier.

e. Kératite sur syndrome sec

Comme nous l'avons vu plus haut, le syndrome sec oculaire peut entraîner l'apparition d'une KPS, voire d'un ulcère de cornée pouvant secondairement se surinfecter.

f. Kératite d'exposition

Lors d'une paralysie faciale, la mauvaise occlusion palpébrale est responsable d'une exposition cornéenne responsable de la survenue d'une kératite dans l'aire de la fente palpébrale.

Le traitement réside dans les protecteurs cornéens en prévention.

Ces kératites peuvent nécessiter une tarsorraphie (suture des deux paupières réduisant la fente palpébrale par la mise en place de points de suture), permettant d'assurer la protection de l'épithélium cornéen par la conjonctive palpébrale.

2. Uvéites antérieures

Ce sont des inflammations de la partie antérieure de l'uvée : iris (iritis) et du corps ciliaire (cyclite). On parle aussi d'iridocyclite.

Le patient présente un œil rouge associé à une baisse d'acuité visuelle et à des douleurs profondes, le tout en général modéré.

L'atteinte peut être uni- ou bilatérale, parfois récidivante et à bascule.

L'examen à la fente retrouve (fig. 6.19) :

- un cercle périkératique;
- une transparence cornéenne normale;
- une pupille en myosis;
- parfois des adhérences inflammatoires entre face postérieure de l'iris et capsule antérieure du cristallin (« synéchies iridocristalliniennes », fig. 6.20 ou « synéchies postérieures »), responsables d'une déformation pupillaire;
- parfois des adhérences inflammatoires entre face antérieure de l'iris et face postérieure de la cornée visibles en gonioscopie (synéchies iridocornéennes);
- un phénomène de Tyndall : présence de protéines et de cellules inflammatoires circulant dans l'humeur aqueuse;

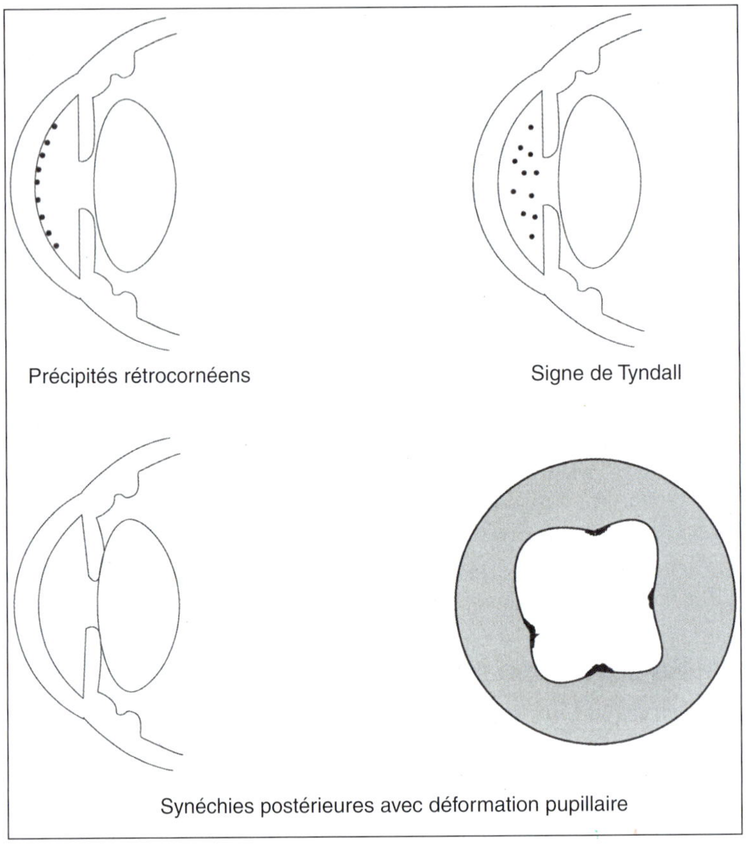

Fig. 6.19. **Représentation schématique des signes d'uvéite antérieure.**

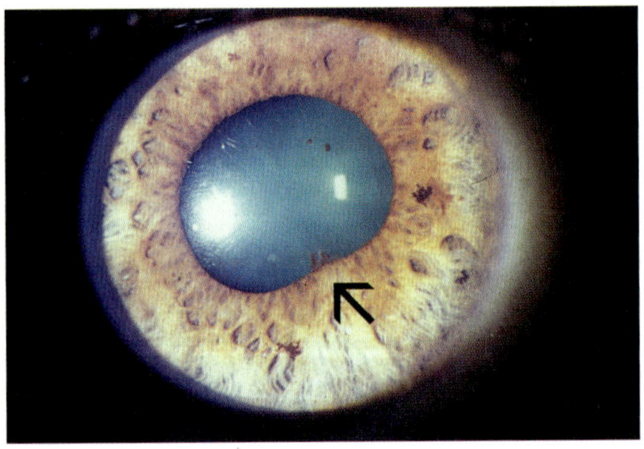

Fig. 6.20. **Uvéite antérieure : synéchie iridocristallinienne.**

- des dépôts de cellules inflammatoires à la face postérieure de la cornée : précipités rétrocornéens (ou rétrodescémétiques) (fig. 6.21 et 6.22) qui peuvent être fins ou granulomateux. Leur aspect anatomique peut orienter le diagnostic étiologique.

L'examen du fond d'œil doit être systématique à la recherche d'une atteinte vitréenne (hyalite), rétinienne ou choroïdienne signant l'existence d'une uvéite postérieure.

La recherche d'une étiologie est systématique mais reste souvent négative (50 % des cas); les principales causes sont :

- la spondylarthrite ankylosante : fréquemment accompagnée d'une uvéite antérieure, souvent à hypopion (fig. 6.23), de caractère récidivant mais de bon pronostic; le diagnostic repose sur la recherche clinique et radiographique d'une sacro-iléite, d'une atteinte rachidienne et d'une recherche de l'*antigène HLA B-27*;

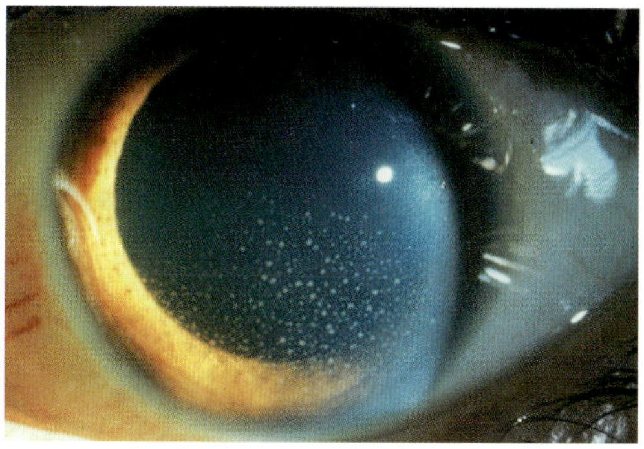

Fig. 6.21. **Uvéite antérieure : précipités rétrocornéens** (ou rétrodescémétiques).

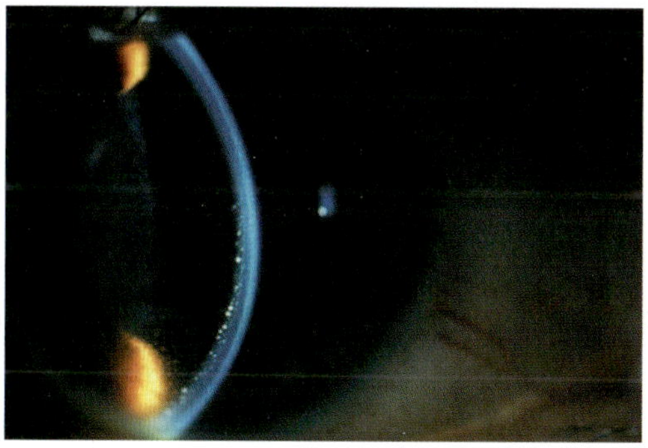

Fig. 6.22. **Uvéite antérieure : précipités rétrocornéens** (examen à la lampe à fente).

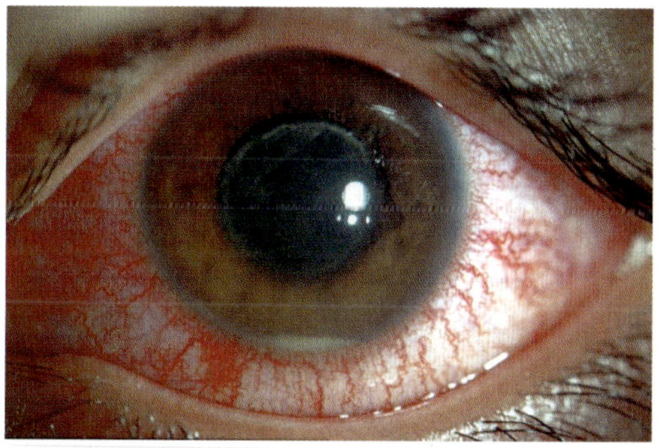

Fig. 6.23. **Uvéite antérieure à hypopion** au cours d'une spondylarthrite ankylosante.

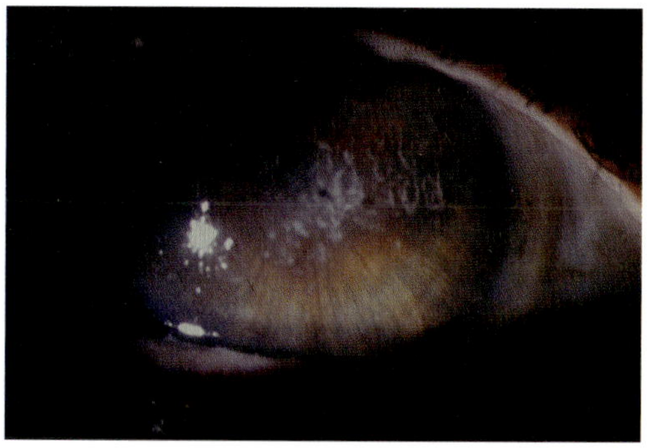

Fig. 6.24. **Kératite en bandelette** (uvéite antérieure au cours d'une arthrite chronique juvénile de l'enfant).

- l'*uvéite herpétique* : suspectée chez des patients présentant déjà des antécédents d'herpès oculaire ; une hypertonie est fréquente ainsi qu'une atrophie irienne ;
- l'*arthrite juvénile idiopathique* chez l'enfant : uvéite antérieure sévère qui s'accompagne d'une cataracte et d'une kératite d'aspect particulier (*kératite en bandelette*, fig. 6.24) ;
- la *sarcoïdose* : uvéite antérieure avec des dépôts rétrodescemétiques, des nodules iriens ; une atteinte postérieure est fréquente ;
- la *maladie de Behçet* : classiquement uvéite antérieure récidivante à hypopion associée à une hyalite et à une vascularite rétinienne ;
- le lupus érythémateux disséminé (LED). Chez le sujet âgé, un tableau de hyalite doit faire rechercher un lymphome oculocérébral (prélèvement vitréen).

La prise en charge associe :

- traitement local systématique par :
  - *collyres mydriatiques*, pour la prévention ou la suppression des synéchies postérieures,
  - collyres corticoïdes ;
- traitement étiologique quand l'étiologie est mise en évidence

3. Glaucome aigu par fermeture de l'angle ou crise d'hypertonie par fermeture de l'angle

C'est une affection rare mais de pronostic sévère en l'absence d'un traitement précoce.

Il survient :

- chez des patients prédisposés *anatomiquement* avec :
  - forte hypermétropie,
  - chambre antérieure étroite,
  - angle iridocornéen étroit,
  - cristallin volumineux (cataracte intumescente) ;
- lors de *circonstances entraînant une mydriase* (stress, prise de médicaments mydriatiques sympathomimétiques ou parasympatholytiques, obscurité).

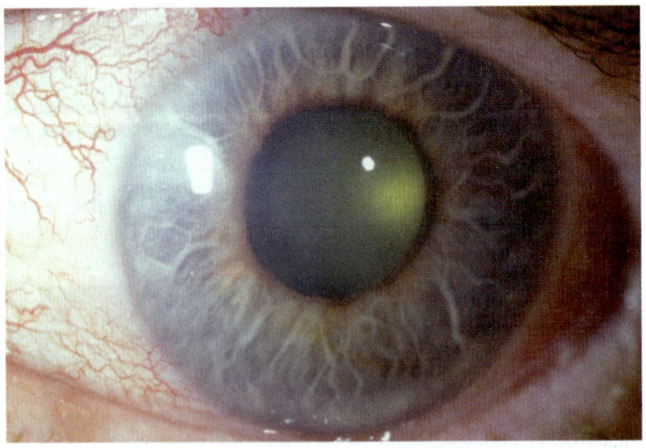

Fig. 6.25. Glaucome aigu par fermeture de l'angle : pupille en semi-mydriase, diminution diffuse de la transparence cornéenne par œdème cornéen secondaire à l'hypertonie oculaire.

L'humeur aqueuse produite au niveau des procès ciliaires en arrière de l'iris passe habituellement à travers la pupille, puis est évacuée par le trabéculum. Dans le cas d'une crise de glaucome par fermeture de l'angle, il y a un blocage pupillaire. La crise est due à un *blocage pupillaire*. La mydriase entraîne un accolement de la face antérieure du cristallin et de la face postérieure de l'iris sur 360°. L'humeur aqueuse ne peut plus passer et s'accumule dans la chambre postérieure, ce qui refoule la racine de l'iris vers l'avant et aboutit à un blocage trabéculaire. L'angle iridocornéen se ferme et l'humeur aqueuse n'étant plus évacuée à travers le trabéculum, la pression intraoculaire augmente.

L'hypertonie oculaire majeure (fig. 6.25) entraîne une altération de l'endothélium cornéen (œdème cornéen), une ischémie du sphincter irien (semi-mydriase aréflexique) et une atrophie optique si elle se prolonge (baisse d'acuité visuelle définitive).

a. Signes fonctionnels

Ils sont *bruyants* :

- douleurs très profondes, irradiant dans le territoire du trijumeau ;
- douleurs souvent associées à des nausées ou à des vomissements qui peuvent égarer le diagnostic ;
- baisse d'acuité visuelle, qui dépend de l'œdème cornéen secondaire à l'hypertonie majeure.

b. Examen

Il relève les éléments suivants :

- douleurs intenses, parfois vomissements ;
- l'œil est rouge ;
- la transparence de la cornée est diminuée de façon diffuse par l'œdème cornéen dû à l'hypertonie oculaire majeure ;
- la pupille est en semi-mydriase aréflexique ;
- la chambre antérieure est étroite, l'angle iridocornéen est fermé ;
- l'hypertonie oculaire est majeure, fréquemment supérieure à 50 mmHg ;
- le patient peut décrire des épisodes transitoires qui correspondent à des fermetures incomplètes de l'angle iridocornéen. Ces épisodes se traduisent par des crises d'œil rouge et douloureux spontanément résolutives ;
- *l'examen de l'autre œil doit être systématique*, car il présente la plupart du temps la même prédisposition anatomique.

L'évolution se fait rapidement, en quelques jours, vers la cécité, en l'absence d'un *traitement*.

c. Traitement

Il s'agit d'une urgence thérapeutique nécessitant une hospitalisation en ophtalmologie et la mise en place d'une voie veineuse périphérique.

Le traitement général comporte :

- antalgiques ;
- diminution de la production d'humeur aqueuse par inhibiteurs de l'anhydrase carbonique en l'absence de contre-indication (allergie aux sulfamides, insuffisance rénale sévère, insuffisance hépatique sévère, antécédents de coliques néphrétiques) : acétazolamide (Diamox®) par voie intraveineuse et supplémentation potassique ;

- déshydratation du vitré par solutés hyperosmolaires en l'absence de contre-indication (mannitol à 20 %, contre-indication : insuffisance cardiaque, insuffisance rénale), à passer rapidement pour obtenir un effet osmotique ;
- collyres hypotonisants ;
- collyres myotiques (pilocarpine) instillés toutes les heures dès lors que le tonus oculaire se normalise (mais aussi dans l'œil adelphe en préventif).

La surveillance du traitement repose sur le ionogramme sanguin, la glycémie, l'urée, la créatininémie, le bilan hépatique, l'électroencéphalogramme (EEG) et le tonus oculaire.

Quand la crise est jugulée, le tonus oculaire est revenu normal, la cornée est claire, il faut réaliser une iridotomie périphérique qui empêchera la survenue d'un nouvel épisode. Il s'agit de pratiquer un orifice à la périphérie de l'iris, ce qui permet de court-circuiter le passage pupillaire de l'humeur aqueuse. L'iridotomie périphérique est parfois réalisée au diagnostic, si la transparence cornéenne permet de réaliser ce traitement. Ce traitement est réalisé au laser YAG *(yttrium aluminium garnet)*.

Ceci est *systématiquement* réalisé sur les deux yeux.

En cas d'échec du laser, l'iridectomie sera réalisée chirurgicalement.

Après la réalisation de l'iridectomie ou de l'iridotomie, il n'y a plus de contre-indication médicamenteuse, puisqu'une voie d'écoulement de l'humeur aqueuse a été créée entre la chambre postérieure et la chambre antérieure.

En cas de cataracte intumescente ayant entraîné la crise de glaucome aigu par fermeture d'angle, la chirurgie de la cataracte sera faite en général dans un second temps, après traitement du glaucome aigu par fermeture d'angle.

4. Glaucome néovasculaire

Il survient dans un contexte d'ischémie rétinienne étendue : rétinopathie diabétique compliquée, occlusion de la veine centrale de la rétine (OVCR) ischémique, drépanocytose, décollement de rétine chronique, etc.

L'ischémie rétinienne entraîne la sécrétion de *vascular endothelial growth factor* (VEGF) à l'origine de l'apparition des néovaisseaux qui vont progressivement envahir l'angle irido-cornéen et empêcher la résorption de l'humeur aqueuse, conduisant à une augmentation progressive de la pression intra-oculaire.

Il est caractérisé par la présence de néovaisseaux sur l'iris (rubéose irienne) et dans l'angle iridocornéen (examen en gonioscopie) associés à une hypertonie oculaire souvent importante.

L'examen du fond d'œil après dilatation pupillaire recherche des signes d'ischémie et de néovaisseaux.

Le traitement est réalisé par hypotonisants locaux et généraux, et photocoagulation de l'ensemble des territoires ischémiques rétiniens et/ou des injections intravitréennes d'*anti-vascular endothelial growth factor* (anti-VEGF).

5. Endophtalmie postopératoire

Le contexte est évocateur : contexte de chirurgie oculaire récente (cataracte, glaucome, etc.) avec douleur oculaire intense et baisse visuelle souvent importante du côté opéré, œdème palpébral, hypopion à l'examen à la lampe à fente, hyalite importante signant l'inflammation du segment postérieur.

Le traitement étiologique consiste en des injections intravitréennes d'antibiotiques et une antibiothérapie systémique après prélèvements d'humeur aqueuse ou de vitré pour examen direct et culture, et PCR panbactérienne. Il s'agit d'une urgence thérapeutique. Une vitrectomie postérieure peut être discutée d'emblée dans les cas sévères.

Points clés

- Pas de baisse d'acuité visuelle :
  - sécrétions conjonctivales, paupières collées le matin au réveil = *conjonctivite bactérienne* ;
  - peu de sécrétions, contexte évocateur = *conjonctivites virale ou allergique* ;
  - hémorragie sous-conjonctivale.
- Baisse d'acuité visuelle :
  - diminution de transparence cornéenne, cercle périkératique, ulcération fluorescente + = *kératite* ; pas de corticoïdes locaux ;
  - myosis, cercle périkératique, cornée claire, synéchies iridocristallinienne, précipités rétrodescémétiques = *uvéite antérieure* ; traitement mydriatique et corticoïdes locaux + bilan étiologique ;
  - cécité unilatérale, douleurs +++, syndrome digestif, mydriase, œdème cornéen, élévation +++ du tonus oculaire = *glaucome aigu* ; Diamox® intraveineux, mannitol en perfusion, collyre myotique (œil atteint et œil controlatéral).
- Dans tous les cas d'œil rouge, examen ophtalmologique spécialisé en l'absence d'amélioration rapide, en quelques jours. Une inflammation post-opératoire nécessite un examen et une prise en charge en urgence (endophtalmie post-opératoire)

Mots clés

- Conjonctivite allergique, adénovirus
- Glaucome aigu par fermeture de l'angle
- Hyalite
- Kératite : adénovirus, herpès, zona
- Sclérite, episclérite
- Syndrome sec
- Uvéite antérieure aiguë (= iridocyclite)

CHAPITRE

7

Altération de la fonction visuelle

Item 79. Altération de la fonction visuelle.

Objectifs pédagogiques

Nationaux

- Argumenter les principales hypothèses diagnostiques et justifier les examens complémentaires pertinents et principes de traitement.
- Citer sur les particularités chez le sujet âgé.

COUF

- Connaître l'anatomie de l'œil et des voies visuelles.
- Connaître la physiologie de la vision.
- Connaître les principales méthodes d'examen utilisées en ophtalmologie.
- Énumérer les principales causes de baisse d'acuité visuelle brutale et orienter le diagnostic sur l'interrogatoire et l'examen non spécialisé :
  - en cas d'œil blanc indolore ;
  - en cas d'œil rouge douloureux.
- Énumérer les principales causes de baisse d'acuité visuelle progressive et orienter le diagnostic sur l'interrogatoire et l'examen en milieu non spécialisé.
- Décrire les principales anomalies du champ visuel selon la topographie de l'atteinte des voies optiques.

Les traumatismes étant traités par ailleurs, ne seront abordées ici que les altérations non traumatiques de la fonction visuelle.

L'étudiant se rapportera au chapitre 1, Sémiologie oculaire pour les notions concernant l'anatomie de l'œil et des voies visuelles, la physiologie de la vision et les méthodes d'examen.

I. Examen

A. Interrogatoire

Ses objectifs sont de :

- préciser le type d'altération visuelle et les symptômes associés :
  - une baisse objective de l'acuité visuelle, chiffrée sur une échelle de lecture de type Snellen qui explore le fonctionnement de la rétine maculaire,

  - une altération du champ visuel. Dépistée grossièrement au doigt, elle est objectivée par l'examen périmétrique qui met en évidence un déficit de sensibilité de la rétine périphérique. Ce déficit peut être unilatéral *(scotome)* ou bilatéral (quadra- ou hémianopsies),
  - la présence de *myodésopsies* (sensation de « mouches volantes »),
  - de *phosphènes* (éclairs lumineux),
  - de *métamorphopsies* (vision déformée des objets avec des lignes droites qui apparaissent ondulées),
  - une éclipse visuelle brève (disparition totale de la vision, quelques secondes, souvent bilatérale déclenchée par les mouvements de la tête ou les efforts),
  - une cécité monoculaire transitoire (disparition totale de la vision, pendant quelques minutes à quelques heures, spontanément résolutive),
  - une aura visuelle (flashs colorés accompagnés d'un scotome scintillant s'étendant progressivement à un hémichamp visuel précédant ou non une migraine);
- déterminer son mode d'installation : ces symptômes sont-ils apparus brutalement ou progressivement sur plusieurs heures/jours/semaines ?
- caractériser son caractère uni- ou bilatéral;
- préciser la présence ou non de douleurs associées et leur type :
  - douleurs superficielles, évoquant une affection du segment antérieur (kératite, corps étranger cornéen…),
  - douleurs profondes, irradiant dans le territoire du nerf trijumeau, pouvant faire évoquer une crise de glaucome aigu,
  - céphalées « vraies », évoquant une étiologie neuro-ophtalmologique;
- rechercher des antécédents oculaires et généraux;
- préciser les traitements oculaires et généraux en cours ou récemment arrêtés;
- rechercher une notion de traumatisme, même minime.

B. Examen ophtalmologique

L'examen est toujours bilatéral et comparatif, et comprend de manière systématique :
- la mesure de l'acuité visuelle de loin et de près, avec correction optique si nécessaire;
- la réactivité pupillaire : réflexe photomoteur direct et réflexe photomoteur consensuel à l'éclairement de l'œil controlatéral;
- l'examen du segment antérieur au biomicroscope : cornée, chambre antérieure et cristallin;
- la mesure du tonus oculaire (tonomètre à air pulsé ou à aplanation);
- l'examen après dilatation pupillaire : cristallin, vitré, rétine, vaisseaux rétiniens, nerf optique.

C. Examens complémentaires

Ils ne sont pas systématiques et sont orientés en fonction de l'interrogatoire et de l'examen clinique approfondi.

Les examens complémentaires strictement « ophtalmologiques » (OCT, angiographies, ERG, PEV…) sont détaillés dans le chapitre 1, Sémiologie oculaire.

Les examens complémentaires systémiques (biologie, radiographies, imagerie orbito-cérébrale…) seront demandés en fonction des orientations diagnostiques à l'issue de l'interrogatoire et de l'examen clinique et, au besoin, après avis de collègues d'autres spécialités (neurologues, internistes, rhumatologues…).

À l'issue de l'examen complet initial, l'altération de la fonction visuelle peut apparaître comme « brutale » ou « progressive ».

II. Baisse d'acuité visuelle brutale

Les anomalies de la vision d'apparition brutale sont traitées au chapitre 8.

III. Baisse d'acuité visuelle progressive

L'organigramme décisionnel est résumé sur la figure 7.1.

A. Cataracte

La cataracte se manifeste par une baisse d'acuité visuelle progressive, bilatérale, parfois légèrement asymétrique, une photophobie (éblouissement par les phares lors de la conduite automobile la nuit…), une myopie d'indice (diminution du besoin de porter les verres correcteurs en vision de près) et/ou une diplopie monoculaire (cataracte nucléaire).

L'examen après dilatation pupillaire objective une perte de la transparence cristallinienne avec un aspect opalescent marqué, parfois une coloration brun jaunâtre du cristallin. En fonction des patients et de la topographie de l'opacification, la cataracte peut être « nucléaire » (centrale), « corticale » (périphérique) ou limitée à la face postérieure du cristallin et alors qualifiée de « sous-capsulaire postérieure ». La principale étiologie des cataractes reste l'âge, on parle de cataracte « sénile ».

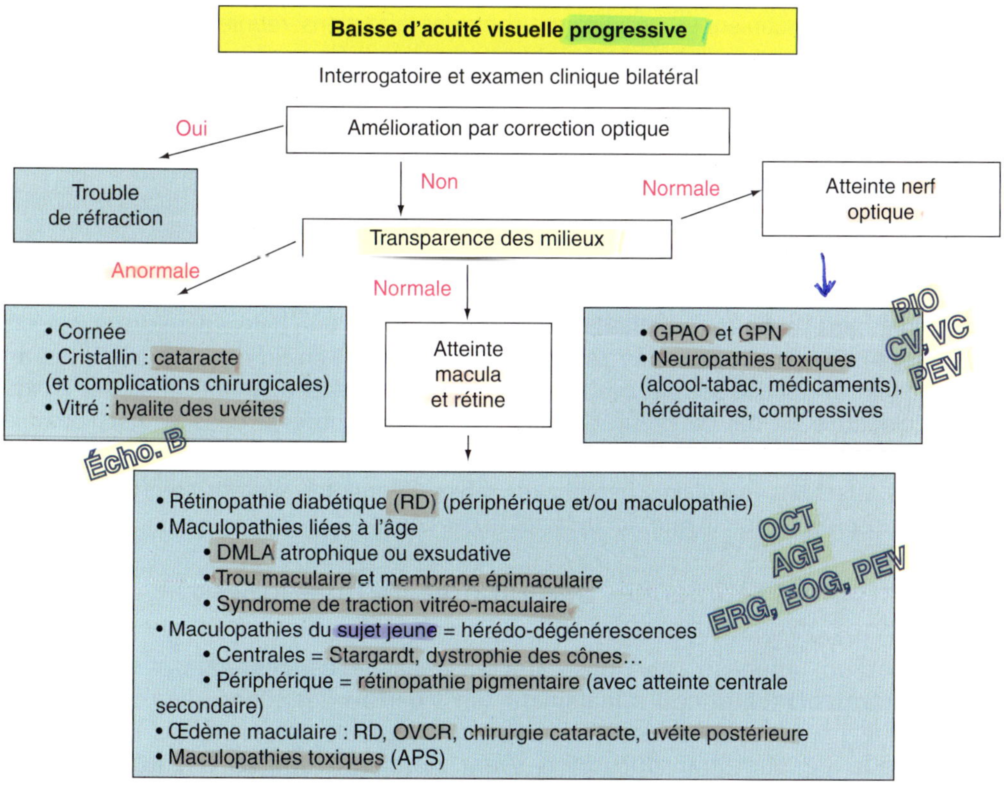

Fig. 7.1. Conduite à tenir devant une baisse d'acuité progressive.

AGF : angiographie à la fluorescéine; APS : antipaludéens de synthèse; CV : champ visuel; EOG : électro-oculogramme; ERG : électrorétinogramme; GCAO : glaucome chronique à angle ouvert; GPN : glaucome à pression normale; PEV : potentiels évoqués visuels; VC : vision des couleurs.

Le traitement est uniquement chirurgical et indiqué en cas de baisse d'acuité visuelle invalidante, il repose sur la phacoémulsification du cristallin par ultrasons suivie de la mise en place d'un implant intraoculaire.

B. Glaucome chronique à angle ouvert

La principale difficulté diagnostique du glaucome chronique à angle ouvert réside dans son caractère longtemps asymptomatique (contrairement au glaucome aigu par fermeture d'angle ou GAFA). Il entraîne des altérations progressives du champ visuel périphérique sans baisse d'acuité visuelle associée, celle-ci ne survenant qu'aux stades les plus tardifs de l'affection.

Le diagnostic repose sur l'analyse conjointe des trois critères suivants :

- une élévation du tonus oculaire;
- des altérations du champ visuel;
- une excavation glaucomateuse de la papille.

Le traitement repose sur l'instillation prolongée de collyres hypotonisants (visant selon les classes pharmacologiques à diminuer la sécrétion d'humeur aqueuse ou à augmenter sa résorption), la trabéculoplastie au laser ou la chirurgie (sclérectomie profonde, trabéculectomie).

C. Affections rétiniennes

1. Dystrophies rétiniennes héréditaires

Les dystrophies rétiniennes héréditaires sont des affections rétiniennes dégénératives qui affectent le plus souvent les photorécepteurs et/ou l'épithélium pigmentaire, pouvant toucher des individus de tous âges (de la naissance à un âge « mûr ») selon un mode de transmission variable (autosomique dominant, récessif, lié à l'X, digénisme, fratrie de garçons, cas isolés…). Elles sont schématiquement de deux types : maculaires (avec une atteinte prédominante des cônes) ou périphériques (avec une atteinte prédominante des bâtonnets).

a. Maculopathies héréditaires

La plus fréquente est la *Maladie de Stargardt*. Il s'agit d'une affection autosomique récessive, débutant dans l'enfance (vers 7–12 ans) et responsable d'une baisse progressive et bilatérale de l'acuité visuelle pouvant être très sévère (1/20e à 1/10e en fin d'évolution). Elle se traduit à l'examen du fond d'œil par des remaniements maculaires donnant un aspect typique de « maculopathie en œil de bœuf », analogue à l'aspect observé dans la maculopathie aux antipaludéens de synthèse (voir plus loin).

D'autres affections maculaires héréditaires moins fréquentes existent comme la *maladie de Best* (autosomique dominante), la dystrophie des cônes…

b. Dystrophies rétiniennes héréditaires périphériques : les rétinopathies pigmentaires

Il s'agit d'un groupe d'affections caractérisé par la dégénérescence progressive des photorécepteurs (bâtonnets initialement suivis parfois des cônes), liée à des altérations génétiques variables (plus de 200 mutations affectant des protéines impliquées dans la cascade de phototransduction peuvent donner le même phénotype). Le mode de transmission est variable d'une famille à une autre; 30 à 40 000 personnes sont concernées en France.

L'atteinte principalement des bâtonnets est responsable d'une héméralopie (gêne en vision crépusculaire et nocturne) et d'un rétrécissement progressif du champ visuel débutant dans l'enfance. Aux stades les plus évolués, il ne persiste qu'un champ visuel tubulaire, correspondant à la perte complète des bâtonnets périphériques et à la seule persistance des cônes centraux. Parfois l'atteinte secondaire des cônes peut conduire à la cécité complète.

Le terme de « rétinopathie pigmentaire » vient de l'aspect de la rétine au fond d'œil qui présente des migrations de pigments sous-rétiniens donnant dans les formes typiques un aspect réticulé dit en « ostéoblastes », car rappelant l'organisation des ostéoblastes sur les lames histologiques (fig. 7.2).

2. Syndromes dits de « l'interface vitréomaculaire » : membranes épimaculaires et trous maculaires

En conditions « normales », le vitré postérieur se détache de la région maculaire autour de la cinquantaine. Au cours des syndromes de l'interface vitréomaculaire, c'est l'adhérence pathologique du vitré postérieur à la région maculaire qui va être à l'origine de différentes affections, principalement les membranes épimaculaires et les trous maculaires. Dans leur forme idiopathique, ces deux affections touchent la personne d'âge « mûr ». Mais membranes et trous peuvent se rencontrer chez le sujet jeune en particulier dans les suites de traumatisme ou d'inflammation endo-oculaire sévère.

a. Membranes épi- ou prémaculaires (fig. 7.3)

Dans ce cas, la séparation du vitré postérieur de la région maculaire va être associée à la prolifération d'un tissu fibreux à la surface de la macula que l'on désigne par « *membrane épimaculaire* ». Ces membranes peuvent rester pauci-symptomatiques ou, au contraire, se rétracter et alors être responsables d'une baisse de vision et/ou de métamorphopsies. Au fond d'œil, elles prennent un aspect brillant (« reflet cellophane ») associé de manière variable à une distorsion du tissu rétinien adjacent et des vaisseaux. L'examen clé est l'OCT maculaire (fig. 7.3) qui confirme le diagnostic et objective l'augmentation secondaire de l'épaisseur rétinienne (reflet du degré de contraction de la membrane). Lorsque la baisse d'acuité visuelle associée est importante, la membrane peut être « pelée » chirurgicalement par voie de vitrectomie.

b. Trous maculaires (fig. 7.4)

Moins fréquents que les membranes épimaculaires, ils correspondent à une perte de la continuité du tissu neurosensoriel dans la région maculaire par écartement des berges fovéolaires. Ils sont le plus souvent d'apparition rapide ou rapidement progressive avec baisse d'acuité visuelle et microscotome central. Des métamorphopsies sont souvent associées. Là encore, l'examen clé reste l'OCT (fig. 7.4) qui permet de confirmer le diagnostic, mesurer la taille du trou et poser l'indication chirurgicale (vitrectomie).

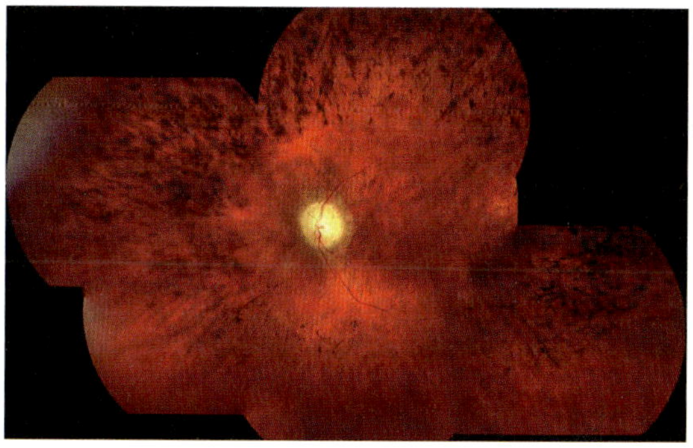

Fig. 7.2. Aspect de rétinopathie pigmentaire typique avec migrations pigmentaires en périphérie.
Souvent un aspect grêle des vaisseaux rétiniens ainsi qu'une pâleur cireuse du nerf optique sont associés.

Connaissances

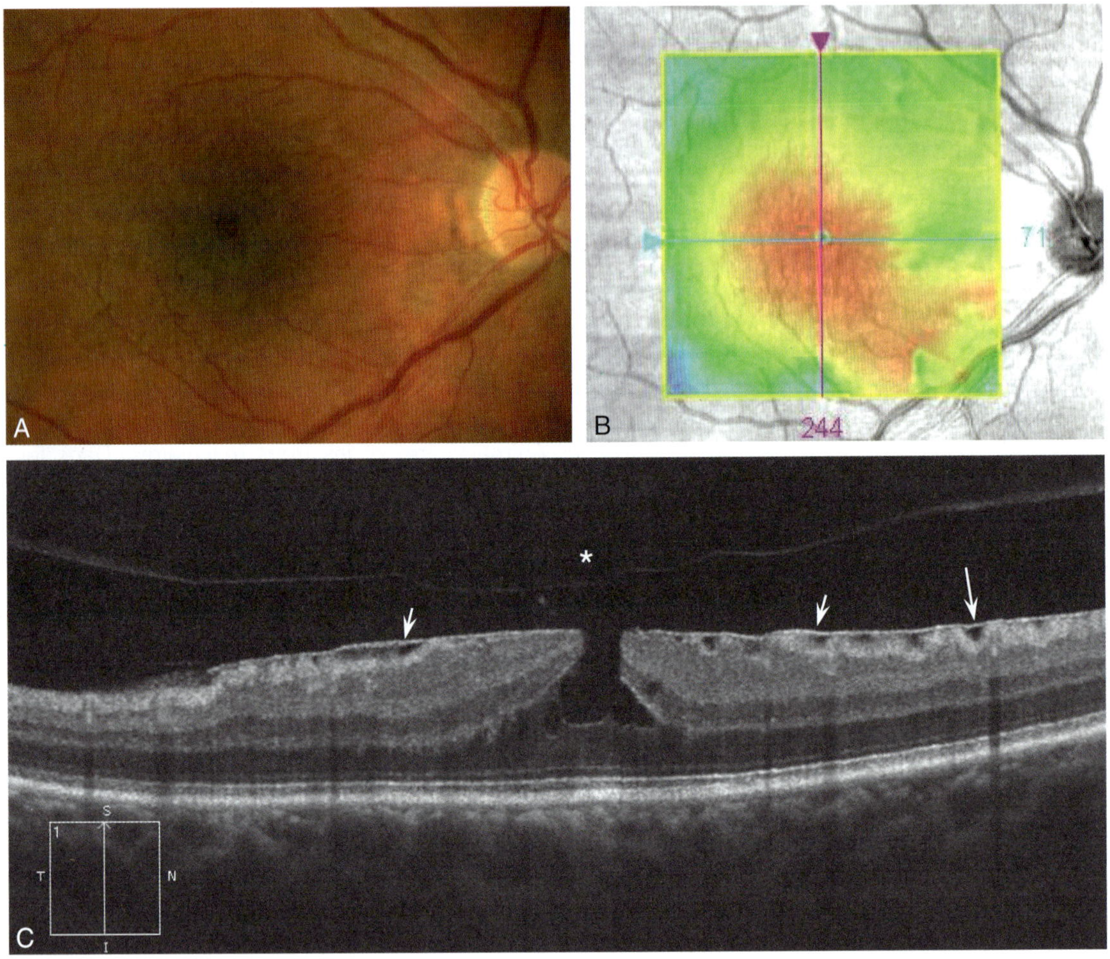

Fig. 7.3. Membrane épimaculaire.

A. Reflet cellophane visible au fond d'œil avec plis et tractions des vaisseaux de petit calibre. B. Cartographie OCT avec épaississement maculaire (couleurs chaudes). C. Ligne hyperréflective visible à la surface de la rétine (flèches), responsable de la perte de l'aspect d'entonnoir fovéolaire « normal ». Noter le décollement du vitré postérieur en regard (astérisque).

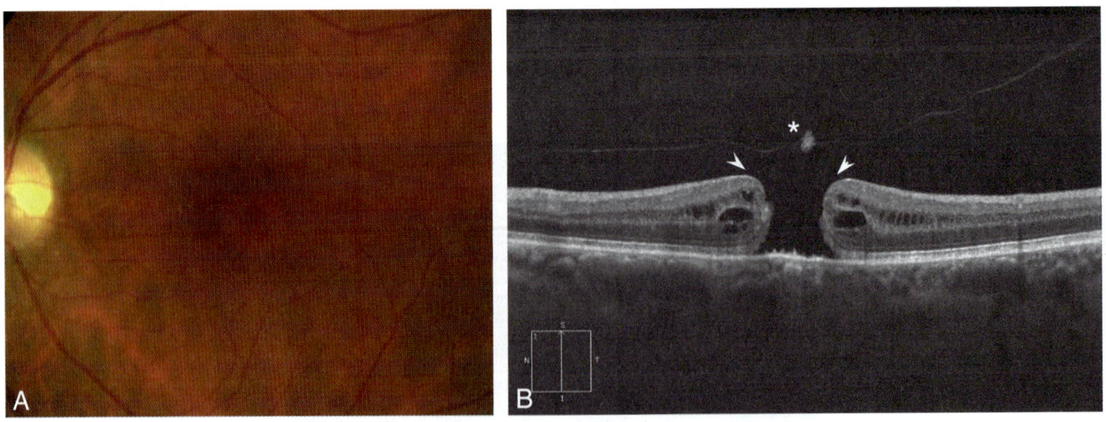

Fig. 7.4. Trou maculaire.

A. Aspect de trou maculaire visible au fond d'œil sous la forme d'une lésion orange foncé, arrondie, à bords nets. B. Écartement des berges maculaires (flèches), responsable de la perte de continuité de la rétine neurosensorielle. Noter le décollement du vitré postérieur en regard (astérisque).

3. Dégénérescence maculaire liée à l'âge

Voir chapitre 15, Dégénérescence maculaire liée à l'âge.

Elle peut entraîner une baisse d'acuité visuelle progressive parfois associée à des métamorphopsies aux stades de début *(drusen)* ou dans les formes atrophiques, alors que les formes exsudatives (néovaisseaux choroïdiens maculaires) se traduisent par une baisse d'acuité visuelle et des métamorphopsies d'apparition brutale.

4. Œdèmes maculaires

L'œdème maculaire se caractérise par une augmentation de l'épaisseur maculaire, associée à une baisse d'acuité visuelle en général progressive (fig. 7.5). Lorsque l'œdème maculaire est important, il prend un aspect d'*œdème maculaire cystoïde*, qui donne une image très typique « en pétales de fleur ». En OCT, les kystes intrarétiniens sont nettement individualisables.

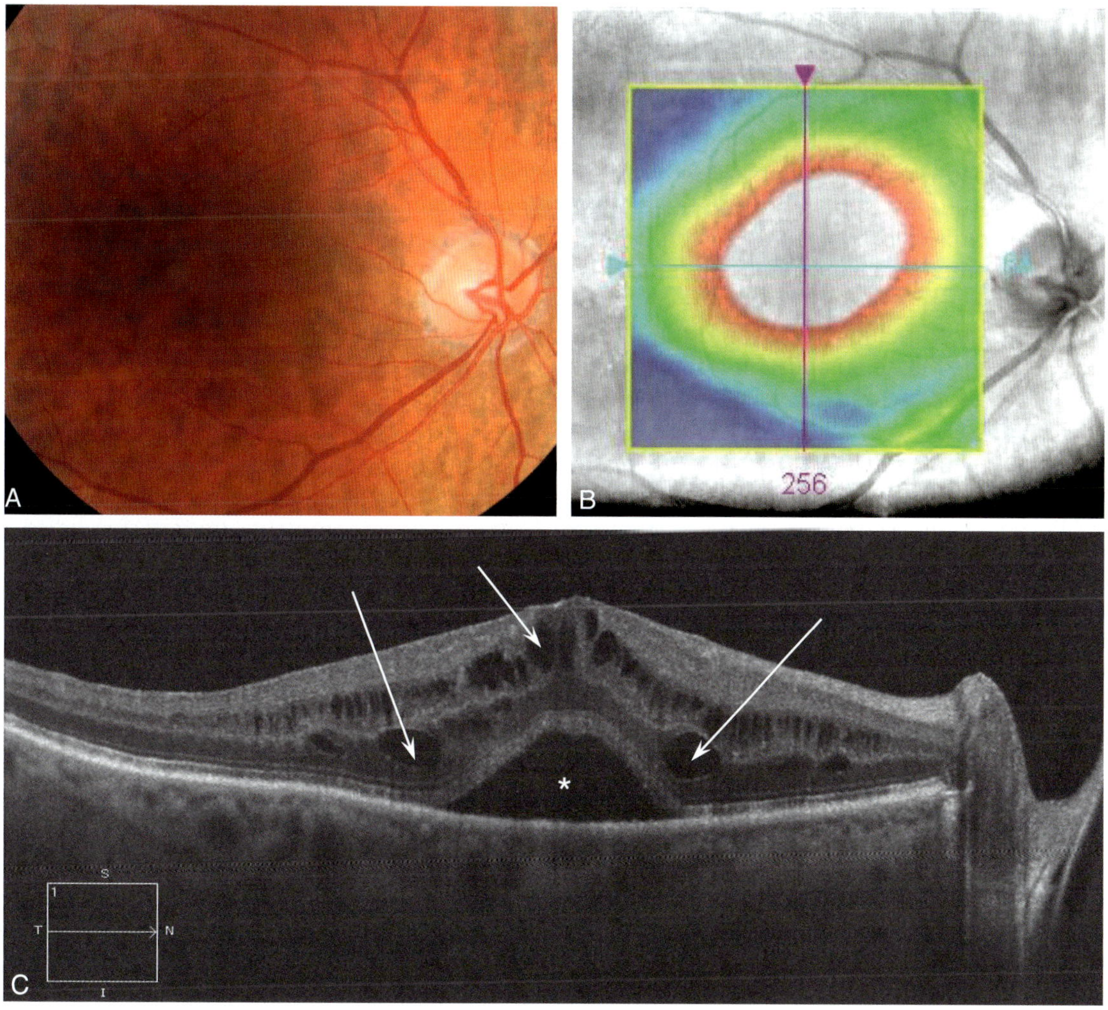

Fig. 7.5. Œdème maculaire diabétique.

A. Œdème maculaire diabétique dans sa forme diffuse. B. Cartographie OCT avec épaississement maculaire (couleurs chaudes jaune-rouge jusqu'au blanc). C. Logettes d'œdème intrarétinien visibles en OCT (flèches), responsable de la perte de l'aspect d'entonnoir fovéolaire « normal ». Noter un décollement séreux rétinien associé (astérisque).

Les principales causes sont :

- la *rétinopathie diabétique* : l'œdème maculaire est la principale cause de malvoyance chez les diabétiques de type 2. L'équilibre de facteurs systémiques (hypertension artérielle) peut parfois suffire à traiter cet œdème, mais souvent des traitements par injections intravitréennes d'anti-VEGF ou de corticoïdes (dexaméthasone) sont nécessaires pour obtenir une amélioration fonctionnelle et anatomique ;
- l'occlusion de la veine centrale de la rétine ou d'une de ses branches dans une forme œdémateuse. Là encore, les anti-VEGF et/ou les corticoïdes injectés dans le vitré permettent le plus souvent d'améliorer la fonction visuelle ;
- la *chirurgie de la cataracte* : survenant dans environ 3 % des cas, quelques semaines après l'intervention chirurgicale (syndrome d'Irvine-Gass), l'œdème régresse dans deux tiers des cas, mais dans un tiers des cas, soit 1 % des yeux opérés, l'évolution se fait vers un œdème maculaire chronique avec baisse d'acuité visuelle permanente en l'absence de traitement ;
- les *uvéites postérieures* : l'œdème maculaire est une des principales causes de baisse d'acuité visuelle permanente au cours des uvéites postérieures. Le traitement de la cause et/ou les corticoïdes retard par injection intravitréenne en cas d'uvéite non infectieuse peuvent aider à améliorer le pronostic visuel.

5. Maculopathies toxiques aux antipaludéens de synthèse

Un traitement au long cours par antipaludéens de synthèse (APS) peut entraîner l'apparition d'une rétinopathie toxique bilatérale potentiellement cécitante et irréversible. Le risque est supérieur avec la chloroquine (dose cumulée supérieure à 460 g), qu'avec l'hydroxychloroquine (dose cumulée supérieure à 1000 g), expliquant que la grande majorité des patients nécessitant la prise d'APS soit maintenant sous hydroxychloroquine. Le risque de toxicité rétinienne de l'hydroxychloroquine chez une personne ne présentant pas de pathologie rétinienne sous-jacente ni d'obésité (les APS ont tendance à être stockés dans la masse adipeuse) n'interviendrait pas avant 5 ans de prise continue. Le mécanisme de la toxicité des APS au niveau rétinien serait secondaire à l'accumulation de métabolites toxiques dans l'épithélium pigmentaire.

Les premiers signes de toxicité apparaissent dans la région juxtamaculaire où la densité pigmentaire est particulièrement importante. L'atteinte toxique débute par une périfovéolopathie qui épargne la fovéola et respecte l'acuité. L'atteinte débutante peut être détectée grâce à des examens complémentaires subjectifs nécessitant la collaboration du patient (champ visuel des 10° centraux retrouvant des scotomes juxtamaculaires et ERG multifocal retrouvant une diminution des réponses périfovéolaires) ; elle impose l'arrêt immédiat du traitement, car les mécanismes toxiques peuvent se poursuivre jusqu'à 6 mois après l'arrêt de la prise d'APS. En cas de poursuite du traitement, apparaît alors la maculopathie toxique aux APS en « œil de bœuf » visible au fond d'œil, en OCT et en angiographie (fig. 7.6). L'atteinte est alors irréversible.

Le bilan ophtalmologique avant la mise en place d'un traitement par APS (examen de référence) puis le suivi, au rythme adapté pour chaque patient et déterminé selon les recommandations internationales avec l'ophtalmologiste, permettent d'éviter ces complications dans la majorité des cas.

IV. Altérations du champ visuel

Les altérations du champ visuel traduisent une altération de la vision périphérique. Elles peuvent s'accompagner ou non d'une baisse de l'acuité visuelle si l'atteinte campimétrique atteint la région centrale. Ces anomalies du champ visuel peuvent être présentes lors de certaines affections rétiniennes ou en cas d'atteinte des voies optiques (du nerf optique au cortex occipital).

A. Anomalies du champ visuel au cours d'affections rétiniennes

Il peut s'agir dans ce cas :

- soit de *scotomes centraux ou paracentraux* en cas d'atteinte de la rétine centrale respectant la périphérie. Un scotome central traduit l'atteinte du point de fixation et s'accompagne toujours d'une baisse d'acuité visuelle sévère (ex. : DMLA évoluée) ;
- soit de *déficits périphériques* du champ visuel lors d'atteintes rétiniennes siégeant ou débutant en périphérie (ex. : décollement de la rétine rhegmatogène, rétinopathie pigmentaire).

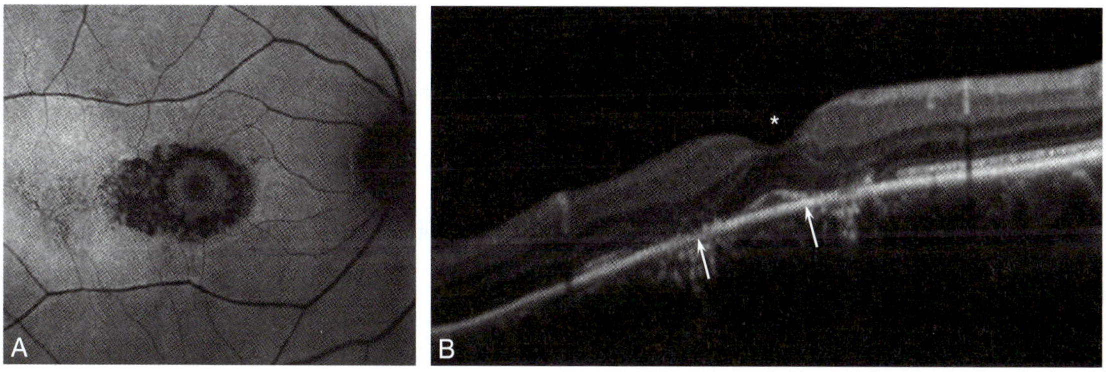

Fig. 7.6. Maculopathie toxique aux APS avec aspect en « œil de bœuf ».

A. Aspect de dégénérescence de l'épithélium pigmentaire périfovéolaire sur le cliché en autofluorescence. La région centrofovéolaire est épargnée réalisant ainsi un aspect en cocarde dit en « œil de bœuf ». B. Sur la coupe OCT correspondante, on observe une atrophie de l'épithélium pigmentaire et de la rétine externe dans les régions immédiatement périfovéolaires. La région centrofovéolaire reste encore préservée (astérisque).

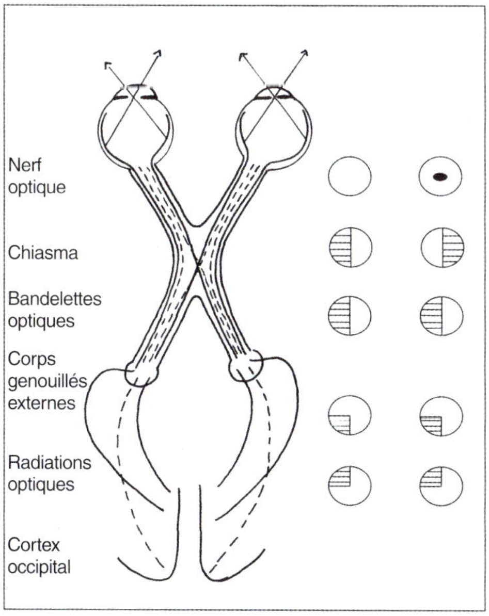

Fig. 7.7. Représentation schématique des altérations du champ visuel en fonction du niveau de l'atteinte des voies optiques.

Nerf optique : scotome central. Chiasma : hémianopsie bitemporale. Bandelettes optiques : hémianopsie latérale homonyme. Radiations optiques : quadranopsie latérale homonyme.

B. Atteinte du champ visuel par atteinte des voies optiques

Le relevé du champ visuel est dans ce cas essentiel. En fonction des résultats obtenus, une localisation assez précise du lieu de la(des) lésion(s) est possible et permettra de cibler efficacement les examens complémentaires ultérieurs (fig. 7.7). La réalisation de PEV est souvent requise pour confirmer l'atteinte des voies visuelles au-delà de la rétine.

1. Atteintes du nerf optique

L'atteinte totale d'un nerf optique est responsable d'une *cécité unilatérale* et se voit parfois lors de traumatismes (fig. 7.8A) ou d'atteinte tumorale du nerf optique.

Une atteinte des fibres optiques à point de départ maculaire réalise :

- soit un *scotome central unilatéral* intéressant le point de fixation (c'est-à-dire de la fovéola 7.8B) ;
- soit un *scotome caecocentral uni ou bilatéral* (7.8C et 7.8D), englobant la tache aveugle et le point de fixation.

L'atteinte d'un faisceau de fibres au niveau de la papille est responsable d'un *déficit fasciculaire* (fig. 7.8E) ; il se traduit par un déficit isoptérique relié à la tache aveugle. On l'observe notamment lors du glaucome à angle ouvert.

L'atteinte prend typiquement l'aspect d'un *déficit altitudinal* (fig. 7.8F), à limite horizontale dans la neuropathie optique ischémique antérieure.

Fig. 7.8. Altérations du champ visuel dans les atteintes du nerf optique.

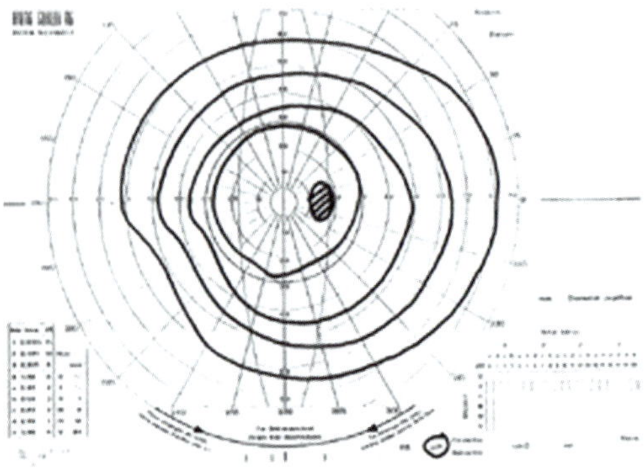

A

A. Cécité unilatérale (par ex., traumatisme œil gauche).

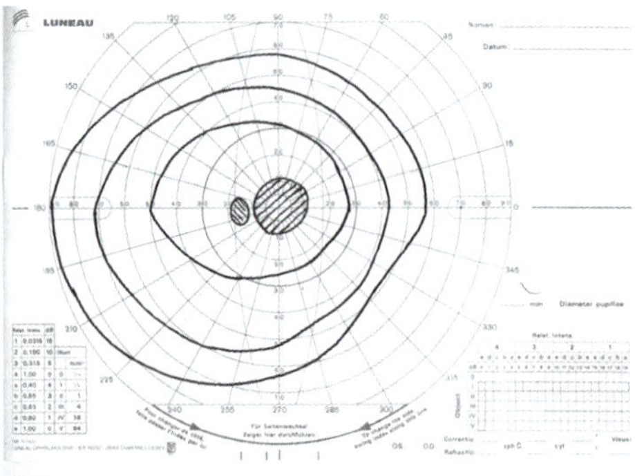

B1

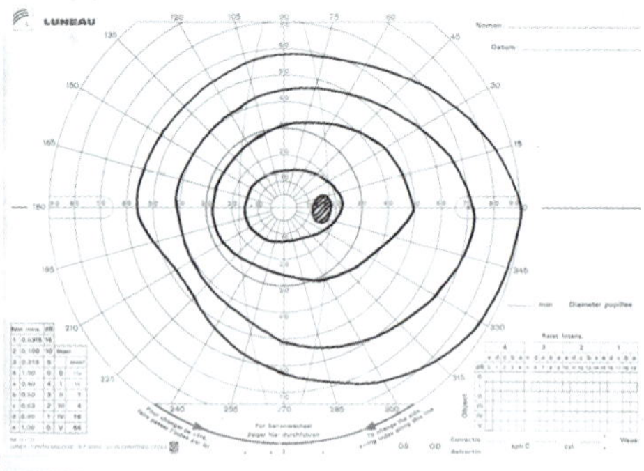

B2

B1–B2. Scotome central unilatéral gauche (par ex., SEP).

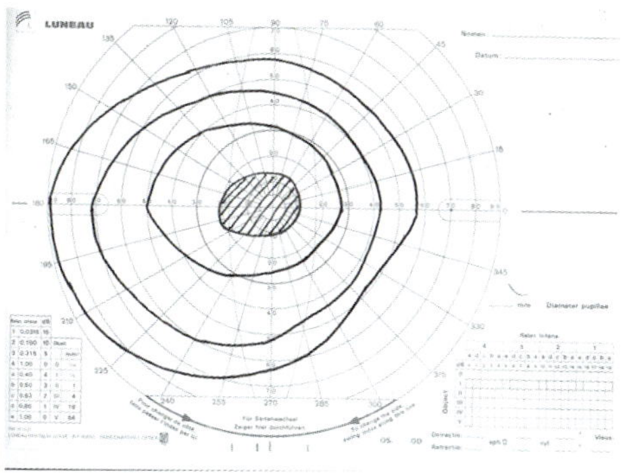

C1

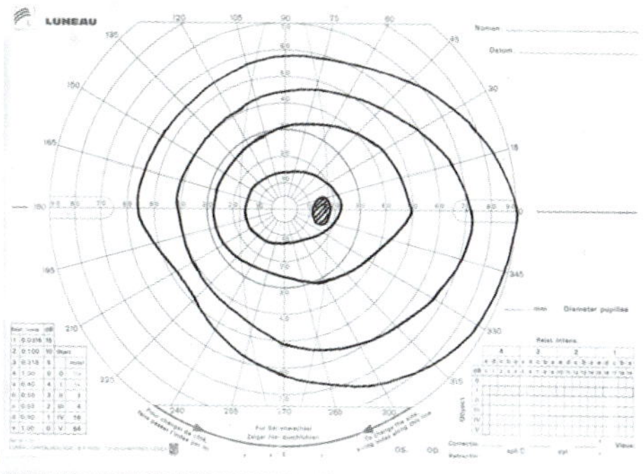

C2

C1–C2. Scotome cæcocentral unilatéral gauche (par ex., SEP).

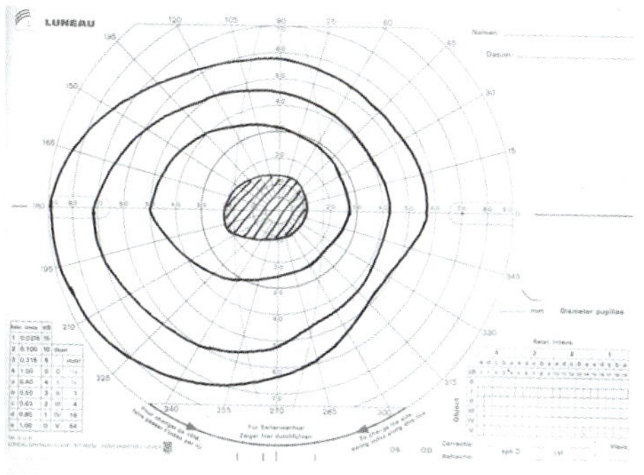

D1

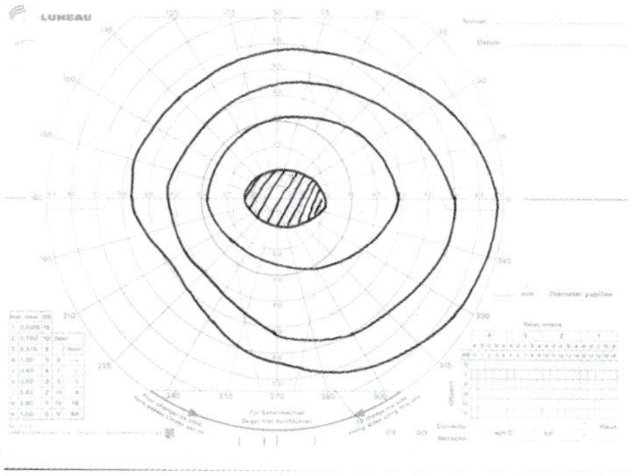

D2

D1–D2. Scotome cæcocentral bilatéral (par ex., neuropathie optique éthylique).

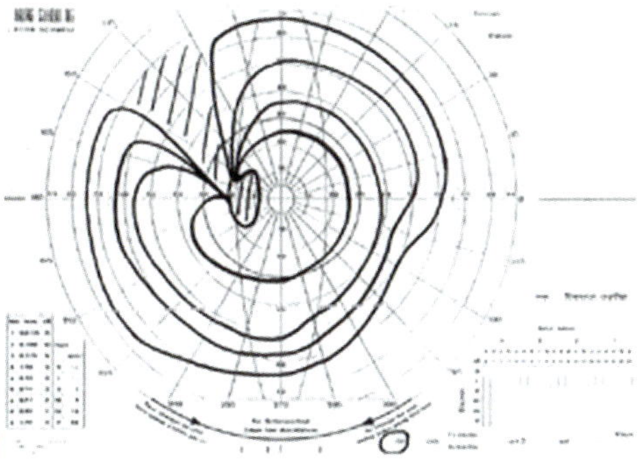

E1

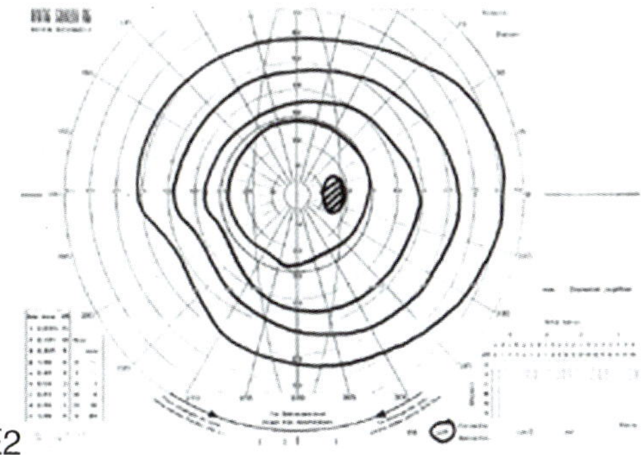

E2

E1–E2. Déficit fasciculaire gauche.

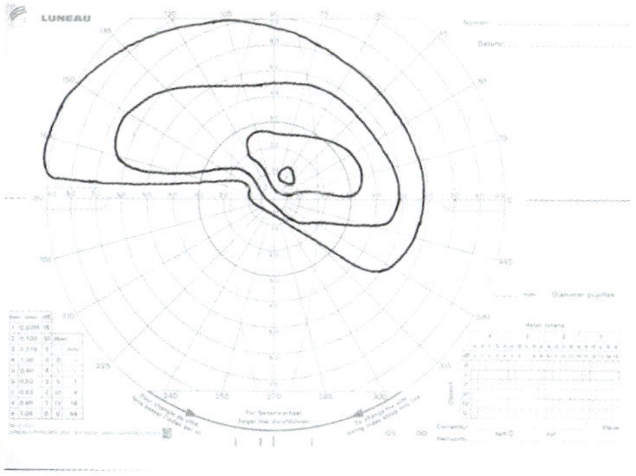

F1

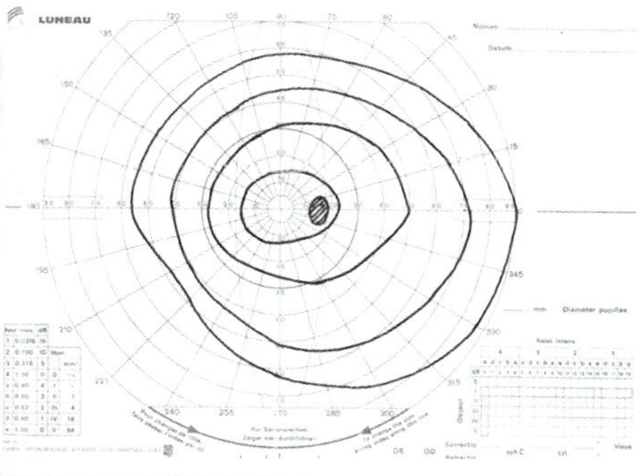

F2

F1–F2. Déficit fasciculaire altitudinal inférieur gauche (par ex., glaucome à angle ouvert). L'atteinte d'un faisceau de fibres au niveau de la papille est responsable d'un déficit fasciculaire ; il se traduit par un déficit isoptérique relié à la tache aveugle. Lors d'une atteinte ischémique de la papille (neuropathie optique ischémique antérieure), il prend typiquement l'aspect d'un déficit altitudinal (en J) à limite horizontale.

a. Névrites optiques rétrobulbaires de la sclérose en plaques

Voir chapitre 19.

b. Neuropathies optiques ischémiques antérieures

Voir chapitre 20.

c. Neuropathies optiques toxiques et métaboliques

Elles ont en commun de se manifester par une *atteinte bilatérale et progressive*.

Elles sont dominées par quatre causes :

- *neuropathie optique éthylique* : favorisée par le tabagisme associé, on parle alors volontiers de neuropathie optique alcoolo-tabagique. Typiquement, le champ visuel objective un scotome cæcocentral bilatéral. En l'absence de sevrage avec supplémentation vitaminique, elle aboutit à la constitution d'une atrophie optique ;
- *neuropathies optiques médicamenteuses* : observées principalement au cours de traitements antituberculeux (éthambutol et isoniazide). Elles peuvent aboutir à une baisse d'acuité visuelle définitive, imposant une surveillance régulière systématique des patients traités par l'examen du champ visuel et la vision des couleurs, OCT papille (avant traitement, J21 et M2 puis tous les 2 mois si prolongation du traitement), ces neuropathies optiques se révélant précocement par une dyschromatopsie d'axe rouge-vert ;
- neuropathies optiques professionnelles (ex. : plomb) ;
- neuropathies optiques métaboliques : notamment au cours du diabète.

d. Neuropathies optiques tumorales

Ce sont :

- les *tumeurs intraorbitaires* qui, quelle qu'en soit la nature, peuvent être responsables d'une compression du nerf optique. Il peut s'agir de tumeurs développées aux dépens du nerf optique *(gliome)* ou de ses gaines *(méningiome)*. Elles se traduisent le plus souvent par une atrophie optique associée à une exophtalmie ;
- les tumeurs de l'étage antérieur du crâne (méningiome du sphénoïde, etc.) qui peuvent comprimer les voies optiques.

2. Lésions du chiasma optique

Au niveau du chiasma optique, il existe une décussation des axones des cellules ganglionnaires. L'organisation de l'information visuelle passe d'une organisation monoculaire à une organisation hémiopique (par hémichamp). Les fibres véhiculant l'information de l'hémichamp nasal de chaque œil croisent la ligne médiane et fusionnent avec celle de l'œil controlatéral dans le but de permettre une vision binoculaire utile avec perception du relief.

La compression des voies optiques au niveau du chiasma induit de ce fait un aspect très particulier au niveau du champ visuel appelé « syndrome chiasmatique » qui dans sa forme typique se traduit par une *hémianopsie bitemporale* (fig. 7.9C et D), c'est-à-dire un déficit dans les hémichamps temporaux (correspondant à l'atteinte des fibres nasales qui décussent au niveau du chiasma). Parfois la compression est partielle (notamment dans les stades débutants) et on observe une quadranopsie bitemporale (fig. 7.9A et B). Les fibres nasales inférieures décussent à la partie antérieure du chiasma, les fibres nasales supérieures à la partie postérieure et donc, en fonction de la topographie de l'atteinte, la quadranopsie peut être supérieure ou inférieure (plus fréquemment supérieure).

Sur le plan étiologique, la principale cause de syndrome chiasmatique est représentée par les *adénomes de l'hypophyse*. Le syndrome chiasmatique est alors d'installation souvent progressive, débutant par une *quadranopsie bitemporale supérieure*. D'*autres affections*

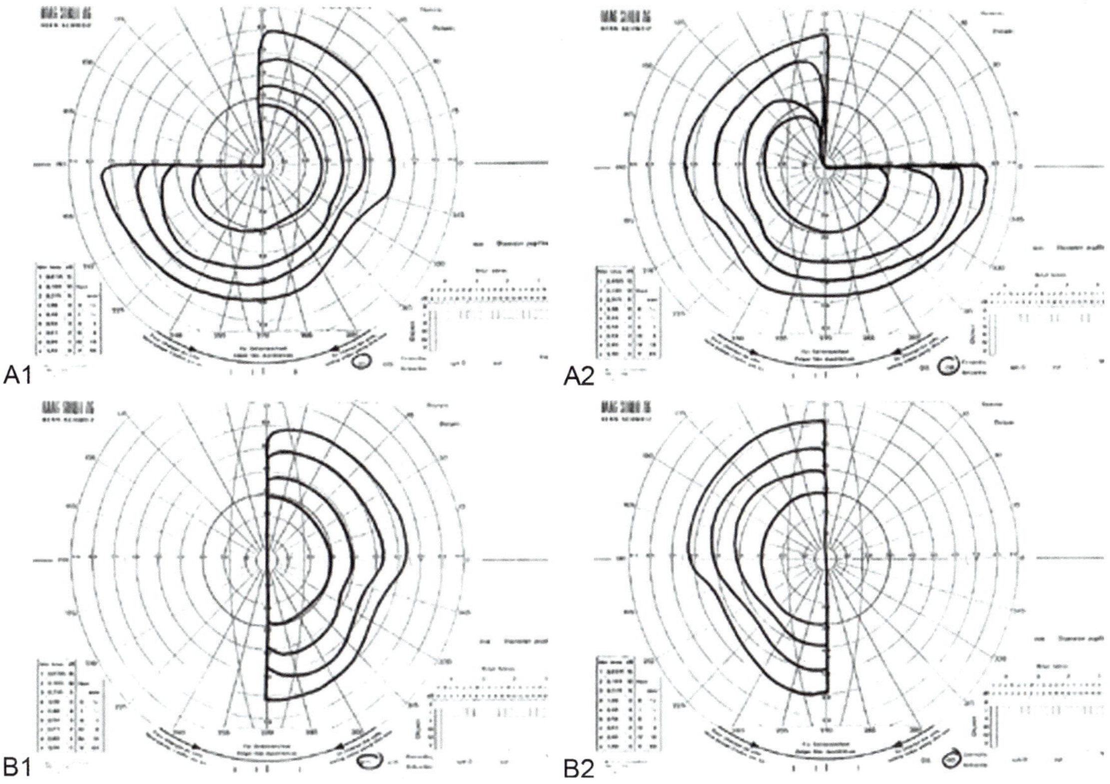

A1 A2 B1 B2

Fig. 7.9. Syndrome chiasmatique.
A1 et A2. Quadranopsie bitemporale supérieure. B1 et B2. Hémianopsie bitemporale.

peuvent être responsables d'un syndrome chiasmatique, parfois moins typique en fonction de la localisation de l'atteinte du chiasma :

- *chez l'adulte :* méningiome du tubercule de la selle, anévrisme de la carotide interne, craniopharyngiome ;
- *chez l'enfant :* gliome du chiasma, qui survient souvent dans le cadre d'une maladie de Recklinghausen, craniopharyngiome.

3. Lésions rétrochiasmatiques

L'atteinte de la voie optique est présente au-delà de la région chiasmatique, donc après la décussation des fibres nasales. Cela se traduit par un déficit sensoriel dans un hémichamp, droit ou gauche (le même des deux côtés), appelé *hémianopsie latérale homonyme*, le déficit se situant du côté opposé à la lésion (fig. 7.10). Une atteinte des radiations optiques, où fibres supérieures et inférieures cheminent dans deux faisceaux nettement séparés, se traduira plus volontiers par une *quadranopsie latérale homonyme* (fig. 7.11), le plus souvent supérieure.

Sur le plan étiologique, on retrouve principalement les trois causes suivantes :

- vasculaire (accident vasculaire cérébral, hématome compressif) : hémianopsie ou quadranopsie latérale homonyme d'installation brutale ;
- tumorale : hémianopsie ou quadranopsie latérale homonyme d'installation progressive ;
- traumatique : hémianopsie ou quadranopsie latérale homonyme contemporaine du traumatisme.

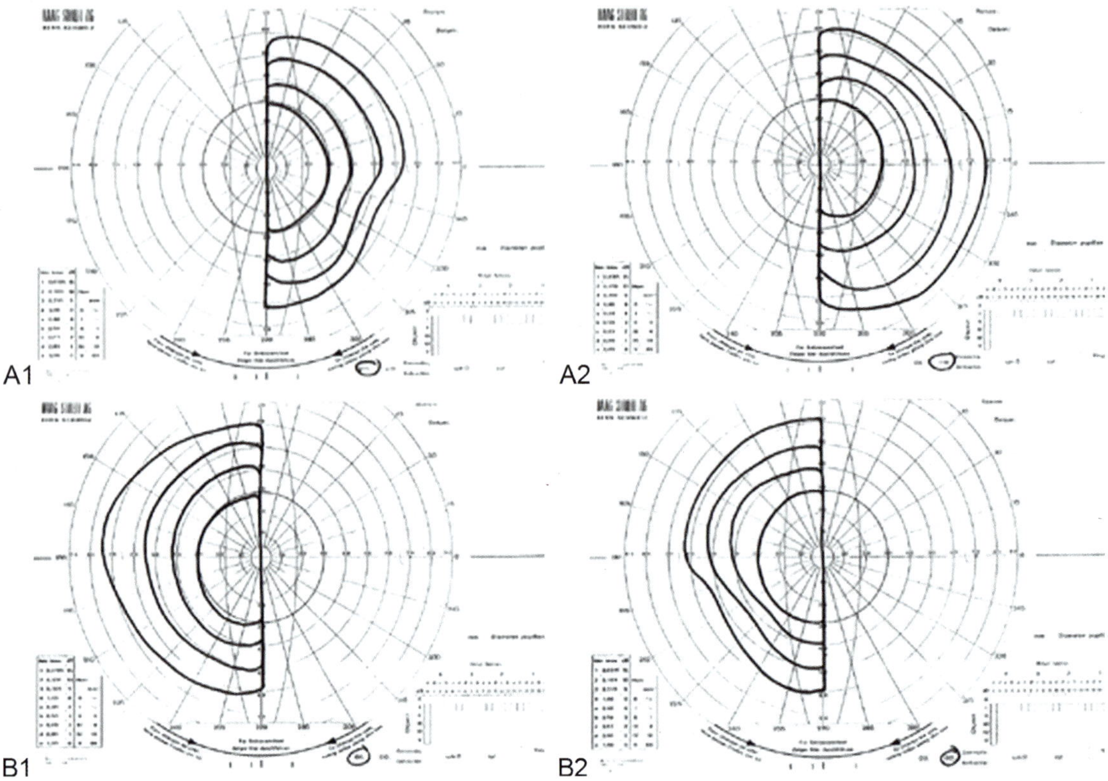

Fig. 7.10. Hémianopsies latérales homonymes.

A et B. Hémianopsie latérale homonyme gauche (atteinte des voies optiques rétrochiasmatiques droites). C et D. Hémianopsie latérale homonyme droite (atteinte des voies optiques rétrochiasmatiques gauches).

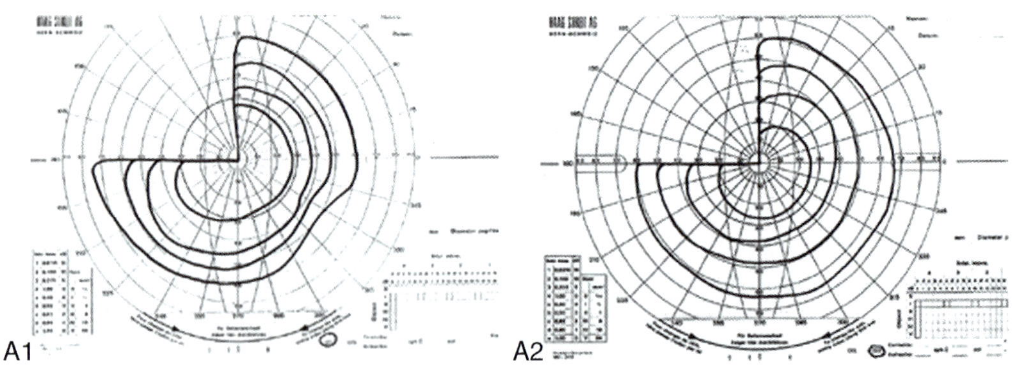

Fig. 7.11. Quadranopsies latérales homonymes.

A et B. Quadranopsie latérale homonyme supérieure gauche (atteinte du faisceau inférieur des radiations optiques droites). C et D. Quadranopsie latérale homonyme inférieure gauche (atteinte du faisceau supérieur des radiations optiques droites). E et F. Quadranopsie latérale homonyme supérieure droite (atteinte du faisceau inférieur des radiations optiques gauches)

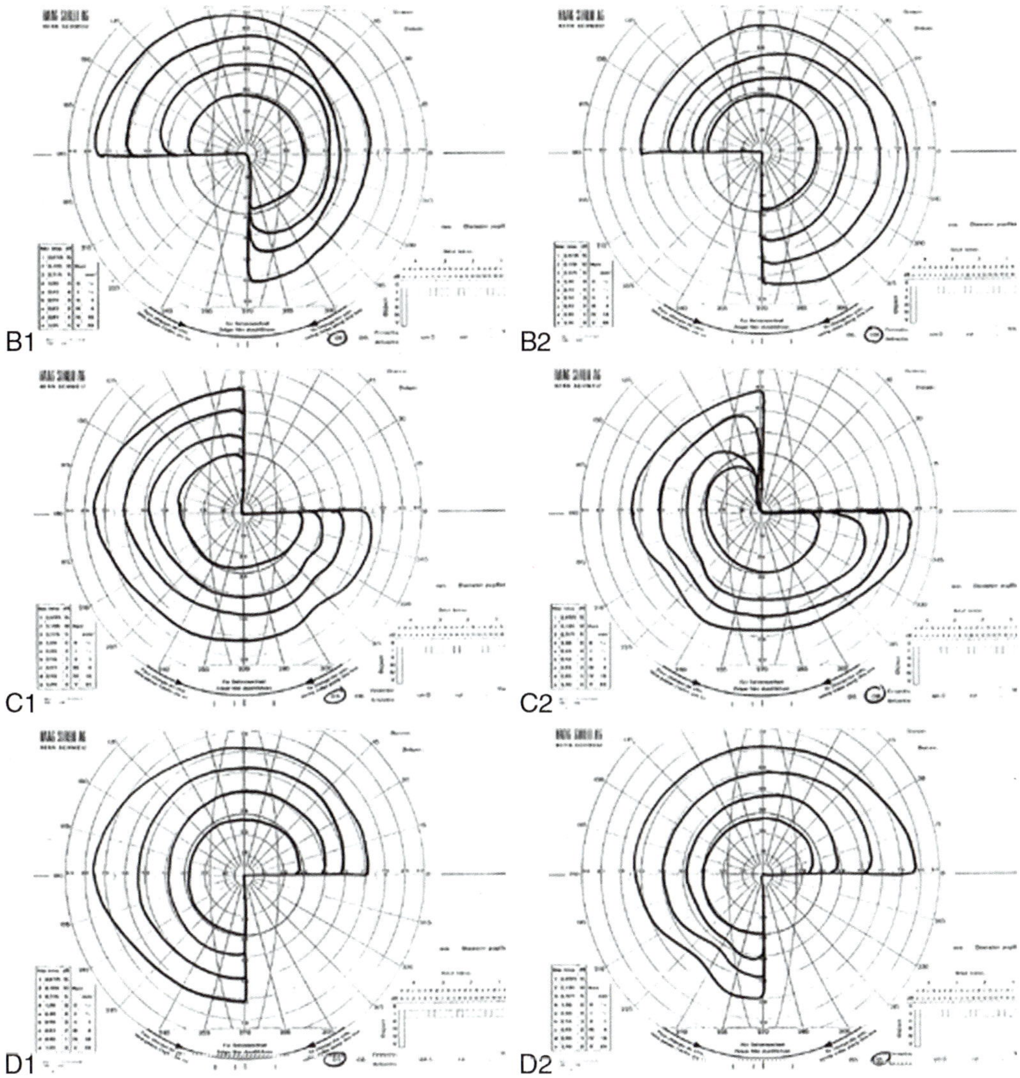

Fig. 7.11. Suite.

4. Cécité corticale

On désigne sous ce terme un tableau clinique particulier secondaire à une atteinte des deux lobes occipitaux, le plus souvent par accident vasculaire cérébral dans le territoire vertébrobasilaire. Elle réalise une cécité bilatérale brutale, associée à des éléments évocateurs :

- examen ophtalmologique *normal*, notamment examen du *fond d'œil* ;
- conservation du réflexe photomoteur (+++) traduisant le fonctionnement du « capteur sensoriel », c'est-à-dire la rétine neurosensorielle, mais l'absence d'interprétation correcte du signal au niveau cortical ;
- désorientation temporospatiale, hallucinations visuelles et *anosognosie* = méconnaissance de sa cécité par le patient, très caractéristique (+++), confirmant la nature centrale de l'affection.

Points clés

- L'approche d'une baisse de la fonction visuelle doit comporter d'abord une analyse séméiologique, considérant notamment son caractère uni- ou bilatéral, aigu ou chronique.
- Les principales causes génétiques sont la rétinopathie pigmentaire (atteinte périphérique initiale) et la maladie de Stargardt (atteinte centrale initiale).
- La macula peut être altérée par une DMLA mais aussi par des lésions de trou maculaire, de membrane épirétinienne ou de maculopathie toxique, notamment aux antipaludéens de synthèse.
- Les atteintes du champ visuel orientent vers :
  - une lésion du pôle postérieur en cas de scotome central ;
  - une lésion du nerf optique en cas de scotome altitudinal, arciforme ou cæcocentral ;
  - une lésion chiasmatique en cas d'hémianopsie bitemporale ;
  - une lésion rétrochiasmatique en cas d'atteinte d'un hémichamp symétrique sur les deux yeux.

Mots clés

- Cataracte
- DMLA
- Glaucome chronique à angle ouvert
- Lésions chiasmatiques ou rétrochiasmatiques
- Maculopathie toxique aux antipaludéens de synthèse
- Maladie de Stargardt
- Membrane prémaculaire, trou maculaire
- Neuropathies optiques antérieure ou rétrobulbaire
- Œdèmes maculaires
- Rétinopathie diabétique
- Rétinopathie pigmentaire

CHAPITRE

8

Anomalies de la vision d'apparition brutale

Item 80. Anomalie de la vision d'apparition brutale.

Objectifs pédagogiques

Nationaux

- Diagnostiquer une anomalie de la vision d'apparition brutale.
- Identifier les situations d'urgence et planifier leur prise en charge.

COUF

- Savoir énumérer les étiologies des baisses brutales de la vision :
  - en cas d'œil blanc et indolore;
  - en cas d'œil rouge et douloureux;
  - en cas d'œil rouge non douloureux.
- Savoir s'orienter vers une étiologie d'après l'interrogatoire et l'examen (en milieu non spécialisé) et évaluer le degré d'urgence de la prise en charge ophtalmologique.
- Connaître les principaux examens complémentaires ophtalmologiques et non ophtalmologiques permettant le diagnostic et le traitement.
- Savoir expliquer au patient le pronostic et la surveillance requise selon l'étiologie.

Les traumatismes étant traités par ailleurs, ce chapitre sera limité aux anomalies brutales de la vision d'apparition spontanée.

I. Diagnostic

Le diagnostic repose sur l'interrogatoire, l'examen clinique et éventuellement des examens complémentaires, guidés par la clinique.

A. Interrogatoire

Il précise :

- le *type de l'altération visuelle* :
  - existe-t-il une baisse d'acuité visuelle ?
  - existe-t-il une altération du champ visuel (scotome, déficit périphérique) ?
  - le patient décrit-il une sensation de « mouches volantes » = myodésopsies ?

  - a-t-il vu des éclairs lumineux = phosphènes ?
  - a-t-il une vision déformée des objets = métamorphopsies ?
- sa *rapidité d'installation* :
  - s'agit-il d'une baisse d'acuité visuelle réellement brutale, apparue d'une seconde à l'autre ?
  - ou d'une baisse d'acuité visuelle d'installation rapidement progressive, en quelques heures ou jours ?
- son *uni- ou bilatéralité* ;
- la présence ou non de *douleurs associées* et leur type, s'agit-il :
  - de douleurs superficielles, évoquant une affection du segment antérieur ?
  - de douleurs profondes, irradiant dans le territoire du trijumeau, évoquant un glaucome aigu ?
  - ou de céphalées, évoquant une cause neuro-ophtalmologique ?
- les *antécédents oculaires et généraux* ;
- les *traitements oculaires et généraux* suivis ;
- une *notion de traumatisme*, même minime.

B. Examen ophtalmologique

Il comprend *aux deux yeux* :

- la mesure de l'*acuité visuelle* de loin et de près, avec correction optique si nécessaire ;
- la *réactivité pupillaire* : réflexe photomoteur direct et réflexe photomoteur consensuel à l'éclairement de l'œil controlatéral ;
- l'*examen du segment antérieur* : cornée, chambre antérieure et cristallin ;
- la mesure du tonus oculaire ;
- l'*examen du fond d'œil* après dilatation pupillaire : nerf optique, vaisseaux rétiniens, rétine.

C. Examens complémentaires

Ils ne sont pas systématiques et sont orientés par l'interrogatoire et l'examen clinique :

- examens complémentaires *ophtalmologiques* (voir chapitre 1, Sémiologie oculaire) ;
- examens complémentaires *non ophtalmologiques* : qu'il s'agisse d'examens biologiques ou d'examens radiologiques, ils sont guidés par les premières orientations diagnostiques.

II. Étiologie

Au terme de ces examens, plusieurs cas de figure peuvent se présenter.

A. Baisse d'acuité visuelle avec œil rouge et douloureux

Il s'agit d'une affection aiguë du segment antérieur (voir chapitre 6, Œil rouge et/ou douloureux).

1. Kératite aiguë

La baisse d'acuité visuelle s'accompagne de douleurs superficielles importantes, avec photophobie et blépharospasme.

Il existe une diminution de transparence de la cornée, un cercle périkératique et une ou plusieurs ulcérations cornéennes.

2. Glaucome aigu par fermeture de l'angle

Les douleurs sont profondes, intenses, oculaires et périoculaires irradiant dans le territoire du trijumeau.

Il existe souvent des nausées ou des vomissements.

La chambre antérieure est étroite.

Il existe une élévation majeure du tonus oculaire, appréciable par la palpation bidigitale du globe oculaire à travers la paupière supérieure (sensation de bille de bois).

La baisse d'acuité visuelle dépend de l'œdème cornéen lié à l'hypertonie et à la perfusion rétinienne, elle est souvent importante.

L'examen de l'autre œil met en évidence un angle iridocornéen étroit.

3. Uvéites

a. Uvéite antérieure aiguë (= iridocyclite)

Il peut exister :

- une baisse d'acuité visuelle et des douleurs ;
- un cercle périkératique ;
- une pupille en myosis par synéchies iridocristalliniennes.

L'examen à la lampe à fente met en évidence la présence de cellules inflammatoires dans la chambre antérieure (phénomène de Tyndall), avec éventuellement précipités rétrocornéens et synéchies iridocristalliniennes.

L'examen du fond d'œil après dilatation pupillaire recherche des signes d'uvéite postérieure associés.

b. Uvéite postérieure « choroïdite, rétinite »

- La cause la plus fréquente des choroïdites est la toxoplasmose oculaire.
- Elle est responsable d'une rétinochoroïdite récidivante, qui peut s'accompagner de signes inflammatoires vitréens.
- Elle se manifeste par des myodésopsies et une baisse d'acuité variable, d'autant plus importante que le foyer est à proximité de la macula.
- À l'examen du fond d'œil, il s'agit d'un foyer blanchâtre qui évolue vers une cicatrice atrophique (fig. 8.1 et 8.2), à partir de laquelle peuvent survenir des récidives.
- Le traitement repose sur les antiparasitaires – association pyriméthamine (Malocide®) et sulfadiazine (Adiazine®) – prescrits s'il existe une menace pour l'acuité visuelle.

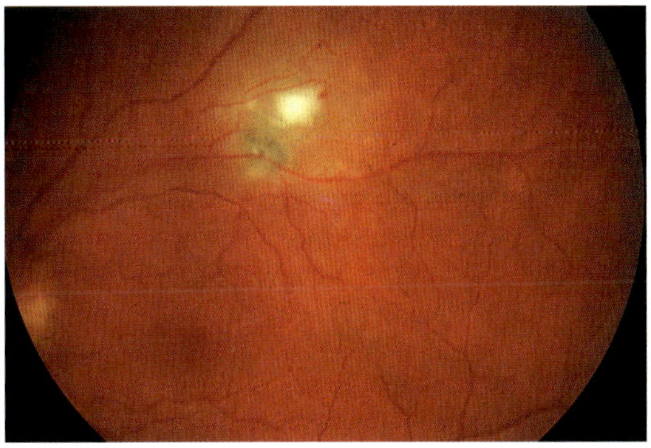

Fig. 8.1. Aspect typique d'une choriorétinite de l'œil gauche due à une toxoplasmose : foyer récent blanchâtre jouxtant un petit foyer ancien, cicatriciel, pigmenté.

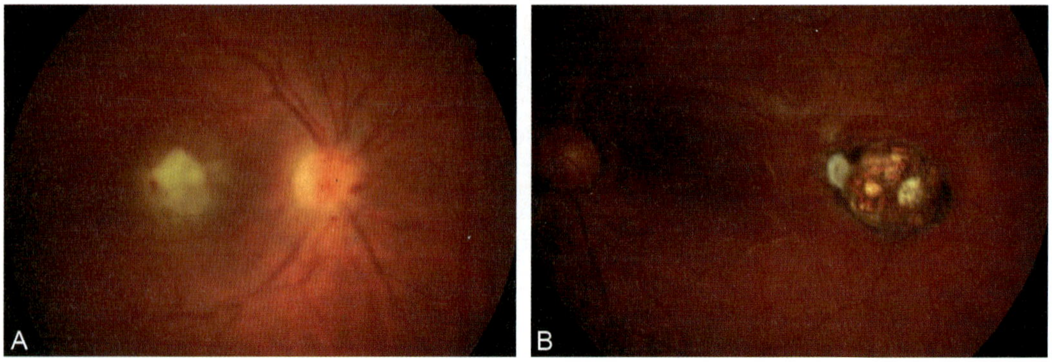

Fig. 8.2. Toxoplasmose oculaire bilatérale.
A. Foyer récent à l'œil droit proche de la macula. B. Foyer cicatriciel à l'œil gauche.

4. Autres causes de baisse de l'acuité visuelle avec œil rouge douloureux

- Glaucome néovasculaire (diabète déséquilibré, OVCR) : présence d'une rubéose irienne visible lors de l'examen à la lampe à fente, parfois compliquée d'un hyphéma (par saignement des néovaisseaux iriens).
- Endophtalmie : contexte postopératoire évocateur. Hypopion, fibrine en chambre antérieure visible à la lampe à fente. Hyalite présente si le fond d'œil est réalisable.

B. Baisse d'acuité visuelle avec œil blanc et indolore

L'examen du fond d'œil oriente le diagnostic.

1. Fond d'œil non visible ou mal visible par « trouble des milieux »

a. Hémorragie intravitréenne

Elle entraîne une baisse d'acuité visuelle souvent précédée d'une impression de « pluie de suie ».

La *baisse d'acuité visuelle* est très variable suivant l'importance de l'hémorragie : une hémorragie intravitréenne minime peut se manifester principalement par des *myodésopsies*, sans baisse d'acuité visuelle ou avec une baisse d'acuité visuelle minime ; une hémorragie intravitréenne massive entraîne une baisse d'acuité visuelle sévère, au maximum une acuité visuelle réduite à la perception lumineuse.

La cause de l'hémorragie est facile à reconnaître quand la rétine reste visible ; ailleurs, une hémorragie massive rend la rétine invisible à l'examen du fond d'œil (fig. 8.3) : l'*échographie B* peut alors parfois orienter vers une étiologie (par exemple, mise en évidence d'une déchirure rétinienne). L'échographie B est de toute façon toujours indiquée quand la rétine n'est pas visible pour *éliminer la présence d'un décollement de la rétine* (+++).

Les principales causes des hémorragies intravitréennes sont les suivantes :

- rétinopathie diabétique proliférante ;
- occlusions de forme ischémique de la veine centrale de la rétine ou d'une de ses branches ;
- déchirure rétinienne : une déchirure rétinienne, compliquée ou non de décollement de la rétine (voir plus loin), peut entraîner lors de sa survenue une hémorragie intravitréenne par rupture d'un vaisseau rétinien au sein de la déchirure ;

Fig. 8.3. Hémorragie intravitréenne de l'œil droit.
La rétine est masquée par l'hémorragie intravitréenne, et on ne perçoit plus que la papille et quelques cicatrices de laser dans le secteur temporal (bord gauche du cliché).

- syndrome de Terson : hémorragie intravitréenne uni- ou bilatérale associée à une hémorragie méningée par rupture d'anévrisme intracrânien (le syndrome de Terson peut également être associé à une hémorragie méningée d'origine traumatique) ;
- plaie perforante ou pénétrante (contexte traumatique).

b. Uvéite intermédiaire

Ce terme est utilisé pour le sous-groupe d'uvéites où le vitré est le site principal de l'inflammation. Il peut y avoir une vascularite rétinienne périphérique ou un œdème maculaire associés à cette uvéite intermédiaire. Le terme de « pars planite » est réservé à un sous-groupe d'uvéites intermédiaires isolées ou idiopathiques, avec une inflammation à type de condensations vitréennes sans autre cause (pas de maladie systémique associée ou d'infection générale). La baisse d'acuité visuelle n'est en général pas brutale, mais peut être d'installation rapidement progressive, en quelques jours et s'accompagne de myodésopsies. La douleur est généralement absente.

L'examen met en évidence un trouble du vitré avec présence de cellules inflammatoires à l'examen à la lampe à fente ou « hyalite ».

2. Fond d'œil bien visible et anormal

a. Occlusion de l'artère centrale de la rétine (OACR) ou d'une de ses branches

Voir chapitre 16, Occlusions artérielles rétiniennes.

Elle se traduit par les éléments suivants :

- baisse d'acuité visuelle brutale, souvent profonde (perception lumineuse) ;
- pupille en mydriase aréflexique avec abolition du réflexe photomoteur direct et conservation du réflexe consensuel (lorsqu'on éclaire l'œil adelphe) ;
- rétrécissement diffus du calibre artériel avec emboles parfois visibles ;
- œdème blanc rétinien ischémique de la rétine interne au pôle postérieur avec *aspect de macula rouge cerise* ;
- tableau clinique variable selon la localisation de l'occlusion en cas d'occlusion d'une branche de l'artère centrale de la rétine.

b. Occlusion de la veine centrale de la rétine (OVCR) ou d'une de ses branches

Voir chapitre 17, Occlusions veineuses rétiniennes.

Elle se traduit par les éléments suivants :

- baisse d'acuité visuelle très variable en fonction de la forme clinique ;
- à l'examen du fond d'œil, œdème papillaire, hémorragies rétiniennes disséminées, nodules cotonneux, tortuosités et dilatations veineuses ;
- précision de la forme clinique de l'occlusion veineuse par examen du fond d'œil et angiographie à la fluorescéine : *forme ischémique* ou *forme non ischémique* ;
- tableau clinique variable selon la localisation de l'occlusion en cas d'occlusion d'une branche de la veine centrale de la rétine.

c. Dégénérescence maculaire liée à l'âge compliquée de néovaisseaux choroïdiens maculaires

Voir chapitre 15, Dégénérescence maculaire liée à l'âge.

Elle se traduit par les éléments suivants :

- survenue brutale d'une baisse d'acuité visuelle et de métamorphopsies ;
- décollement exsudatif de la rétine maculaire ± hémorragies et exsudats profonds (« exsudats secs »).

d. Décollement de la rétine rhegmatogène (fig. 8.4)

Il s'agit d'un décollement de la rétine (DR) secondaire à une déhiscence rétinienne (du grec *rhegma* = déchirure), s'opposant aux DR exsudatifs (comme au cours de l'HTA ou de la toxémie gravidique – voir chapitre 23, Rétinopathie hypertensive – Choroïdopathie hypertensive) et aux DR tractionnels (au cours notamment de la rétinopathie diabétique).

La survenue d'une déhiscence au niveau de la rétine périphérique avec un défect de pleine épaisseur de la rétine neurosensorielle (voir chapitre 1, Sémiologie oculaire) peut permettre le passage de vitré liquéfié depuis la cavité vitréenne dans l'espace sous-rétinien (entre la rétine neurosensorielle et l'épithélium pigmentaire) ; ce liquide sous-rétinien (LSR) va soulever la rétine de proche en proche : c'est le DR rhegmatogène (fig. 8.5).

Il reconnaît *trois étiologies principales* :

- DR idiopathique, le plus souvent chez le sujet âgé (compliquant un décollement postérieur du vitré si sujet âgé) ;
- myopie, notamment myopie forte (myopie supérieure à –6 dioptries) ; le risque de DR rhegmatogène croît avec le degré de myopie ;

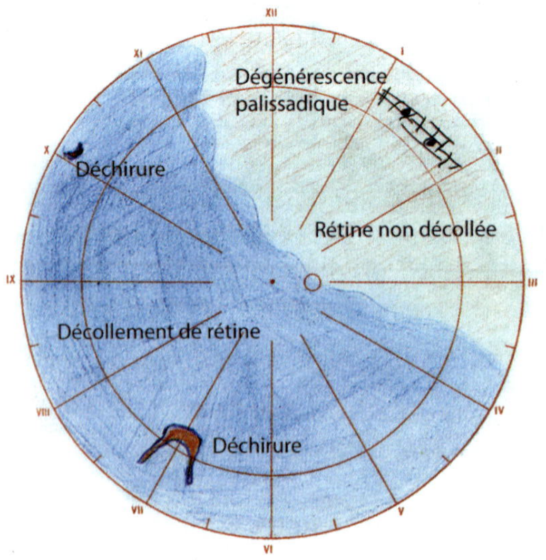

Fig. 8.4. Représentation schématique d'un décollement de la rétine de l'œil droit.

- chirurgie de la cataracte (DR de l'aphaque ou du pseudophaque), qui se complique d'un DR dans environ 2 % des cas, dans un délai variable, parfois plusieurs années après l'intervention sur le cristallin.

L'*évolution spontanée* est très péjorative : elle se fait vers l'extension inexorable du DR, qui englobe la macula, puis la totalité de la rétine ; la rétine décollée subit en quelques semaines des lésions irréversibles responsables d'une cécité par dysfonction des photorécepteurs suite à l'arrêt des échanges métaboliques de l'épithélium pigmentaire rétinien et des vaisseaux choroïdiens.

Le *traitement* est uniquement chirurgical : son principe est d'obturer la déhiscence rétinienne périphérique, permettant de stopper le passage de LSR. Le LSR résiduel est ensuite résorbé par l'épithélium pigmentaire et la choroïde, permettant à la rétine de se réappliquer (fig. 8.6). Le pronostic anatomique (environ 85 % de succès) et fonctionnel du traitement chirurgical est d'autant meilleur qu'il est précoce, surtout lorsque la macula est soulevée par le DR. Le DR est ainsi considéré comme une « semi-urgence », justifiant une intervention dans les quelques

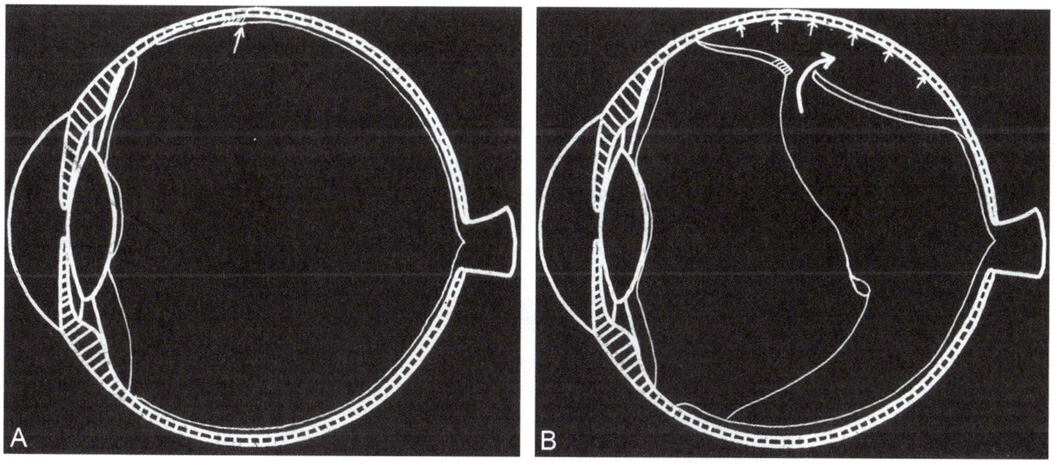

Fig. 8.5. Physiopathologie du décollement de la rétine.

La survenue d'une déhiscence rétinienne en périphérie rétinienne permet le passage de liquide dans l'espace sous-rétinien ; l'épithélium pigmentaire assure la résorption de ce liquide sous-rétinien, mais son débit est insuffisant et le liquide s'accumule sous la rétine, entraînant l'extension du décollement de la rétine.

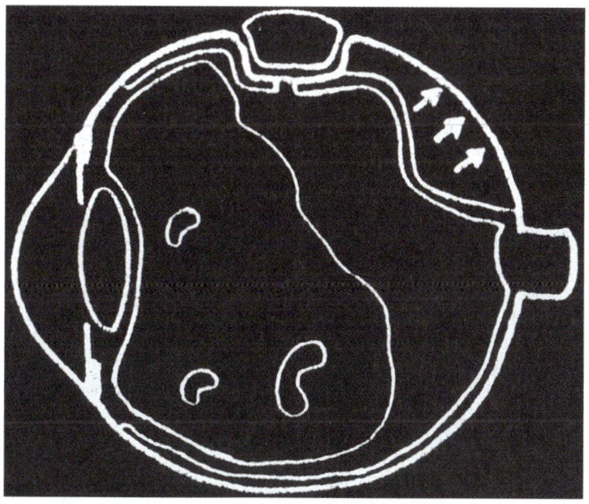

Fig. 8.6. Le traitement chirurgical du décollement de la rétine consiste à obturer la déhiscence, ce qui permet au liquide sous-rétinien d'être résorbé par l'épithélium pigmentaire et à la rétine de se réappliquer. Noter à la partie supérieure de l'œil une indentation en coupe permettant de rapprocher la paroi sclérale de la rétine.

jours suivant le diagnostic souvent moins d'une semaine quand la macula est décollée et encore plus urgent quand la macula est encore à plat.

Les traitements du DR rhegmatogène sont de deux types :

- association cryothérapie/indentation ;
- association vitrectomie/laser/gaz ou silicone.

Les *signes cliniques* sont fonctionnels : myodésopsies, suivies de phosphènes correspondant à la survenue de la déchirure rétinienne, puis d'une amputation du champ visuel périphérique, correspondant à la constitution du DR ; lorsque le DR soulève la macula, il entraîne alors une baisse d'acuité visuelle.

L'examen du fond d'œil :

- fait le diagnostic : la rétine apparaît en relief, mobile, formant de volumineux plis ;
- recherche la déhiscence causale (fig. 8.7) ; il doit s'attacher à rechercher plusieurs déchirures, les déchirures multiples étant fréquentes et la méconnaissance d'une ou plusieurs déchirures exposant à un échec du traitement chirurgical.

Un examen de la rétine périphérique de l'*œil controlatéral* doit être systématiquement pratiqué, à la recherche de déhiscences(s) non compliquée(s) de décollement de rétine (trous rétiniens qui sont des lésions de la rétine dans participation vitréenne) ou de déchirures qui sont secondaires à une traction du vitré ou de lésions prédisposantes (zones de *dégénérescence palissadique* au niveau desquelles peuvent survenir des déhiscences rétiniennes, fig. 8.8). Ces lésions peuvent en effet bénéficier d'un *traitement préventif par photocoagulation au laser pour créer une adhérence* (fig. 8.9), afin de diminuer le risque

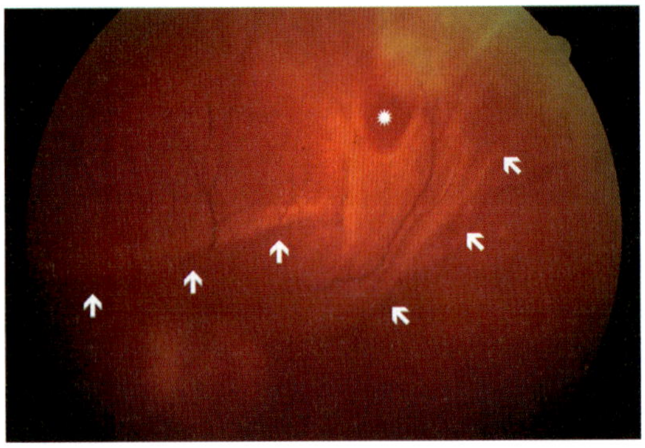

Fig. 8.7. Aspect du fond d'œil dans un décollement de la rétine secondaire à une volumineuse déchirure située en temporal supérieur.

Limites du décollement (flèches), déchirure (étoile).

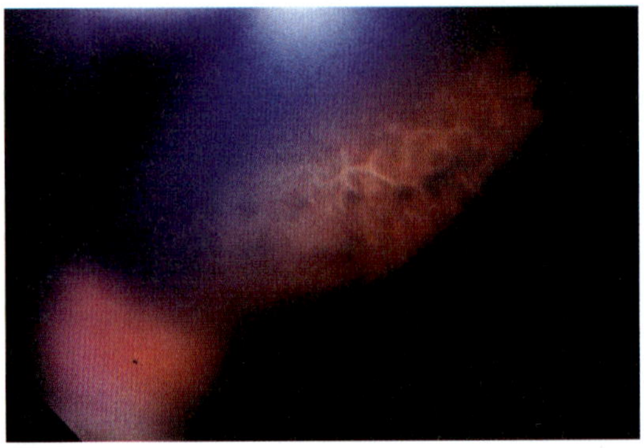

Fig. 8.8. Dégénérescence palissadique (examen de la périphérie du fond d'œil à la lampe à fente).

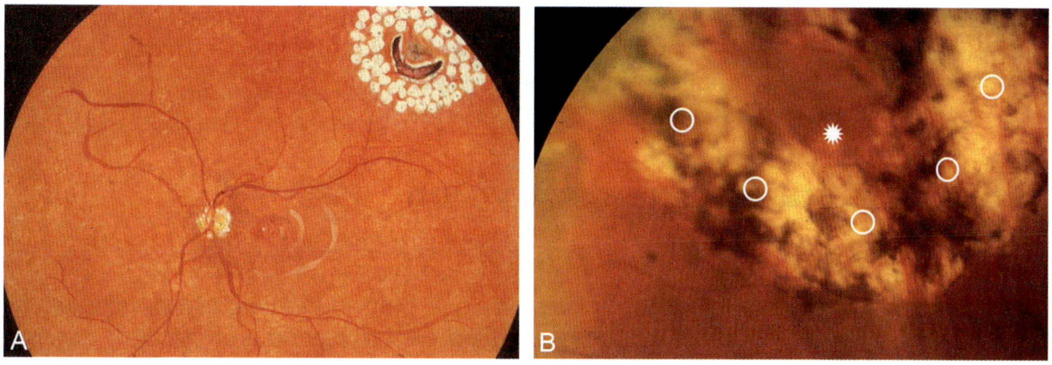

Fig. 8.9. Traitement préventif du décollement de la rétine.
A. Représentation schématique d'une photocoagulation préventive d'une déchirure rétinienne non compliquée de décollement de rétine. B. Cicatrices de photocoagulation autour d'une déchirure rétinienne (déchirure : étoile ; cicatrices de photocoagulation : cercles).

de bilatéralisation du DR (risque de bilatéralisation > 10 %). Ce traitement prophylactique par photocoagulation au laser peut également se discuter, mais il est plus controversé, en l'absence de DR chez des sujets porteurs de lésions de dégénérescence palissadique et par ailleurs à risque de DR (notamment sujets myopes forts).

e. Neuropathie optique ischémique antérieure (NOIA)

Voir chapitre 20, Neuropathie optique ischémique antérieure.

Elle se traduit par les éléments suivants :

- baisse d'acuité visuelle unilatérale brutale, le plus souvent massive ;
- diminution du réflexe photomoteur direct ;
- œdème papillaire total ou en secteur ;
- déficit fasciculaire à l'examen du champ visuel.

La cause la plus fréquente est l'artériosclérose, mais la NOIA doit faire systématiquement rechercher une *maladie de Horton* nécessitant une corticothérapie par voie générale en urgence.

3. Anomalies de la vision d'apparition brutale avec fond d'œil visible et normal

a. Névrite optique rétrobulbaire (NORB)

Voir chapitre 19, Œil et sclérose en plaques.

Elle se traduit par les éléments suivants :

- importante baisse d'acuité visuelle unilatérale rapidement progressive (en quelques jours) ;
- douleurs oculaires augmentées lors des mouvements oculaires ;
- réflexe photomoteur direct diminué ;
- examen du fond d'œil normal (plus rarement, œdème papillaire modéré) ;
- scotome central ou cæcocentral du champ visuel.

b. Atteintes des voies optiques chiasmatiques et rétrochiasmatiques

Voir chapitre 7, Altération de la fonction visuelle.

Une atteinte chiasmatique donne le plus souvent une hémianopsie bitemporale d'installation progressive, la cause étant le plus souvent une compression d'origine tumorale.

Devant une hémianopsie ou une quadranopsie latérale homonyme par atteinte des voies optiques rétrochiasmatiques, l'installation brutale évoque une étiologie vasculaire, alors qu'une installation progressive évoque une étiologie tumorale.

C. Anomalies transitoires de la vision

1. Cécité monoculaire transitoire (CMT)

Une disparition totale de la vision, d'apparition aiguë, d'une durée de quelques minutes, spontanément résolutive constitue l'amaurose fugace ; elle correspond à un *accident ischémique rétinien transitoire*. Il est nécessaire de réaliser un fond d'œil pour rechercher un embole rétinien.

C'est une urgence diagnostique en raison du risque de survenue d'une occlusion artérielle rétinienne constituée ou d'un AVC ischémique.

Elle doit faire rechercher avant tout un athérome carotidien ou une cardiopathie emboligène (voir chapitre 16, Occlusions artérielles rétiniennes).

2. Insuffisance vertébrobasilaire

Une amaurose transitoire bilatérale, de durée brève, peut traduire une ischémie dans le territoire vertébrobasilaire.

3. « Éclipses visuelles »

Elles sont caractérisées par un flou visuel aux changements de position, durant quelques secondes ; elles accompagnent l'œdème papillaire de l'*hypertension intracrânienne*.

4. Scotome scintillant

Bilatéral, accompagné de flashs colorés, s'étendant progressivement à un hémichamp visuel, il évoque une *migraine ophtalmique*. Le trouble visuel régresse en 15 à 20 minutes environ, laissant la place à une céphalée pulsatile, volontiers hémicrânienne et controlatérale. Dans certains cas, le scotome scintillant est isolé, sans céphalée.

Points clés

- Penser à considérer toutes les pathologies possibles, dans un raisonnement anatomique :
  - cornée ;
  - uvée ;
  - vitré ;
  - rétine ;
  - nerf optique ;
  - voies visuelles et cerveau.
- Penser à hiérarchiser les diagnostics possibles dans un raisonnement nosologique :
  - pathologies unilatérales ou bilatérales ;
  - signes associés ;
  - contexte de survenue.
- Les techniques de stratégie chirurgicale du décollement de rétine sont de deux types :
  - association cryothérapie/indentation ;
  - association vitrectomie/laser/gaz ou silicone.

Mots clés

- Accident ischémique transitoire
- Atteintes chiasmatiques et rétrochiasmatiques
- Décollement de rétine
- DMLA exsudative
- Hémorragie intravitréenne
- Migraine ophtalmique
- NOIA
- NORB
- OACR
- OVCR

CHAPITRE

9

Prélèvement de cornée à but thérapeutique

Item 9. Certificats médicaux. Décès et législation. Prélèvements d'organes et législation.

Objectifs pédagogiques

Nationaux

- Préciser les règles générales d'établissement des certificats médicaux et leurs conséquences médicolégales, y compris les certificats de coups et blessures et notions d'ITT.
- Décrire l'examen d'un cadavre, connaître les différents types d'autopsie.
- Préciser les principes de la législation concernant le décès et l'inhumation.
- Préciser les principes de la législation concernant les prélèvements d'organes.

COUF

- Connaître les principes des prélèvements de cornée.

Avec la loi n° 2004-800 du 6 août 2004 relative à la bioéthique et décrets subséquents, la France s'est dotée d'une législation très précise en matière de greffe de la cornée imposant un cadre très rigoureux ayant pour objectifs majeurs le respect de la personne décédée, la transparence de cette activité et une sécurité sanitaire avec traçabilité des prélèvements.

I. Aspects législatifs

Ce sont ceux de tous les prélèvements d'organes et de tissus avec quelques particularités propres aux prélèvements de cornée.

A. Établissements autorisés

Le décret 97-306 du 1er avril 1997 définit les conditions des établissements de santé effectuant des prélèvements d'organes et de tissus à des fins thérapeutiques. *Pour la cornée*, ce sont les articles R. 672-7 à R. 672-11 qui s'appliquent. Sous réserve de remplir des conditions techniques, sanitaires et médicales, cette autorisation est délivrée pour 5 ans par le directeur de l'agence régionale de santé, après avis du directeur général de l'Agence de la biomédecine.

L'établissement de santé doit justifier d'une organisation et d'un fonctionnement permettant d'exécuter dans de bonnes conditions les modalités du prélèvement. Il faut en outre un médecin coordonnateur des activités de prélèvement aidé par un ou des coordonnateurs infirmièr(e)s.

Ophtalmologie

Les locaux mis à disposition doivent permettre d'exécuter ces prélèvements dans de bonnes conditions. L'accueil des familles doit se faire dans un local adapté. Des moyens matériels doivent être alloués pour effectuer une restauration décente du corps.

B. Le médecin préleveur

Le prélèvement est effectué par un médecin préleveur qui engage sa responsabilité et qui doit être accessible en service normal et hors service normal.

Il devra :

- vérifier la réalisation réglementaire du constat de mort; le médecin préleveur ne peut appartenir à l'unité fonctionnelle ayant effectué le constat de mort (art. L. 1232-4 du Code de la santé publique);
- vérifier le dossier médical du donneur;
- veiller au respect du cadre légal et réglementaire du prélèvement;
- effectuer un prélèvement de sang pour rechercher les marqueurs biologiques des maladies infectieuses transmissibles suivantes : virus de l'immunodéficience humaine (VIH) 1 et 2, *human T-cell leukaemia virus 1* (HTLV-1), virus de l'hépatite B (VHB), virus de l'hépatite C (VHC) et syphilis (décret n° 97-928 du 9 octobre 1997). Il est recommandé de conserver un tube de sang dans une sérothèque;
- effectuer le prélèvement selon les règles d'une asepsie chirurgicale;
- veiller à ce que la restauration tégumentaire soit respectée;
- remplir une fiche médicale du donneur;
- veiller à la conformité du conditionnement du greffon et à sa transmission au centre de conservation autorisé;
- réaliser le prélèvement dans les meilleurs délais avant la 6e heure. Le délai moyen de prélèvement *post mortem* se situe entre la 11e et la 12e heure. Cependant, un prélèvement peut être réalisé jusqu'à la 20e heure si le corps a été placé rapidement après le décès en chambre froide à + 4 °C.

C. Dispositions légales particulières à la greffe de cornée

L'équipe de greffe de la cornée n'est pas soumise à autorisation et tout établissement de santé peut, en fonction des compétences matérielles et humaines requises, exercer une activité de greffe de cornée. Elle doit cependant respecter la réglementation en vigueur avec l'inscription des patients sur la liste nationale d'attente, l'application des mesures de sécurité microbiologique et de traçabilité.

Le patient en attente d'une greffe de cornée est directement concerné par les textes législatifs : l'article L. 673-8 du Code de la santé publique précise que « seules peuvent bénéficier d'une greffe (…) de cornée (…) les personnes, quel que soit leur lieu de résidence, qui sont inscrites sur une liste nationale en cours d'élaboration ». L'Agence de la biomédecine est chargée de l'enregistrement de l'inscription des patients sur la liste d'attente.

II. Sélection des donneurs

Le succès de la greffe de cornée humaine a été démontré depuis la première opération réalisée par Zirm en 1905. Les techniques chirurgicales ont largement bénéficié de l'introduction du microscope opératoire; l'utilisation de stéroïdes et plus récemment de collyres à la ciclosporine a permis de réduire le nombre de rejets immunitaires et de traiter les réactions de rejet. La qualité du greffon cornéen doit être le souci constant et n'a cessé de s'améliorer. La sélection du donneur est faite pour plusieurs raisons :

- protéger le receveur contre une éventuelle transmission d'une maladie infectieuse. Ce sont principalement les infections d'origine virale telles qu'hépatites, VIH, herpès, rage ;
- prévenir une éventuelle transmission par une maladie d'origine inconnue ou par les prions comme le Creutzfeldt-Jakob.

A. Sélection des donneurs selon l'Association européenne des banques d'yeux

La sélection des donneurs est un temps très important dans la collecte de greffons cornéens. Nous suivons les recommandations émises à Leiden en janvier 1990 émanant de l'Association européenne des banques d'yeux (*European Eye Bank Association*, EEBA, 9th edition, 2001).

1. Contre-indications locales

Les affections oculaires contre-indiquent naturellement le prélèvement. Elles sont indispensables à écarter avant d'engager les démarches administratives :

- dystrophies cornéennes, kératocône, etc. ;
- preuves d'une action chirurgicale sur le segment antérieur (intervention de cataracte ou de glaucome, chirurgie réfractive) ;
- signes d'uvéite ou de conjonctivite ;
- tumeurs du segment antérieur ;
- rétinoblastome.

À cette liste, nous rajoutons le mélanome choroïdien : lorsqu'il est en position antérieure, un envahissement du trabéculum par la chambre antérieure est possible avec accolement à l'endothélium de mélanocytes tumoraux.

En revanche, l'arc sénile ou gérontoxon n'est pas une contre-indication au prélèvement.

2. Pathologies pour lesquelles la manipulation des tissus est dangereuse

Ce sont les pathologies suivantes :

- hépatite virale aiguë ;
- syndrome de l'immunodéficience acquise (Sida) ou VIH positif ;
- encéphalite virale aiguë ou encéphalite d'étiologie inconnue ;
- maladie de Creutzfeldt-Jakob ;
- rage ;
- herpès.

3. Pathologies pour lesquelles le risque de transmission du donneur au receveur est connu ou suspecté

Il s'agit des situations suivantes :

- décès d'une pathologie du système nerveux central dont l'étiopathogénie est inconnue ou mal connue (sclérose en plaques, sclérose latérale amyotrophique, maladie d'Alzheimer) ;
- maladie de Creutzfeldt-Jakob ;

- encéphalite sclérosante subaiguë;
- rubéole congénitale;
- syndrome de Reye;
- patient décédé d'une septicémie, lorsque la cornée est conservée à + 4 °C;
- hépatite virale aiguë;
- rage;
- leucémie aiguë;
- lymphome disséminé aigu;
- Sida;
- donneur à haut risque de contamination par le virus VIH : homosexuel, bisexuel, connu ou suspecté; prostituée; hémophile; enfant de mère contaminée; antécédents de contacts sexuels avec un groupe à haut risque; syphilitique; utilisation connue ou suspectée, passée ou présente de drogues intraveineuses.
- sérologie VIH positive;
- sérologie hépatite B positive. Après information et consentement du receveur, une greffe de cornée réalisée à partir de greffons issus de donneurs présentant un profil dit « infection ancienne guérie » (antigène HBs négatif, anticorps anti-HBc positif, anticorps anti-HBs positif) peut être réalisée chez tout receveur lorsque le dépistage génomique viral du VHB montre l'absence de réplication virale chez le donneur (arrêté du 5 juillet 2013 du Code de la santé publique);
- sérologie hépatite C positive. Le médecin responsable de l'intervention est tenu de prendre connaissance des résultats de la détection des marqueurs biologiques de l'hépatite C (décret n° 92-174 du 25 février 1992);
- donneurs traités par l'hormone de croissance (*pituitary-derived growth hormone* ou pit-hGH) entre 1963 et 1985;
- jaunisse d'étiologie inconnue;
- réanimation respiratoire prolongée.

4. Pathologies pour lesquelles les contre-indications sont relatives

Il s'agit des situations suivantes :

- maladie de Parkinson;
- immunosupression chronique;
- sérologie syphilis positive;
- cachexie;
- anorexie;
- antécédent de chirurgie oculaire;
- donneurs décédés de septicémie, lorsque les cornées sont conservées à + 31 °C.

B. Remarques

1. Transmission par la greffe de cornée du VIH

La sérologie VIH-1 et 2 de chaque donneur est obligatoire et pratiquée en France selon deux tests différents : soit deux tests ELISA *(enzyme-linked immuno sorbent assay)*, soit un test ELISA et un test unitaire rapide. La sensibilité de ces tests s'avère très bonne puisqu'ils permettent de détecter des titres très faibles d'anticorps correspondant à un début de séroconversion. Cependant, leur spécificité de l'ordre de 0,1 à 0,3 % impose l'utilisation de tests de confirmation pour affirmer un diagnostic positif.

Aucun cas de transmission du VIH par greffe de cornée n'a été rapporté à ce jour.

2. Transmission par la greffe de cornée d'une maladie de Creutzfeldt-Jakob

À ce jour, trois cas dont deux hautement probables de transmission de maladie de Creutzfeldt-Jakob par greffe de cornée ont été rapportés. Une encéphalopathie spongiforme a pu être détectée dans les lobes frontal et occipital et dans la substance grise de l'insula et du noyau caudé par l'autopsie pratiquée chez un des donneurs.

Selon l'article R. 665-80-2 du décret n° 97-928 du 9 octobre 1997 du Code de la santé publique, « aucun prélèvement ne peut être réalisé sur une personne si des critères cliniques ou des antécédents révèlent un risque potentiel de transmission par celle-ci de la maladie de Creutzfeldt-Jakob ou d'autres encéphalopathies subaiguës spongiformes transmissibles ».

III. Prélèvement thérapeutique des cornées par excision *in situ*

La technique de prélèvement de cornée *in situ* encore appelée excision *in situ* de la cornée permet d'obtenir, dans des conditions optimales de sécurité sanitaire, la cornée du donneur avec sa collerette sclérale. Elle permet sa mise en conservation immédiate. Le globe oculaire n'étant pas enlevé, elle permet de respecter une restitution anatomique *ad integrum*, ce qui est un gage d'une meilleure acceptation par les familles des donneurs.

Il faut souligner que le prélèvement *in situ* des cornées est la seule méthode autorisée au dépositoire. En revanche, l'énucléation du globe oculaire reste possible dans le cadre d'un prélèvement multiorgane et elle ne peut s'effectuer qu'au bloc des urgences.

Avant de pratiquer le prélèvement, le médecin préleveur doit procéder à un certain nombre de vérifications légales qui ont été rappelées plus haut (voir Le médecin préleveur).

Il doit en outre s'assurer que le corps présenté est celui du donneur. Il doit vérifier à l'aide d'une lampe stylo l'état des cornées du donneur et effectuer une inspection générale de son corps.

Il doit prendre connaissance du dossier médical du donneur.

Il doit effectuer un prélèvement de sang en *post mortem* par voie sous-clavière en vue des sérologies virales (geste qui n'est pas toujours de réalisation facile).

Il doit vérifier la conformité des formulaires d'autorisation : local et celui transmis par l'Agence de la biomédecine concernant la non-opposition de ce sujet au prélèvement (registre national informatisé des refus, article L. 1232-1 du Code de la santé publique).

Il doit s'assurer que les dates de péremption concernant la stérilité du matériel utilisé ne sont pas dépassées.

La mise en décongélation des milieux de conservation à + 31 °C au bain-marie doit être effectuée environ une demi-heure avant le prélèvement.

Le prélèvement se fait dans un local propre dans des conditions chirurgicales. Il est assuré par le médecin préleveur aidé d'une infirmière de la coordination hospitalière.

La restauration tégumentaire est assurée par le recouvrement de l'œil par une prothèse en plastique hémisphérique creuse et transparente que l'on peut retailler aux dimensions voulues à l'aide d'une paire de ciseaux. Cette prothèse est munie d'aspérités, ce qui permet une bonne adhérence aux paupières. Le galbe de l'œil est ainsi respecté. Elle permet de restituer en cas d'ouverture des paupières l'aspect du segment antérieur avec respect de la couleur de l'iris.

Les avantages de cette technique de prélèvement *in situ* de la cornée sont la fiabilité, la rapidité et la simplicité d'exécution, mais elle requiert de la minutie pour éviter tout contact au niveau de l'endothélium cornéen dont la vitalité est essentielle pour la réussite de la greffe. Elle évite une énucléation porteuse de préjugés psychologiques qui n'ont pas la faveur des familles et elle autorise une meilleure restauration anatomique puisque l'iris reste en place. Elle supprime le délai entre l'énucléation et la mise en conservation évitant toute manipulation supplémentaire avec un risque toujours possible de contamination. Elle permet de faire une économie de temps de travail et elle diminue notablement le coût global. En revanche, la décontamination qui est un temps important et incontournable est mieux assurée dans la technique de l'énucléation.

Au total, la technique d'excision *in situ* de la cornée est la technique de choix, car elle contribue à avoir un accueil favorable non seulement de la part des équipes de prélèvement mais surtout de la part des familles qui acceptent plus facilement le don de cornée que le don d'yeux.

Points clés

- Certificats nécessaires avant prélèvement de cornée :
  - certificat de décès ;
  - procès-verbal du constat de la mort ;
  - autorisation de la famille.
- Sérologies à effectuer chez le donneur : HIV, HTLV, hépatite B, hépatite C, syphilis.
- Deux situations de prélèvement de cornée : *post mortem* (80 %) ou lors d'un prélèvement multiorgane (20 %).
- Principales contre-indications au prélèvement de cornée :
  - maladie infectieuse (Sida, rage, maladie de Creutzfeldt-Jakob, hépatites, notamment) ;
  - pathologie cornéenne évolutive ;
  - maladie neurologique inexpliquée, démence.

Mots clés

- Excision *in situ*
- Lois bioéthiques
- Maladie de Creutzfeldt-Jakob
- Procès-verbal de constat de la mort
- Sérologies obligatoires : VIH, VHB, VHC, HTLV-1, syphilis

CHAPITRE

10

Greffe de cornée

Item 197. Transplantation d'organes : aspects épidémiologiques et immunologiques ; principes de traitement et surveillance ; complications et pronostic ; aspects éthiques et légaux.

Objectifs pédagogiques

Nationaux

- Expliquer les aspects épidémiologiques et les résultats des transplantations d'organe et l'organisation administrative.
- Argumenter les aspects médicolégaux et éthiques liés aux transplantations d'organes. L'exemple de la transplantation rénale : expliquer les principes de choix dans la sélection du couple donneur-receveur et les modalités de don d'organe.
- Argumenter les principes thérapeutiques, et les modalités de surveillance d'un sujet transplanté rénal.

COUF

- Connaître les principales indications de la greffe de cornée.
- Connaître le pronostic à long terme des greffes de cornée.

I. Introduction

C'est la plus ancienne greffe de tissu réalisée avec succès chez l'homme (1905 – Eduard Zirm). Elle consiste à remplacer un fragment de cornée opaque ou déformée par une cornée saine, transparente, venant d'un donneur.

Seule l'homogreffe est possible actuellement, tous les essais d'hétérogreffe ou d'utilisation de matériaux artificiels s'étant soldés par des échecs.

II. Particularités de la greffe de cornée

La cornée, tissu avasculaire, est un site privilégié pour la greffe et le taux de succès en termes de survie du greffon à 5 ans est élevé, variant de 60 à 90 %.

Plusieurs techniques opératoires sont possibles (fig. 10.1) :

- la *kératoplastie transfixiante* : elle consiste à prélever par trépanation circulaire une rondelle de la cornée pathologique du receveur, d'un diamètre variable (le plus souvent de 7 à 8 mm), que l'on remplace par une rondelle de diamètre identique de cornée saine, provenant d'un donneur. Cette rondelle cornéenne est suturée à la cornée du receveur par un surjet ou par des points séparés de fil non résorbable ;

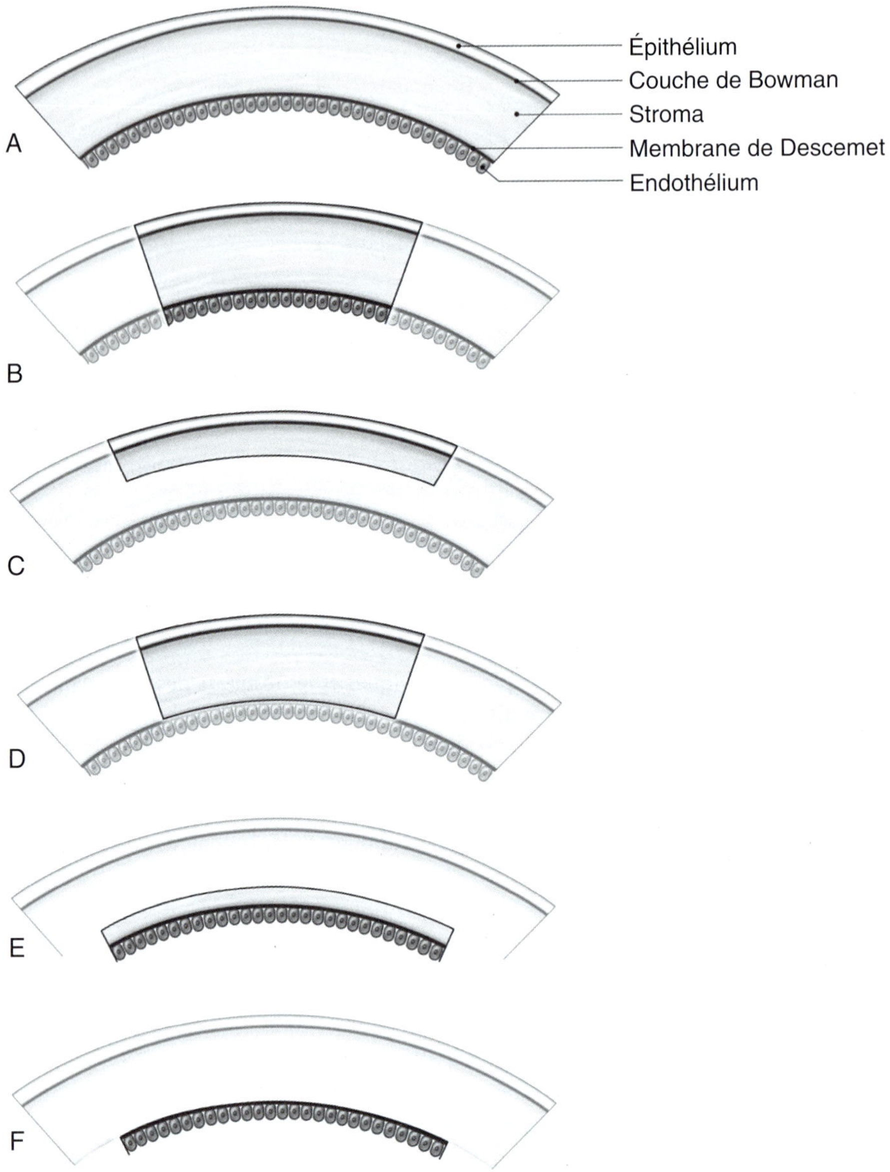

Fig. 10.1. Les différentes greffes de cornée.

A. Les cinq couches cornéennes. B. Kératoplastie transfixiante de pleine épaisseur. C et D. Kératoplasties lamellaires antérieures remplaçant tout (D) ou partie (C) du stroma cornéen selon la profondeur de la maladie stromale. E et F. Kératoplasties endothéliales apportant un endothélium sain sur un support stromal (E) ou sur un support descemétique pur (F).

- les *kératoplasties lamellaires antérieures* : elles consistent à pratiquer d'abord un plan de clivage dans la cornée pour laisser en place chez le receveur la membrane de Descemet et l'endothélium, et ne greffer que la partie antérieure (épithélium, couche de Bowman et stroma ; vidéos e.5 et e.6). Les kératoplasties lamellaires antérieures sont pratiquées dans les atteintes cornéennes où l'endothélium est normal, notamment le kératocône et les séquelles de kératite infectieuse ;
- les *kératoplasties endothéliales* : elles consistent à ne greffer que la membrane de Descemet et l'endothélium, et à laisser en place chez le receveur le stroma et l'épithélium (vidéo e.7). Les kératoplasties endothéliales sont pratiquées dans les atteintes endothéliales pures, notamment dans les dystrophies bulleuses ou la cornea guttata.

Le remplacement sélectif de la couche cornéenne malade dans les greffes lamellaires permet, selon la couche remplacée, d'accélérer la récupération visuelle et de diminuer le risque de rejet de greffe.

Il est possible au cours de cette greffe de combiner d'autres gestes chirurgicaux si nécessaire, tels que l'extraction du cristallin avec mise en place d'un implant intraoculaire ou le traitement chirurgical d'un glaucome.

Le traitement postopératoire antirejet comporte une corticothérapie locale (collyre corticoïde) pendant 1 an.

Le surjet ou les points sont laissés en place environ 1 an.

III. Principales indications de la greffe de cornée

Ce sont *a priori* toutes les affections pouvant laisser à titre de séquelle une opacification ou une déformation cornéenne avec baisse d'acuité visuelle :

- séquelles de traumatisme perforant de la cornée ;
- brûlures chimiques, en particulier par bases ;
- dégénérescences cornéennes (30 à 40 % des greffes de cornée) :
  - essentiellement le *kératocône*, affection cornéenne débutant chez l'enfant ou l'adulte jeune, entraînant un amincissement progressif de la cornée, responsable d'un bombement cornéen à l'origine d'un astigmatisme irrégulier puis d'opacités cornéennes,
  - plus rarement, une dystrophie cornéenne héréditaire à l'origine d'opacités cornéennes ;
- kératites :
  - en particulier *kératite herpétique* (5 % des greffes de cornée) au stade de séquelles, toujours grave car récidivante ; la greffe nécessite un traitement antiviral de couverture au long terme chez le receveur,
  - abcès de cornée bactériens,
  - kératite amibienne et fungique ;
- « dystrophie bulleuse » de la personne âgée. Due à une perte de cellules endothéliales cornéennes, de plus en plus fréquente (45 % des greffes de cornée) du fait de l'augmentation de l'espérance de vie, elle peut être secondaire à :
  - des interventions chirurgicales itératives (glaucome, cataracte) ; elle est devenue beaucoup moins fréquente après chirurgie de la cataracte avec les techniques actuelles d'extraction du cristallin par phacoémulsification avec implantation en chambre postérieure,
  - l'altération constitutionnelle des cellules endothéliales : « cornea guttata », responsable avec l'âge d'une perte progressive des cellules endothéliales.

IV. Pronostic

A. Résultats anatomiques et fonctionnels à long terme

La greffe de cornée donne de bons résultats anatomiques et fonctionnels dans plus de deux tiers des cas, avec un résultat durable et, à long terme, la conservation d'une cornée transparente et une bonne récupération visuelle.

B. Complications

Elles sont rares. Il peut s'agir de :

- retard d'épithélialisation du greffon ;
- défaillance précoce de l'endothélium du greffon : elle entraîne un œdème cornéen précoce (quelques jours) ;

- rejet immunitaire ou « maladie du greffon » : il se manifeste au début par un œil rouge, douloureux et photophobe, une baisse d'acuité visuelle, l'apparition de quelques précipités sur la face postérieure de la cornée à l'examen à la lampe à fente, puis d'un œdème du greffon et son opacification progressive par défaillance endothéliale. Les facteurs de risque de rejet sont les suivants :
  - vascularisation cornéenne,
  - grand diamètre de greffon,
  - greffes itératives,
  - jeune âge < 12 ans (taux de survie à 5 ans de 50 à 60 %),
  - récidive infectieuse (herpès).
- récidive de la maladie causale (par exemple, herpès ou dystrophie de cornée) ;
- hypertonie oculaire ;
- astigmatisme postopératoire important et irrégulier.

Points clés

- La cornée est constituée de cinq couches :
  - l'épithélium, pluristratifié, qui assure la barrière contre les infections et les traumatismes ;
  - la couche de Bowman, qui est la partie antérieure du stroma ;
  - le stroma, qui représente pratiquement toute l'épaisseur de la cornée, et qui est normalement transparent lorsque son hydratation est réduite ;
  - la membrane de Descemet, qui est la membrane basale de l'endothélium ;
  - l'endothélium, couche unicellulaire qui « pompe » l'hydratation du stroma et assure ainsi la transparence de la cornée. L'endothélium est la partie « noble » de la cornée, c'est un épithélium unicellulaire qui ne se renouvelle pas.
- On pratique des greffes transfixiantes (de toute l'épaisseur de la cornée) ou des greffes sélectives lamellaires antérieures qui conservent l'endothélium ou endothéliales qui remplacent l'endothélium. Les principales indications sont : le kératocône, les traumatismes, les kératites herpétiques, les kératites infectieuses, et la « dystrophie bulleuse » (œdème du stroma par insuffisance de l'endothélium chez la personne âgée, suite à une chirurgie ou par cornea guttata).

Mots clés

- Dystrophie bulleuse du pseudophaque
- Greffe transfixiante/greffe lamellaire antérieure profonde/greffe endothéliale
- Kératite herpétique
- Kératocône
- Rejet de greffe, astigmatisme irrégulier, défaillance endothéliale, retard de cicatrisation

CHAPITRE

11

Traumatismes oculaires

Item 330. Orientation diagnostique et conduite à tenir devant un traumatisme cranio-facial.

Objectifs pédagogiques

Nationaux

- Pas d'objectifs.

COUF

- Connaître les principales lésions observées au cours des contusions oculaires.
- Connaître le pronostic des plaies perforantes du globe oculaire.
- Savoir suspecter et reconnaître un corps étranger intraoculaire.

Devant un traumatisme oculaire récent, il faut distinguer trois situations :

- les traumatismes à globe fermé ou *contusions du globe* ;
- les traumatismes à *globe ouvert*. Ce sont les plaies du globe oculaire nécessitant une prise en charge chirurgicale urgente ;
- les *corps étrangers* pouvant être superficiels bénins ou intraoculaires mettant en jeu le pronostic visuel.

I. Contusions du globe oculaire

A. Interrogatoire

On recherche les circonstances et le mécanisme du traumatisme qui pourrait notamment faire suspecter la présence d'un corps étranger intraoculaire (CEIO).

Les agents contondants sont d'autant plus dangereux que leur volume est petit : ainsi un ballon est freiné par le relief orbitaire, alors qu'un bouchon de champagne peut directement atteindre le globe oculaire.

On précisera :

- les signes fonctionnels : douleurs ;
- l'acuité visuelle (médico-légale !) ;
- l'heure du dernier repas (dans l'hypothèse d'une prise en charge chirurgicale).

On recherchera des lésions associées (traumatisme crânien, traumatisme facial, etc.).

B. Examen

Il permet de distinguer les contusions du segment antérieur et les contusions du segment postérieur pouvant ou non être associées.

1. Contusions du segment antérieur

a. Cornée

Une érosion cornéenne superficielle peut être mise en évidence après instillation de fluorescéine.

Elle nécessite un traitement lubrifiant cicatrisant associé à un traitement antiseptique ou antibiotique afin d'éviter une surinfection microbienne (par exemple, chlorhexidine collyre 4 fois par jour pendant 5 jours).

b. Conjonctive

Il peut exister une plaie conjonctivale et/ou une hémorragie sous-conjonctivale (fig. 11.1).

Elle peut être isolée mais doit toujours faire rechercher une plaie sclérale sous-jacente ou un CEIO.

c. Chambre antérieure

On peut retrouver un hyphéma (fig. 11.2). Il s'agit d'une hémorragie de la chambre antérieure.

L'évolution se fait en général vers la résorption spontanée.

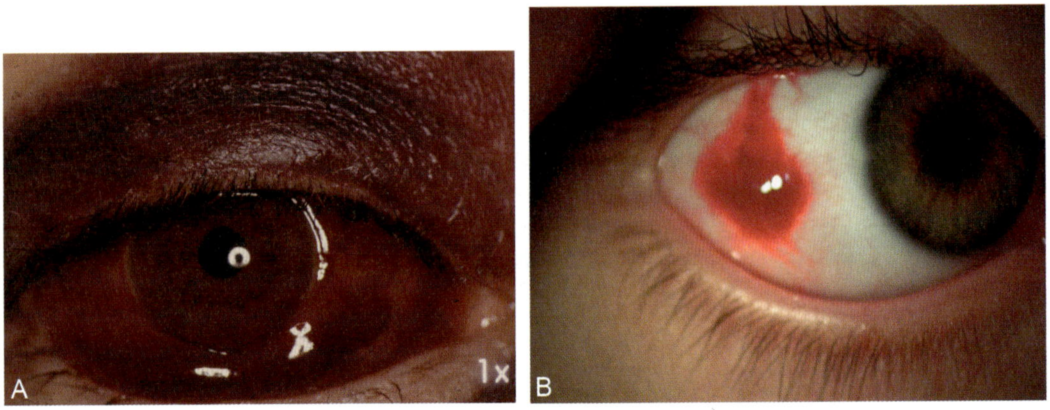

Fig. 11.1. **Hémorragie sous-conjonctivale traumatique étendue (A) et hémorragie sous-conjonctivale (B).**

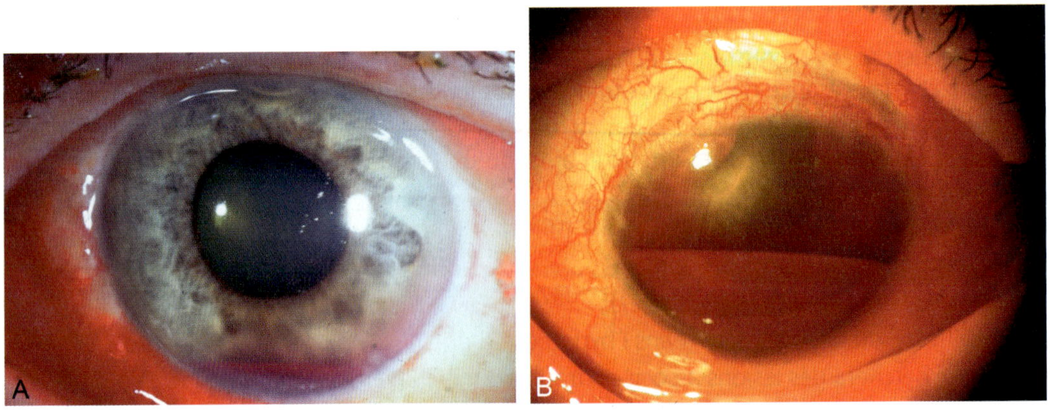

Fig. 11.2. **Hyphéma de faible abondance (A). Hyphéma abondant (B).**

Les risques principaux sont l'hypertonie intra-oculaire et la récidive hémorragique.

Un hyphéma récidivant massif avec hypertonie peut être responsable d'une infiltration hématique de la cornée (hématocornée) irréversible.

d. Iris

On peut retrouver :

- une iridodyalise : désinsertion de la base de l'iris (fig. 11.3);
- une rupture du sphincter irien (au bord de la pupille) responsable d'une correctopie (déformation pupillaire) (fig. 11.4);
- une mydriase post-traumatique (avec diminution du réflexe photomoteur) transitoire ou définitive.

e. Cristallin

Selon l'importance du traumatisme et la résistance des fibres de la zonule, on peut observer :

- une subluxation du cristallin (fig. 11.5) ou une luxation incomplète avec rupture partielle de la zonule;
- une luxation complète du cristallin dans la chambre antérieure (fig. 11.6) ou dans la cavité vitréenne par rupture totale de la zonule;
- une cataracte contusive (apparaissant plusieurs semaines ou mois après le traumatisme).

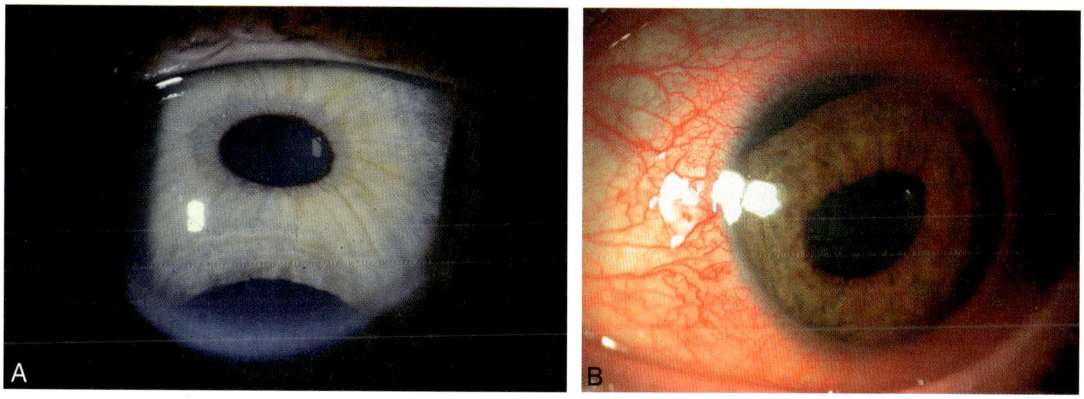

Fig. 11.3. Iridodialyse post-traumatique inférieure (A). Iridodialyse post-traumatique supérieure (B).

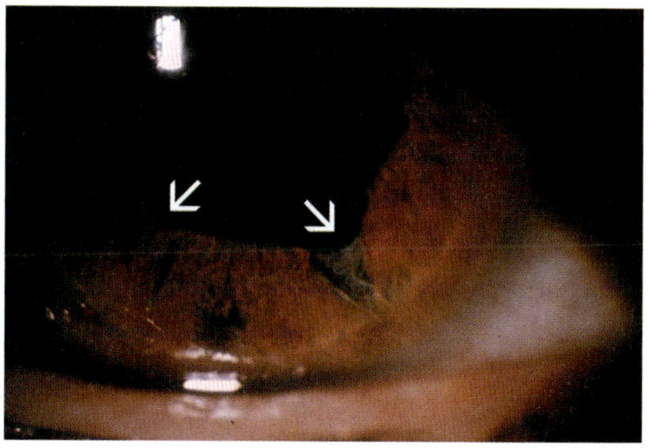

Fig. 11.4. Ruptures du sphincter irien (flèches).

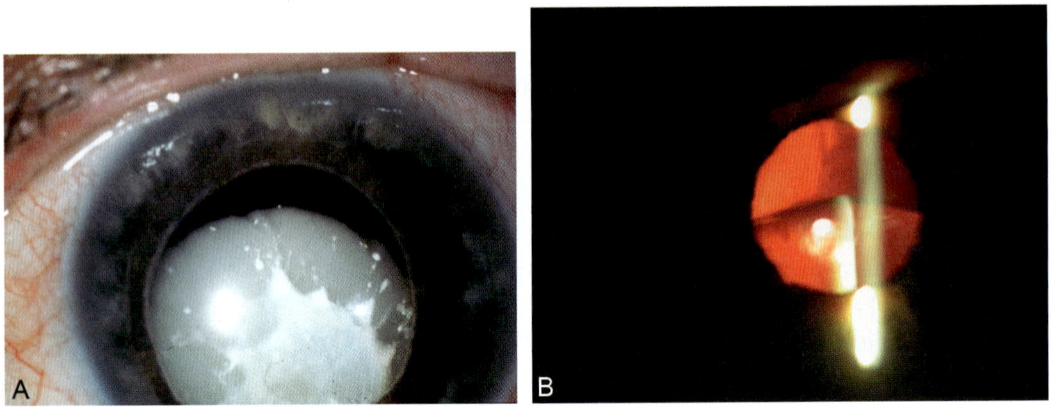

Fig. 11.5. Subluxation du cristallin.

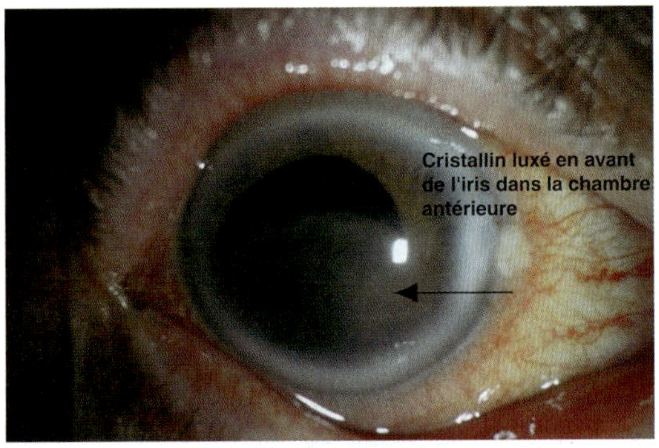

Fig. 11.6. Luxation du cristallin dans la chambre antérieure.

f. Hypertonie oculaire

Elle peut faire suite à :

- des lésions de l'angle iridocornée bien visibles en gonioscopie (l'examen de l'angle iridocornéen à la lampe peut être difficile à la phase aiguë du fait des douleurs) ;
- un hyphéma ;
- une luxation antérieure du cristallin.

2. Contusions du segment postérieur

a. Œdème rétinien du pôle postérieur de guérison spontanée

Il peut être responsable d'une baisse d'acuité visuelle transitoire ou définitive.

Il peut parfois évoluer vers un trou maculaire.

b. Hémorragie intravitréenne

Elle est due à une rupture vasculaire rétinienne traumatique.

Elle évolue en général favorablement, vers la résorption spontanée. Lorsqu'elle empêche la visualisation de la rétine, elle doit faire pratiquer une échographie B à la recherche d'un décollement de rétine associé.

c. Déchirures rétiniennes périphériques

Elles peuvent aboutir à la constitution d'un décollement de rétine. Celui-ci peut survenir à distance du traumatisme, parfois plusieurs mois ou années après, posant un problème médico-légal d'imputabilité, surtout chez les sujets prédisposés comme les myopes forts.

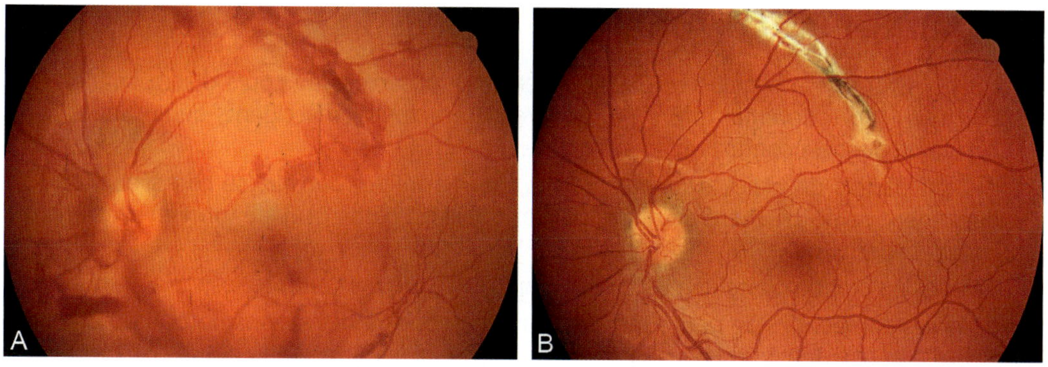

Fig. 11.7. Rupture de la choroïde.
A. Aspect immédiat au décours du traumatisme. B. Aspect cicatriciel : la rupture de la choroïde, siégeant loin de la macula, n'a aucun retentissement visuel.

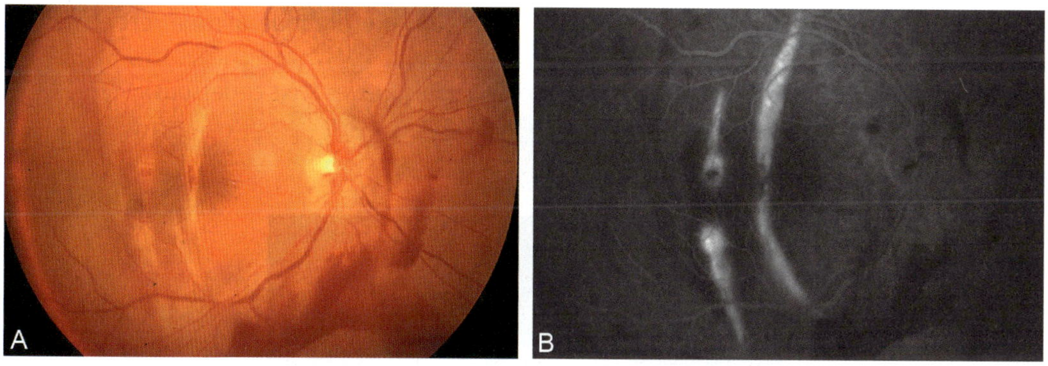

Fig. 11.8. Rupture de la choroïde : elle intéresse le centre de la macula et entraîne de ce fait une baisse d'acuité visuelle sévère et définitive.
A. Aspect du fond d'œil. B. Angiographie.

Un traitement prophylactique des déchirures par photocoagulation au laser avant la constitution d'un décollement de rétine peut parfois en prévenir l'apparition, d'où l'importance d'un examen systématique de la rétine périphérique aussi précoce que possible au décours de tout traumatisme.

d. Rupture de la choroïde

Les ruptures traumatiques de la choroïde (fig. 11.7) peuvent être responsables d'une baisse d'acuité visuelle séquellaire définitive lorsqu'elles affectent la macula (fig. 11.8).

II. Traumatismes à globe ouvert

A. Ruptures du globe oculaire

Les traumatismes contusifs très violents peuvent provoquer une ou plusieurs ruptures du globe oculaire au niveau des zones de moindre résistance (limbe sclérocornéen, rupture sclérale radiaire), révélées par une hypotonie, une hémorragie sous-conjonctivale, une hémorragie intravitréenne.

Le pronostic post-opératoire est d'autant plus péjoratif que la plaie sclérale est postérieure (notamment en arrière de l'insertion musculaire).

B. Traumatismes perforants

Les plaies directes du globe oculaire peuvent être observées au cours d'accidents de la voie publique (cause devenue rare avec les pare-brise actuels), d'accidents domestiques, de bricolage ou dans un contexte d'agression, de rixe (fig. 11.9).

Il s'agit parfois de plaies évidentes, larges, de mauvais pronostic, se compliquant très fréquemment de décollement de rétine ou d'atrophie du globe oculaire (phtyse) avec une cécité complète définitive.

Ailleurs, il s'agit de plaies de petite taille (fig. 11.10), de meilleur pronostic :

- plaies cornéennes de petite taille pouvant s'associer à des lésions de l'iris ou du cristallin (cataracte d'apparition précoce et d'évolution rapide par plaie du cristallin);
- plaies sclérales de petite taille.

Le risque est de méconnaître la plaie en absence d'un examen soigneux, notamment de méconnaître une plaie sclérale masquée par une hémorragie sous-conjonctivale (fig. 11.11) : au moindre doute, une exploration chirurgicale peut être réalisée.

Le risque est également de méconnaître un CEIO.

Au moindre doute, un *scanner* du massif facial doit être pratiqué afin de rechercher et de localiser un éventuel CEIO.

Leur méconnaissance pouvant avoir des conséquences graves (voir ci-dessous).

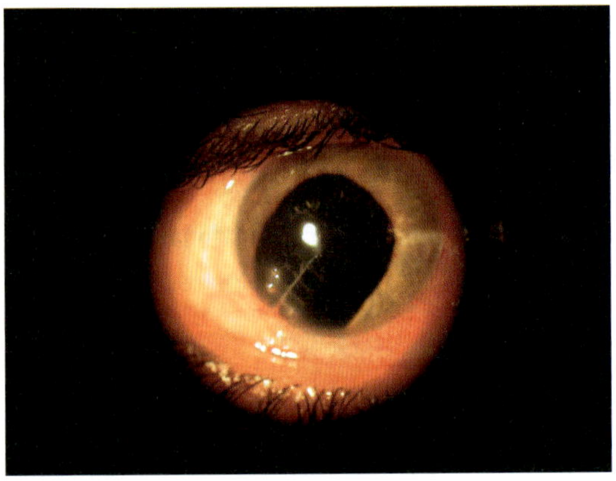

Fig. 11.9. Plaie de cornée post-traumatique.

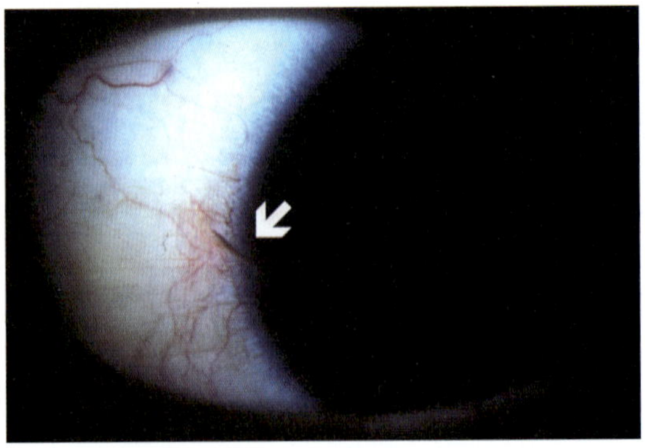

Fig. 11.10. Petite plaie cornéosclérale (flèche).

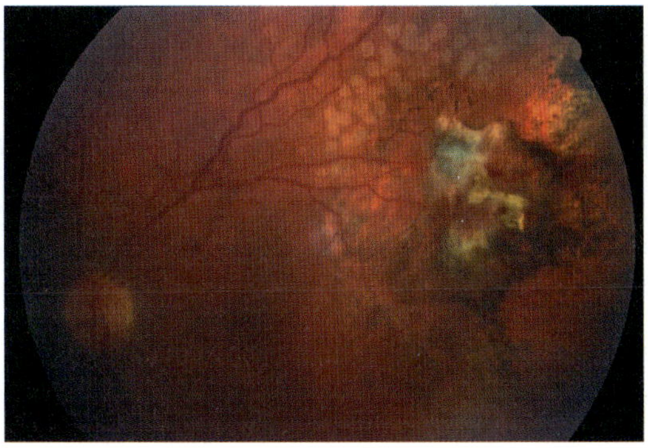

Fig. 11.11. Importante cicatrice de traumatisme perforant en temporal supérieur de la macula.

Tableau 11.1. Signes faisant suspecter un corps étranger oculaire

Corps étranger superficiel	Corps étranger intraoculaire
– Mécanisme – Conjonctivite – Kératite superficielle par corps étranger sous-palpébral : toujours penser à retourner la paupière supérieure (++++) – Corps étranger cornéen : directement visible	– Mécanisme – Porte d'entrée : sclérale (hémorragie sous-conjonctivale) ou cornéenne – Trajet visible : cristallinien et/ou irien – Corps étranger visible : iris, cristallin, angle iridocornéen, vitré, rétine (visible en l'absence d'hémorragie intravitréenne)

III. Corps étrangers

Il faut bien distinguer les corps étrangers superficiels et les corps étrangers intraoculaires (CEIO) de pronostic tout à fait différent (tableau 11.1).

A. Diagnostic évident

1. Corps étranger superficiel

- Circonstances de survenue (par exemple, meulage).
- Symptômes unilatéraux :
  - soit à type de conjonctivite : démangeaisons sans baisse d'acuité visuelle, hyperhémie conjonctivale prédominant autour ou en regard du corps étranger, larmoiement ;
  - soit à type de kératite superficielle : douleurs superficielles et photophobie, cercle périkératique.
- À l'examen :
  - le corps étranger est souvent visible, cornéen superficiel (c'est notamment le cas « des grains de meule », très fréquents ; fig. 11.12) ou conjonctival (fig. 11.13) ;
  - parfois, il est masqué sous la paupière supérieure : toujours penser à retourner la paupière supérieure à la recherche d'un corps étranger sous-palpébral.
- Le pronostic est favorable avec un traitement qui associe ablation à l'aide d'une aiguille à corps étranger, traitement lubrifiant et antiseptique ou antibiotique local.

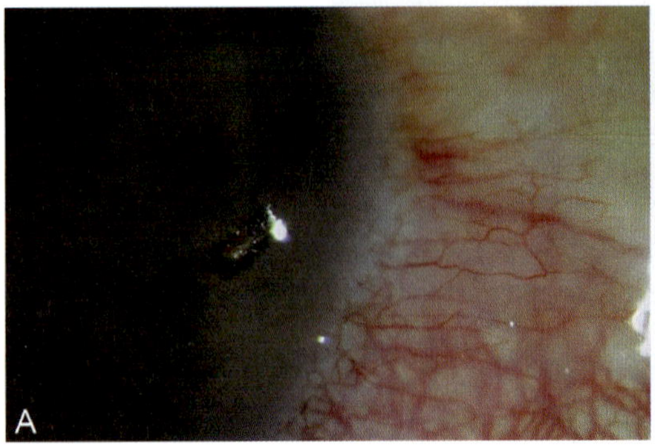

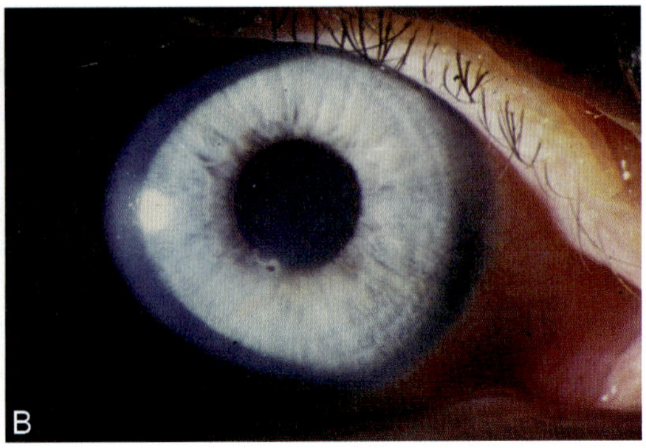

Fig. 11.12. Corps étranger cornéen superficiel.

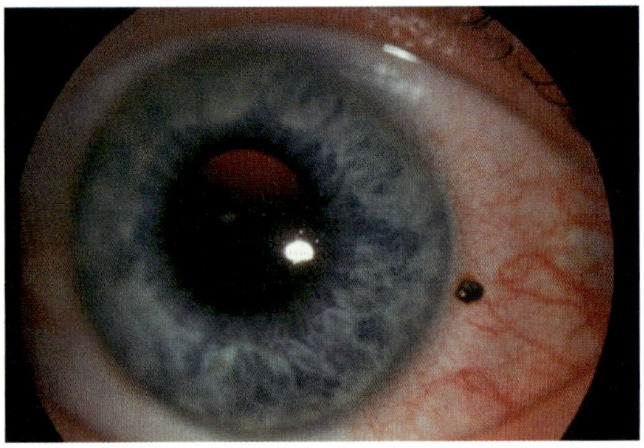

Fig. 11.13. Corps étranger conjonctival superficiel.

2. Corps étranger intraoculaire

Parfois, le tableau est évocateur :

- circonstances de survenue :
  - évidentes : agression par grenaille de plomb,
  - ou évocatrices : projection d'un corps étranger ferrique par un marteau lors de bricolage ou lors du travail sur une pièce métallique ;
- signes cliniques évocateurs :
  - porte d'entrée visible, souvent punctiforme, cornéenne ou sclérale (penser à la rechercher par un examen clinique soigneux devant une hémorragie sous-conjonctivale),
  - trajet de pénétration visible : perforation cristallinienne et/ou irienne (fig. 11.14),
  - le corps étranger est parfois directement visible : sur l'iris, dans le cristallin, dans l'angle iridocornéen, dans le vitré ou sur la rétine (fig. 11.15).

B. Diagnostic délicat

Le diagnostic de CEIO est souvent moins évident :

- si le traumatisme initial n'a pas été remarqué par le patient ;
- si aucune porte d'entrée n'est retrouvée ;
- si ni le trajet de pénétration ni le corps étranger ne sont visibles.

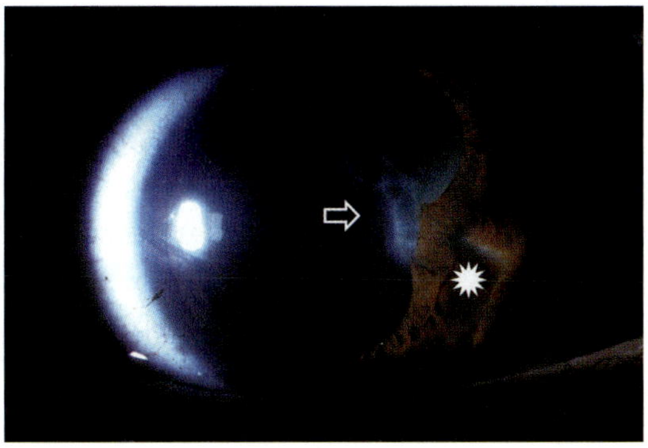

Fig. 11.14. **Trajet de pénétration irien (étoile) et cristallinien (flèche) évocateur d'un corps étranger intraoculaire.**

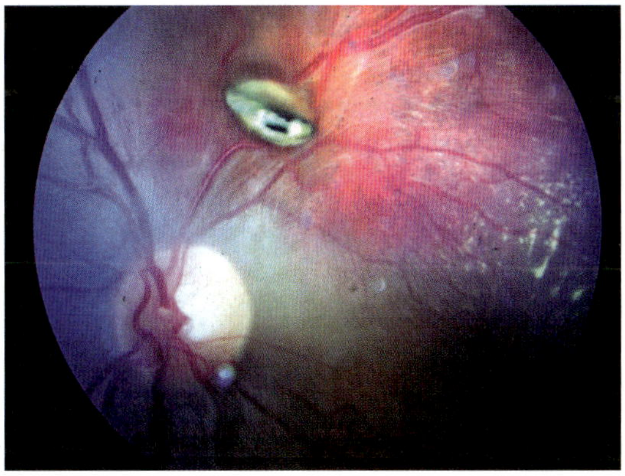

Fig. 11.15. **Corps étranger intraoculaire, de situation prérétinienne, directement visible à l'examen du fond d'œil.**

C. Examens complémentaires

Dans tous les cas, à la moindre suspicion de CEIO, un *examen tomodensitometrique* doit être pratiqué afin de rechercher et surtout de localiser avec précision le corps étranger.

L'échographie B est contre-indiquée en cas de plaie transfixiante du globe oculaire.

L'imagerie par résonance magnétique (IRM) est également contre-indiquée en raison du risque de mobilisation d'un corps étranger aimantable durant l'examen.

D. Complications précoces des corps étrangers intraoculaires

Elles peuvent révéler un CEIO méconnu, mais peuvent également survenir même après le traitement correctement conduit d'un corps étranger diagnostiqué lors du traumatisme :

- endophtalmie (infection intraoculaire) : complication très grave, pouvant aboutir à une cécité complète ;
- décollement de la rétine (DR) rhegmatogène, de pronostic réservé. Les résultats du traitement chirurgical des DR secondaires à un CEIO sont moins bons que les résultats du traitement des DR spontanés et des DR secondaires à une contusion oculaire ;
- cataracte traumatique dont le pronostic peut être favorable par un traitement chirurgical en l'absence de lésions associées (notamment rétiniennes) ayant un retentissement visuel.

E. Complications tardives

Nous ne ferons que mentionner les complications tardives :

- ophtalmie sympathique : uvéite auto-immune sévère de l'œil controlatéral, survenant quelques semaines à plusieurs années après le traumatisme initial ;
- sidérose et chalcose : atteintes rétiniennes toxiques très sévères survenant plusieurs années après un CEIO méconnu, ferrique (sidérose) ou cuivrique (chalcose). La chalcose s'accompagne typiquement d'un anneau cornéen de Kayser-Fleisher (identique à celui que l'on observe dans la maladie de Wilson).

Points clés

- Un collyre à la fluorescéine peut être instillé sur un globe perforé et renseigne sur un ulcère de cornée ou sur une plaie perforante (signe de Seidel).
- Les indications d'opérer en urgence un œil traumatisé sont les suivantes :
  - recherche et/ou suture d'une plaie du globe ;
  - extraction d'un corps étranger intraoculaire ;
  - plaie du cristallin (indication d'enlever le cristallin en urgence pour éviter une inflammation oculaire ou une hypertonie intraoculaire).

Mots clés

- Cataracte traumatique
- Corps étranger intraoculaire
- Décollement de rétine
- Éclatement du globe
- Endophtalmie
- Hémorragie intravitréenne
- Hyphéma, hémorragie sous-conjonctivale
- Iridodialyse
- Luxation du cristallin
- Œdème de Berlin
- Ophtalmie sympathique
- Sidérose, chalcose

CHAPITRE

12

Brûlures oculaires

Item 330. Orientation diagnostique et conduite à tenir devant un traumatisme cranio-facial.

Objectifs pédagogiques

- Pas d'objectifs.
- Connaître les principales circonstances de survenue des brûlures oculaires.
- Connaître la gravité respective des brûlures thermiques, acides et basiques.
- Savoir évaluer et classifier la gravité initiale.
- Savoir effectuer les premiers gestes d'urgence.

I. Circonstances de survenue

Trois grands types de circonstances de survenue s'opposent :

- les *accidents industriels* : les brûlures liées à des accidents en milieu industriel sont souvent graves, car elles font intervenir des produits concentrés *(gravité des brûlures par bases +++)* ou sont associées à d'autres lésions traumatiques, en cas d'explosion *(blast)* ;
- les *accidents domestiques*, souvent moins graves, car liés à des éclaboussures, ouvertures accidentelles de bouteilles, etc. Les explosions rejoignent le risque des accidents industriels ;
- les *agressions*, constituant une part non négligeable des brûlures oculaires chimiques dans certaines communautés, souvent perpétrées avec des produits alcalins concentrés et donc potentiellement graves.

II. Brûlures thermiques, acides et basiques

A. Brûlures thermiques

Provoquées par la chaleur dégagée par une combustion ou par la projection d'un liquide, de métal en fusion, etc., les brûlures thermiques sont rarement graves, car le film de larmes constitue une protection efficace contre la chaleur. Le cas le plus fréquent est celui de la brûlure accidentelle par cigarette. Elle provoque une lésion épithéliale localisée, voire une lésion stromale superficielle. La cicatrisation est rapide et le plus souvent sans séquelles visuelles.

Les brûlures thermiques sont parfois graves de par l'atteinte des paupières et des annexes (notamment voies lacrymales).

B. Brûlures acides

Les acides forment des complexes avec les protéines du stroma, qui retardent et gênent leur pénétration : les lésions sont d'emblée installées et ne progressent pas. L'épithélium intact permet une protection modérée contre la pénétration d'acides faibles ou dilués, avec peu de dommages si le pH est supérieur à 2,5. Ce n'est qu'en deçà d'un pH de 2,5 que des dommages sévères peuvent survenir dans les zones désépithélialisées : les brûlures chimiques par acides usuels sont donc de gravité modérée à moyenne ; elles peuvent être graves en milieu industriel avec l'emploi d'acides très concentrés.

C. Brûlures basiques

Les alcalins réagissent avec les acides gras (saponification), détruisant les membranes cellulaires, ce qui leur permet de pénétrer très rapidement dans les tissus sous-jacents. Après contact, ils pénètrent dans le stroma, puis en chambre antérieure et cette progression se poursuit pendant 48 heures. L'alcalin qui pénètre le plus rapidement est l'ammoniaque. Toutes les brûlures par bases concentrées sont potentiellement graves (fig. 12.1 et 12.2), même en milieu domestique (produits pour déboucher les siphons, etc.).

En cas de doute sur la nature acide ou basique d'un produit en cause, après le lavage (+++), il est parfois utile d'utiliser des bandelettes de pH (employées habituellement pour les urines) pour connaître celui des larmes.

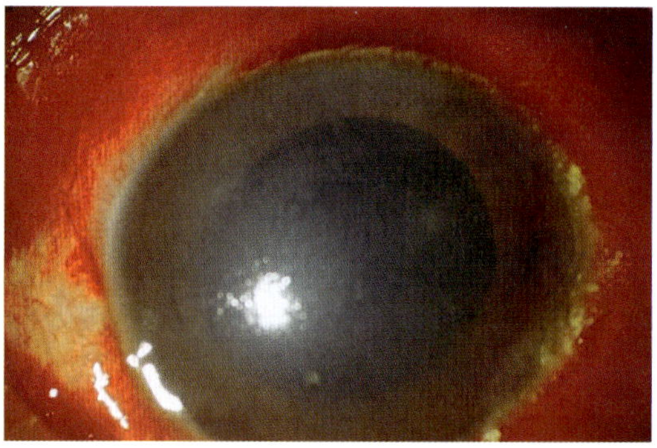

Fig. 12.1. Brûlure par base de gravité modérée : opacification minime de la cornée, pas d'ischémie conjonctivale.

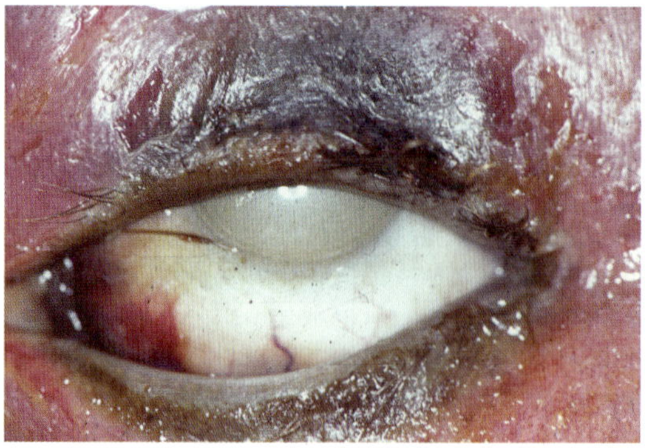

Fig. 12.2. Brûlure sévère par base : opacification totale de la cornée, ischémie de la conjonctive limbique inférieure, avasculaire et de coloration blanchâtre.

III. Classification pronostique

La classification pronostique s'apprécie après instillation d'une goutte de fluorescéine dans le cul-de-sac lacrymal et par l'inspection en lumière bleue. Les zones désépithélialisées prennent la fluorescéine. Les zones de conjonctive ischémique sont très blanches, avec disparition des vaisseaux conjonctivaux.

La classification pronostique habituellement utilisée est celle de Roper-Hall (encadré 12.1). Cette classification simple permet, sans instrumentation particulière, d'apprécier immédiatement la gravité initiale d'une brûlure chimique.

L'atteinte du limbe sclérocornéen est déterminante dans le pronostic, car celui-ci contient une grande partie des cellules souches de l'épithélium cornéen. Lorsque le limbe sclérocornéen est détruit, c'est l'épithélium conjonctival, non transparent, qui prend la place de l'épithélium cornéen, entraînant ainsi une baisse de vision (fig. 12.3).

IV. Traitement d'urgence

Le *traitement d'urgence par lavage (+++)* est particulièrement important en cas de brûlure chimique. Il consiste essentiellement à laver l'œil atteint, en déplissant soigneusement les culs-de-sac conjonctivaux, abondamment et longuement *(20 à 30 minutes)*; on peut également s'aider de la mesure du pH des larmes par des bandelettes jusqu'à obtention d'un pH neutre. Ce lavage s'effectue au mieux avec une poche de 500 ou 1000 mL de sérum physiologique, à défaut avec de l'eau.

Ce traitement doit être *le plus précoce possible* après la brûlure. Il doit permettre d'éliminer totalement le produit caustique encore présent. Il est souvent nécessaire d'instiller une goutte d'un collyre anesthésique pour permettre l'ouverture correcte des paupières.

La gravité de la brûlure sera ensuite évaluée selon la classification de Roper-Hall.

Un traitement par collyre corticoïde doit être débuté le plus précocement possible afin de limiter la réaction inflammatoire intense, elle-même source de complications.

Encadré 12.1

Classification pronostique des brûlures chimiques d'après Hughes, modifiée par Roper-Hall

- Grade 1, bon pronostic :
  - désépithélialisation cornéenne isolée ;
  - stroma cornéen intact ;
  - pas d'ischémie limbique.
- Grade 2, bon pronostic :
  - opacité cornéenne mais détails de l'iris visibles ;
  - ischémie affectant moins d'un tiers de la circonférence limbique.
- Grade 3, pronostic réservé :
  - désépithélialisation cornéenne totale ;
  - opacité cornéenne masquant les détails de l'iris ;
  - ischémie affectant entre un tiers et la moitié de la circonférence limbique.
- Grade 4, pronostic péjoratif :
  - opacité cornéenne totale sans visibilité des structures du segment antérieur (iris, cristallin) ;
  - ischémie affectant plus de la moitié de la circonférence limbique.

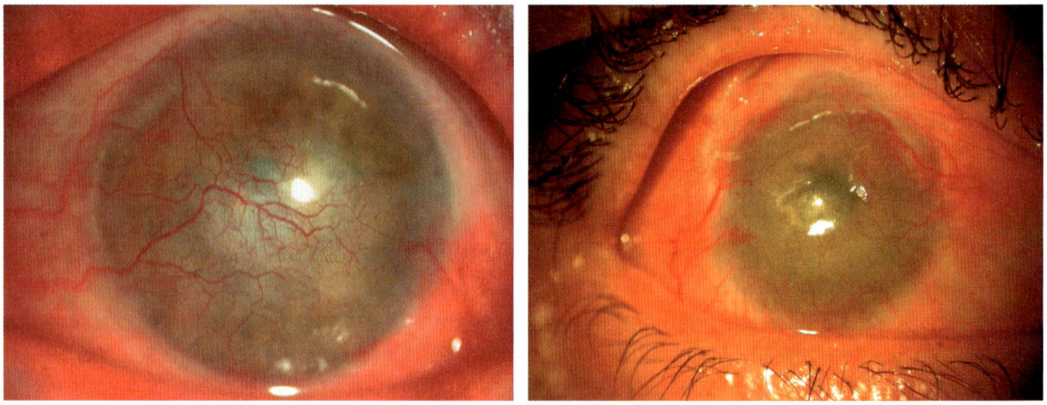

Fig. 12.3. **Séquelles de brûlure.**

V. Formes particulières

A. Brûlures dues aux ultraviolets (ski, lampes à UV)

C'est la classique « ophtalmie des neiges », qui apparaît avec 6 à 8 heures de décalage : on observe une kératite ponctuée superficielle (piqueté fluorescéine positif), à l'origine de douleurs, photophobie, larmoiement et blépharospasme. Elle guérit sans séquelle en 48 heures. Pour soulager le patient, un traitement avec pommade vitamine A, collyre antiseptique et pansement oculaire est prescrit en complément d'antalgiques oraux.

B. « Coup d'arc »

Le coup d'arc donne un tableau analogue au précédent, après soudure à l'arc sans lunettes de protection.

C. Phototraumatisme

Se produisant lors de l'observation d'une éclipse, le phototraumatisme peut entraîner une atteinte maculaire susceptible d'évoluer vers une lésion cicatricielle avec baisse d'acuité visuelle définitive. Il n'existe aucun traitement curatif.

Points clés

- La gravité des brûlures oculaires est maximale pour les brûlures caustiques et, parmi celles-ci, pour les *brûlures par bases.*
- L'appréciation de la gravité s'effectue par une instillation de fluorescéine pour visualiser l'étendue de la désépithélialisation et par l'inspection pour quantifier l'ischémie du limbe.
- Le *traitement d'urgence* associe *lavage soigneux* après instillation de collyre anesthésique, puis instillation de collyre corticoïde.
- Toute brûlure oculaire avérée doit faire l'objet d'une prise en charge ophtalmologique rapide.

Mots clés

- Atteinte du limbe
- Bases
- Lavage à grande eau
- Ophtalmie des neiges, coup d'arc
- Phototraumatisme maculaire

CHAPITRE

13 Cataracte

Item 127. Déficit neurosensoriel chez le sujet âgé (voir item 79 et item 87).

Objectifs pédagogiques

Nationaux

- Diagnostiquer les maladies de la vision liées au vieillissement et en discuter la prise en charge thérapeutique, préventive et curative.
- Diagnostiquer une cataracte, connaître les conséquences, les principes de traitement.
- Diagnostiquer les troubles de l'audition liés au vieillissement, et en discuter la prise en charge thérapeutique, préventive et curative.

COUF

- Connaître les signes d'appel d'une cataracte.
- Connaître les étiologies et pouvoir orienter le bilan clinique et paraclinique.
- Pouvoir expliquer au patient :
  - le mécanisme de la baisse d'acuité visuelle ;
  - l'évolution de l'affection non traitée ;
  - les grandes lignes du traitement chirurgical ;
  - de quoi dépend la récupération d'une bonne vision ;
  - les suites et le suivi postopératoires.

La cataracte est définie par l'opacification de tout ou partie du cristallin[1] ; il s'agit d'une pathologie très fréquente et la chirurgie de cataracte est la chirurgie la plus fréquente toutes chirurgies confondues (environ 700 000 actes par an en France).

L'augmentation de la fréquence de cette pathologie le plus souvent liée à l'âge est donc liée au vieillissement de la population.

I. Diagnostic

A. Circonstances de découverte et signes fonctionnels

Ce sont :

- une *baisse d'acuité visuelle* : elle est progressive et prédomine en vision de loin, avec une acuité visuelle de près souvent relativement conservée (sauf en cas de cataracte sous-capsulaire postérieure, voir plus loin) ;
- une *photophobie* : présence de halos colorés autour des lumières (liés à la diffraction de la lumière au niveau des opacités cristalliniennes), gêne à la conduite de nuit ;

[1] Texte de référence : *Traitement de la cataracte de l'adulte*. ANAES ; 2000.

- une *diplopie monoculaire* (plus rare) : le patient voit double d'un œil (pas de disparition à l'occlusion d'un œil comme dans les diplopies binoculaires, voir chapitre 5, Diplopie) ;
- une modification de la perception des couleurs : *jaunissement* (ce signe est le plus souvent décrit après la chirurgie du premier œil retrouvé sur l'œil non opéré).

B. Examen clinique

1. Interrogatoire

Il recense les paramètres suivants : âge et profession du patient, antécédents ophtalmologiques et généraux en particulier maladies métaboliques (diabète) et prise de corticoïdes au long cours, symptômes oculaires associés pouvant orienter vers une pathologie associée (myodésopsies, métamorphopsies).

2. Mesure de l'acuité visuelle

Elle va permettre de quantifier la gêne ressentie par le patient :

- œil par œil puis en binoculaire ;
- de loin et de près (échelles de Monoyer et Parinaud) ;
- avec la correction optique adaptée.

On retrouve souvent une myopisation qui est liée à l'indice de réfraction du cristallin (c'est une myopie d'indice).

3. Examen à la lampe à fente

Il est réalisé avant et après dilatation pharmacologique des pupilles.

a. Description du cristallin

La cataracte est définie par l'apparition d'opacités dans le cristallin. Leur répartition anatomique va définir plusieurs types de cataractes. Les principales sont :

- la cataracte *nucléaire* (fig. 13.1) : atteinte du noyau cristallinien, prédominance d'une baisse de l'acuité visuelle (BAV) de loin, myopie d'indice ;
- la *cataracte sous-capsulaire postérieure* (fig. 13.2 et 13.3) : opacification en soucoupe devant la capsule, gêne de loin et de près. Penser à l'origine métabolique et iatrogène ;
- la *cataracte corticale* (fig. 13.4 et 13.5) : opacification au niveau du cortex cristallinien ;
- la *cataracte totale* (fig. 13.6) : cataracte très évoluée visible à l'œil nu, aire pupillaire blanche.

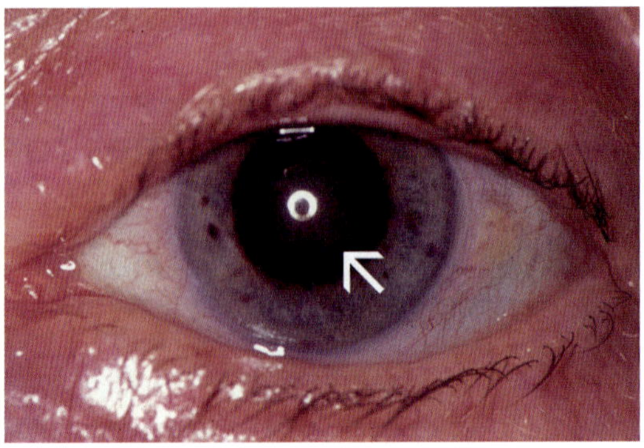

Fig. 13.1. Cataracte nucléaire (flèche).

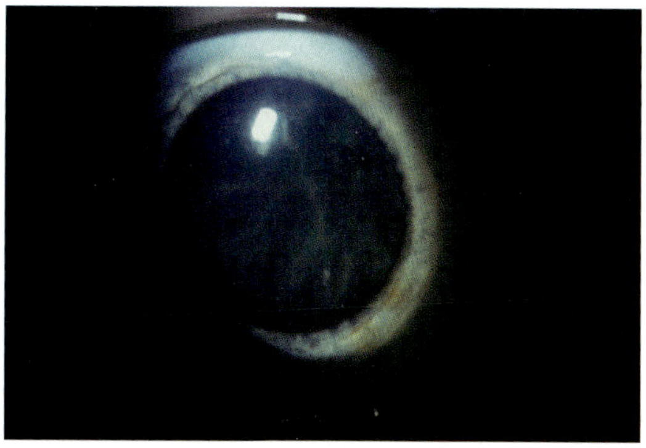

Fig. 13.2. **Volumineuses hémorragies profondes, en taches (+ nodules cotonneux).**

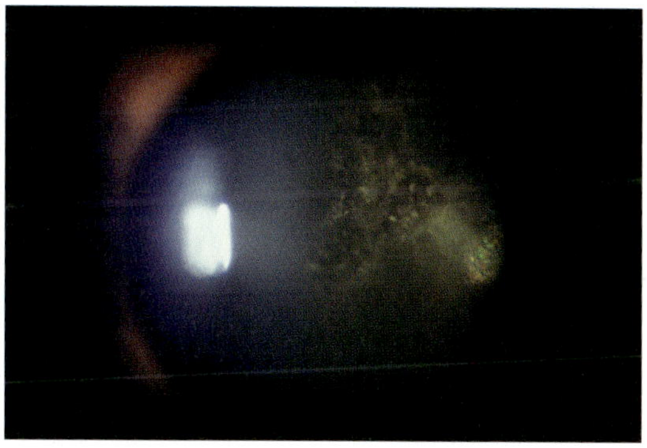

Fig. 13.3. **Cataracte sous-capsulaire postérieure.**

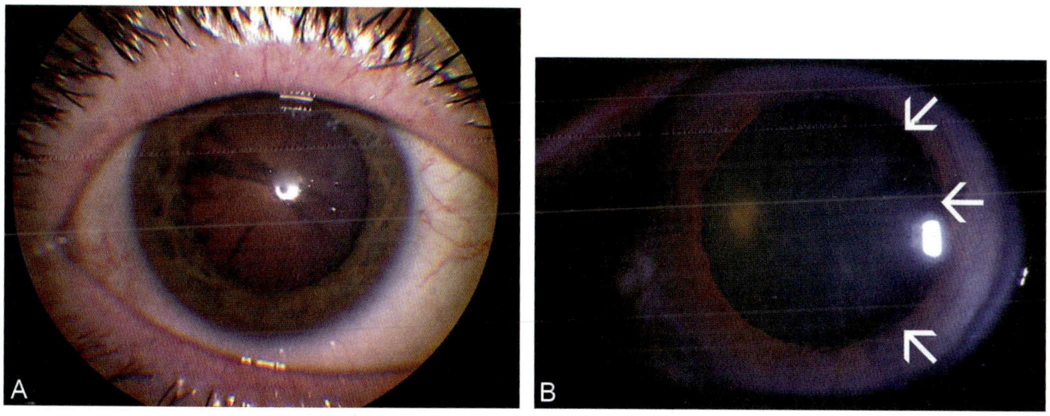

Fig. 13.4. **Cataracte corticale.**

b. Examen des autres structures oculaires

Il permet d'éliminer une pathologie associée et concerne : cornée, iris, vitré, rétine avec dilatation pupillaire à la recherche d'une DMLA ou d'une déchirure rétinienne, d'un glaucome chronique.

c. Mesure du tonus oculaire

Elle recherche une hypertonie oculaire ou un glaucome.

Au terme de cet examen, il doit être possible de répondre à plusieurs questions :

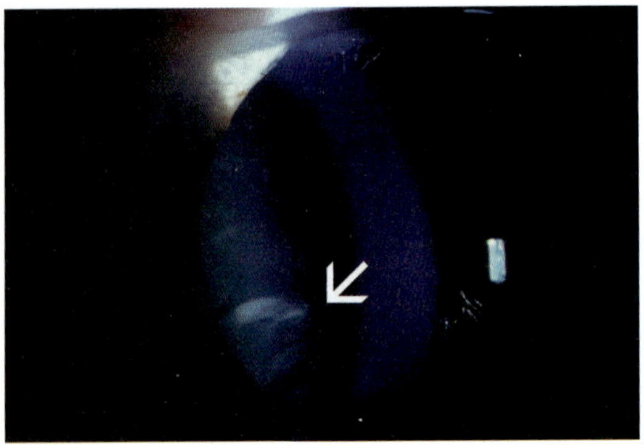

Fig. 13.5. **Cataracte corticale : opacités cristalliniennes en « cavaliers » (flèches).**

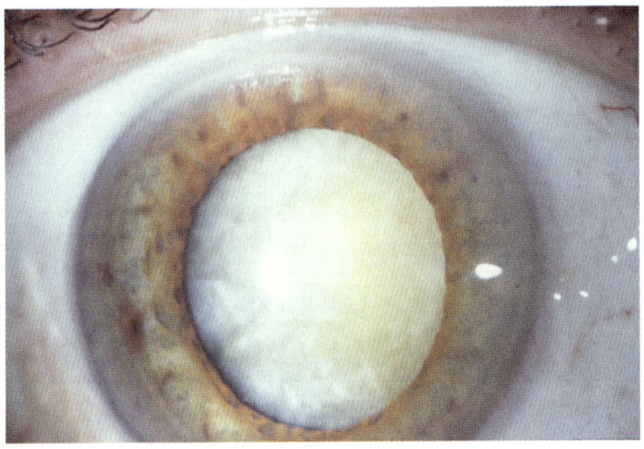

Fig. 13.6. **Cataracte totale.**

- l'opacification du cristallin est-elle responsable de la baisse d'acuité visuelle ?
- la gêne ressentie par le patient fait-elle poser une indication chirurgicale ?
- existe-t-il d'autres pathologies oculaires qui risquent de compromettre le résultat postopératoire ?

C. Examens complémentaires

Le diagnostic de cataracte est clinique et ne requiert aucun examen complémentaire. Certains examens complémentaires sont cependant nécessaires dans certains cas.

L'*échographie en mode B* peut s'avérer utile en cas de cataracte dense avec fond d'œil inaccessible pour éliminer un décollement de la rétine ou une tumeur intraoculaire.

En cas de décision chirurgicale, il faut choisir un cristallin artificiel (implant).

La puissance sphérique de l'implant est calculée. Le cristallin a une puissance réfractive de 20 dioptries environ. Il est remplacé par un implant adapté à l'œil de chaque patient. Pour cela il faut mesurer :

- la kératométrie, soit la puissance réfractive de la cornée ;
- la longueur axiale de l'œil par échographie en mode A.

Ces données permettent de calculer la puissance sphérique de l'implant. Pour les implants toriques, qui corrigent l'astigmatisme, un calcul supplémentaire doit être effectué pour déterminer la puissance cylindrique.

L'information du patient est primordiale, il doit être prévenu des modalités opératoires, des résultats fonctionnels attendus et des complications potentielles.

Une consultation préanesthésique est programmée dans le mois qui précède, de même qu'un bilan préopératoire.

D. Diagnostic étiologique

1. Cataracte liée à l'âge

C'est la plus fréquente. Elle est le plus souvent bilatérale et globalement symétrique.

2. Cataractes traumatiques

Elles sont :

- soit *contusives* : une contusion violente à globe fermé même ancienne doit être recherchée. La cataracte est souvent de type sous-capsulaire postérieur (aspect en rosace). Une cataracte contusive peut se développer dans les heures qui suivent, ou au contraire plusieurs années après ;
- soit liées à un *traumatisme perforant* : même si le contexte est le plus souvent évocateur, certains traumatismes peuvent passer inaperçus en particulier chez l'enfant et il faut rechercher un corps étranger intraoculaire (radiographies de l'orbite).

3. Cataractes secondaires à des maladies ophtalmologiques

Les pathologies concernées sont les suivantes :

- uvéites chroniques (en particulier les uvéites postérieures qui nécessitent une corticothérapie prolongée, plus de 3 mois) : penser à la responsabilité de la maladie inflammatoire, mais aussi au traitement par corticoïdes ;
- myopie forte ;
- rétinopathies pigmentaires ;
- antécédents de chirurgie oculaire (décollement de la rétine, vitrectomie).

4. Cataractes secondaires métaboliques

Les troubles métaboliques concernés sont :

- le diabète ;
- l'hypoparathyroïdie.

5. Cataractes secondaires iatrogènes

Peuvent être mis en cause :

- les corticoïdes locaux ou généraux au long cours (forme sous-capsulaire postérieure) ;
- la radiothérapie orbitaire (mélanome choroïdien, tumeur de l'orbite).

6. Cataractes secondaires à des maladies génétiques

Il peut s'agir de :

- dystrophie myotonique de Steinert dans ce contexte, association fréquente d'une cataracte, d'un ptosis, de troubles moteurs et d'un trouble du rythme cardiaque) ;
- trisomie 21.

7. Cataractes congénitales

Elles peuvent être :

- secondaires à une embryopathie, notamment la rubéole congénitale ;
- héréditaires (fig. 13.7).

II. Traitement

Le traitement est exclusivement *chirurgical*. Il n'existe actuellement aucun traitement médical, ni préventif ni curatif de la cataracte, et aucune mesure préventive efficace.

La chirurgie est effectuée en principe sous anesthésie topique, en chirurgie ambulatoire.

A. Type d'anesthésie

L'anesthésie peut être :

- *topique* : instillation de collyre anesthésiant (tétracaïne) quelques minutes avant le geste chirurgical ;
- *locorégionale* : injection péribulbaire, rétrobulbaire ou sous-ténonienne ;
- *générale* : exceptionnelle.

B. Dilatation pupillaire

La chirurgie est toujours réalisée sous dilatation pupillaire maximale par instillation de collyre tropicamide et Néosynéphrine Faure®, mise en place d'un implant dans le cul-de-sac conjonctival libérant du tropicamide en préopératoire, ou injection intracamérulaire de tropicamide, phényléphrine et lidocaïne (Mydrane®).

C. Chirurgie

La méthode de référence est l'extraction extracapsulaire automatique par phacoémulsification (vidéo e.8).

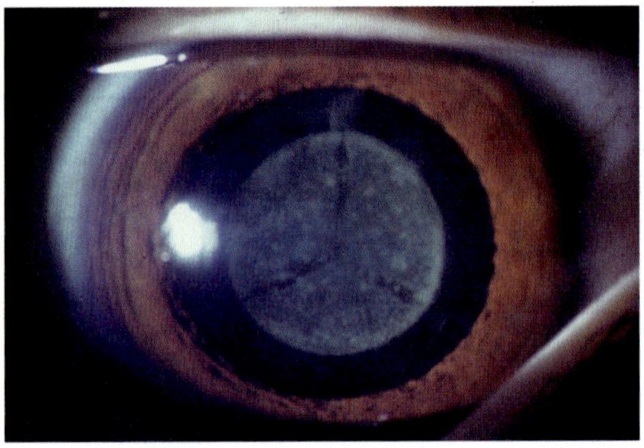

Fig. 13.7. Cataracte congénitale, héréditaire.

Ses principales étapes sont :

- désinfection cutanée et des culs-de-sac conjonctivaux à la Bétadine® 5 % ;
- incision tunnélisée de la cornée ;
- ouverture de la capsule antérieure du cristallin sur 360° (capsulorrhexis) ;
- hydrodissection des tissus cristalliniens ;
- phacoémulsification du cristallin (ultrasons) qui consiste à retirer le contenu du sac cristallinien ;
- mise en place de l'implant dans le sac cristallinien plié à travers l'incision cornéenne : l'implant se déplie une fois en place ;
- instillation d'un antibiotique en intracamérulaire ;
- suture de l'incision cornéenne par un fil (facultative si l'incision est auto-étanche).

L'intervention se termine par une injection intracamérulaire d'antibiotique.

Un traitement par collyre anti-inflammatoire et antibiotique est prescrit pendant 1 mois et le patient est revu au moins deux fois dans le mois qui suit (à la première semaine puis au bout d'un mois).

D. Correction optique de l'aphaquie (absence de cristallin)

La mise en place d'un *implant de chambre postérieure* (fig. 13.8) est le principal mode de correction de la puissance dioptrique du cristallin. Parfois, dans des circonstances particulières (rupture de la capsule postérieure ou cataracte traumatique), il est possible de mettre en place un *implant de chambre antérieure*.

Le choix de l'implant permet de corriger les troubles réfractifs du patient.

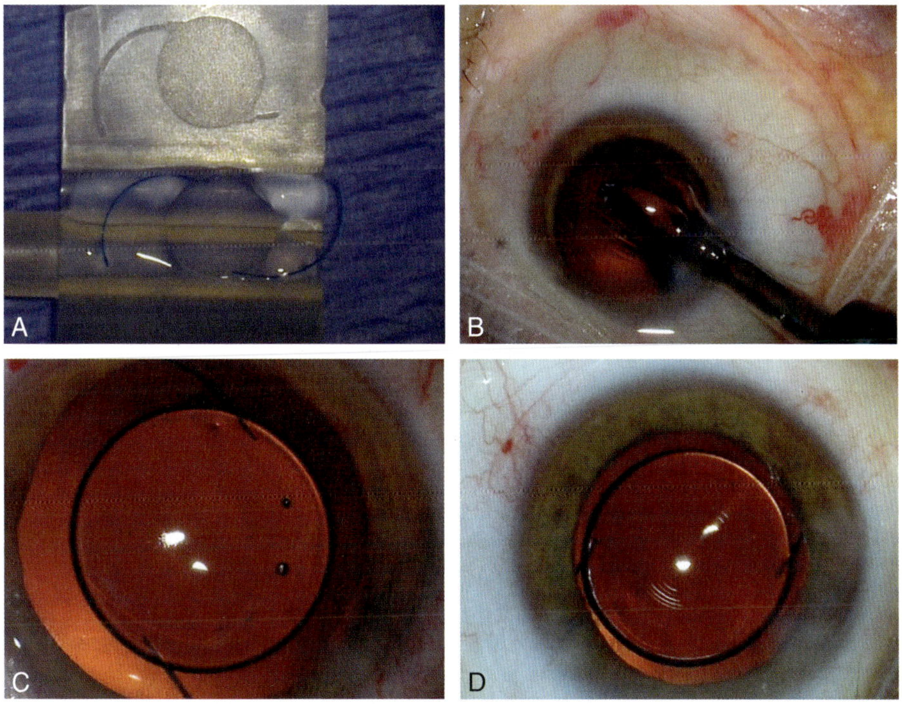

Fig. 13.8. Traitement chirurgical.

A. Mise en place d'un implant souple par une incision de petite taille. B. Implant de chambre postérieure en place. C. Implant monofocal en place. D. Implant multifocal en place.

Les *implants sphériques monofocaux* corrigent uniquement les amétropies sphériques (l'hypermétropie ou la myopie). Par exemple :

- un patient emmétrope se verra proposer un implant de 20 à 25 dioptries ;
- un patient hypermétrope, un implant de plus forte puissance ;
- un patient myope, un implant de puissance plus faible.

Les *implants toriques* permettent de corriger en même temps les amétropies sphériques (hypermétropie et myopie) et l'astigmatisme. Ils ont une composante cylindrique et sont donc orientés. Il faut les positionner selon un certain axe lorsqu'on les met en place dans l'œil.

Avec ces deux types d'implant, le patient perd la faculté d'accommoder et devra porter des lunettes en vision de près en postopératoire.

Les implants multifocaux permettent de corriger en même temps la vision de loin et la vision de près. Ils peuvent être sphériques purs ou toriques, et sont conçus pour focaliser différemment les objets vus à distance et les objets vus de près, le plus souvent grâce à une conception en forme de cercles concentriques à leur surface. Les implants multifocaux peuvent entraîner toutefois une perte de performance visuelle par rapport aux implants monofocaux.

Lorsque l'on ne peut pas mettre en place d'implant, il reste possible de corriger l'aphaquie par lentilles de contact ou lunettes.

La correction par *lentille de contact* restitue des fonctions visuelles correctes mais a ses inconvénients propres liés à la manipulation et l'intolérance à long terme de la lentille (risque de complications : ulcère cornéen traumatique, abcès cornéen infectieux).

La *correction par lunettes* est possible à l'aide de verres très épais (souvent plus de 10 dioptries). De ce fait, elle entraîne des aberrations optiques majeures qui réduisent le champ visuel utile. Ce mode de correction reste tout à fait exceptionnel.

E. Indications

L'indication opératoire dépend de la *gêne fonctionnelle*. On attend en général une baisse d'acuité visuelle à 5/10, mais il est possible d'opérer plus tôt en fonction des circonstances, de l'âge et de l'activité du patient. La récupération est rapide en l'absence d'autres pathologies et le patient pourra être équipé de sa nouvelle correction optique en moyenne 1 mois après la chirurgie.

F. Complications

Ce sont :

- l'*opacification de la capsule postérieure* (cataracte secondaire) : elle survient chez près de 50 % des patients dans les 2 ans post-chirurgie. Elle correspond à une prolifération de cellules cristalliniennes résiduelles et aboutit à des opacités gênantes quand elles sont centrales. Elle se traduit par une baisse d'acuité visuelle progressive. Le traitement est réalisé par du laser YAG qui permet d'ouvrir cette capsule opacifiée ;
- l'*endophtalmie* : infection intraoculaire sévère qui peut compromettre la fonction visuelle définitivement. Elle survient classiquement entre 2 et 7 jours post-chirurgie et doit être traitée rapidement par une antibiothérapie locale, intravitréenne et générale, parfois une vitrectomie postérieure dans les cas sévères en hospitalisation (estimée à une fréquence de 1 ‰) ;
- le *décollement de la rétine* : plus fréquent en cas de rupture peropératoire de la capsule postérieure et chez les forts myopes ;

- l'*œdème maculaire* (œdème d'Irvine Gass) d'origine inflammatoire : il survient dans les semaines ou les mois qui suivent la chirurgie avec baisse d'acuité visuelle de loin et de près et présence de métamorphopsies ; le traitement anti-inflammatoire local ou locorégional (corticoïde) est souvent efficace.
- la kératite bulleuse (décompensation œdémateuse de la cornée), plus rare avec l'implantation en chambre postérieure, plus fréquemment retrouvée chez les patients ayant une prédisposition cornéenne (cornea guttata avec perte endothéliale) ou les patients qui ont un implant de chambre antérieur.

Cataractes : étiologie

Cataracte sénile.
Cataractes traumatiques :
- cataracte contusive ;
- cataracte secondaire à un traumatisme perforant avec ou sans corps étranger intraoculaire (+++).

Cataractes « pathologiques » :
- cataractes consécutives à une pathologie oculaire (uvéite chronique) ;
- cataractes liées à une pathologie générale :
  - cataractes métaboliques et endocriniennes : diabète +++,
  - autres causes (maladie de Steinert, trisomie 21, etc.) ;
- cataractes iatrogènes :
  - corticothérapie générale au long cours +++,
  - radiothérapie.

Cataractes congénitales :
- cataractes par embryopathie (rubéole congénitale) ;
- cataractes héréditaires.

Points clés

- La cataracte, opacification du cristallin, s'observe le plus souvent chez le sujet âgé (cataracte sénile).
- Elle se manifeste par une baisse d'acuité visuelle en général bilatérale, à peu près symétrique, d'évolution lente.
- L'examen après dilatation pupillaire permet d'observer l'opacification du cristallin et d'en préciser le type (cataracte nucléaire, etc.).
- L'évolution non traitée est lente, entraînant une baisse légèrement progressive de la vision ; la baisse d'acuité visuelle devient petit à petit invalidante en vision de loin et/ou en vision de près, amenant à envisager un traitement chirurgical.
- Le traitement est uniquement chirurgical, par extraction extracapsulaire du cristallin, quasi-exclusivement par phacoémulsification, et mise en place d'un implant intraoculaire. Il est pratiqué le plus souvent sous anesthésie locorégionale ou anesthésie topique et de plus en plus en plus souvent en ambulatoire.
- La récupération fonctionnelle est le plus fréquemment excellente et rapide, sauf en cas de pathologie oculaire associée ou en cas de survenue de complications.
- Les complications les plus fréquentes et/ou les plus graves sont l'endophtalmie, l'opacification de la capsule postérieure, l'œdème maculaire, le décollement de la rétine et la kératite bulleuse.

Mots clés

- Cataracte cortisonée, cataracte post-traumatique
- Chirurgie : phacoémulsification, implant de chambre postérieure, chirurgie ambulatoire, anesthésie topique, échobiométrie avec kératométrie, longueur axiale et calcul d'implant
- Complications postopératoires : endophtalmie, opacification de la capsule postérieure, décollement de rétine, œdème maculaire cystoïde
- Symptômes : baisse d'acuité visuelle, photophobie, diplopie monoculaire, myopie d'indice

CHAPITRE

14 Glaucome chronique

Item 82. Glaucome chronique.

Objectifs pédagogiques

Nationaux

- Diagnostiquer un glaucome chronique (glaucome primitif à angle ouvert).
- Argumenter l'attitude thérapeutique et planifier le suivi du patient.

COUF

- Connaître la définition, la physiopathologie et l'épidémiologie du glaucome primitif à angle ouvert.
- Énumérer les présentations cliniques du glaucome primitif à angle ouvert.
- Connaître les diagnostics différentiels du glaucome primitif à angle ouvert.
- Connaître les éléments de surveillance et leur rythme.
- Décrire les principaux traitements médicaux et chirurgicaux du glaucome et leurs risques respectifs.
- Expliquer au patient les enjeux et le suivi du glaucome primitif à angle ouvert.

I. Définition et épidémiologie

Le *glaucome chronique* est une ancienne dénomination qui n'a plus court au plan international. Le terme glaucome primitif à angle ouvert (GPAO) ou *primary open angle glaucoma* en anglais est accepté et utilisé aujourd'hui sur tous les continents.

Il se définit comme une neuropathie optique progressive avec des altérations de la structure et/ou de la fonction. Comme le diabète, c'est une maladie sans symptômes *(symptom-free disease)*, ce qui en fait la gravité. C'est la forme clinique largement prédominante de tous les glaucomes dans les pays occidentaux. Le GPAO touche principalement la population de *plus de 40 ans*. Huit cent mille patients sont suivis en France pour un glaucome, et compte tenu des cas non dépistés, on estime que le nombre de glaucomateux avoisine 1 million de personnes. Il constitue la *deuxième cause de cécité dans les pays occidentaux* (après la DMLA) et la *première cause de cécité irréversible dans le monde*. Un patient glaucomateux sur dix présente une cécité légale.

Le GPAO présente plusieurs facteurs de risque :

- l'âge : la prévalence du GPAO est de moins de 0,5 % entre 40 et 50 ans pour atteindre environ 10 % après 85 ans ;

- l'hypertonie oculaire : l'augmentation de la pression intraoculaire (PIO) au-delà de deux écarts types (2,5 mmHg par écart type) de la valeur statistiquement normale (15,5 mmHg) est un facteur de risque mais pas la cause du GPAO ;
- les antécédents familiaux : les antécédents familiaux directs confèrent un risque 3 fois plus élevé de développer un GPAO pour les descendants. Des gènes ont été identifiés mais leur recherche n'a pas d'application clinique pour le moment ;
- l'ethnicité : les patients mélanoderme, essentiellement les Noirs d'origine africaine, ont un risque 3 fois plus élevé de développer un GPAO que les autres ethnies ;
- la myopie : la myopie quelle que soit son intensité multiplie par trois le risque de développer un GPAO.

D'autres facteurs de risque comme le diabète, les maladies cardiovasculaires sont décrits mais beaucoup moins bien étayés que ceux retenus ci-dessus.

II. Physiopathologie

La physiopathologie du GPAO s'inscrit dans le cadre des maladies neurodégénératives, comme la maladie de Parkinson ou la maladie d'Alzheimer. Les axones des cellules ganglionnaires de la rétine (environ 1 million pour chaque œil) conduisent les informations visuelles recueillies au niveau des photorécepteurs de la rétine, depuis l'articulation – avec les axones des cellules bipolaires et des dendrites des cellules ganglionnaires – jusqu'au corps genouillé latéral. Après 40 ans, le simple fait de vieillir entraîne la perte d'environ 8000 cellules ganglionnaires par an (on parle plus volontiers de fibres optiques pour désigner les paquets d'axones des cellules ganglionnaires). Le GPAO est en fait la perte accélérée de ces fibres optiques par rapport à la perte physiologique liée à l'âge.

De nombreuses pistes ont été explorées pour mieux comprendre et éventuellement mieux traiter cette neuropathie optique. Il a été montré que ces fibres optiques meurent par apoptose et que le stress oxydatif, les acides amino-excitateurs et l'immunité sont impliqués.

III. Formes cliniques et diagnostic

Le GPAO se décline sous deux formes cliniques, le GPAO à PIO élevée et le GPAO à PIO normale. Dans les deux cas le terme glaucome implique une neuropathie optique glaucomateuse et un angle ouvert en gonioscopie, c'est-à-dire une visibilité du trabéculum pigmenté (le filtre où se draine l'humeur aqueuse) de plus de 180°.

A. GPAO à pression élevée

Il représente environ 70 % des cas des GPAO dans les populations occidentales. Il est caractérisé par une neuropathie optique progressive avec des anomalies de la structure et/ou de la fonction :

- anomalies de la structure visibles cliniquement : il s'agit des anomalies de la papille optique, structure anatomique bien visible lors de l'examen du fond d'œil et qui correspond à la coudure à 90° des axones des cellules ganglionnaires avant de quitter le globe oculaire par le canal optique. Ces anomalies sont essentiellement une diminution de la surface de l'anneau neurorétinien diffuse ou localisée, des hémorragies péripapillaires en flammèches et une atrophie péripapillaire de type bêta. L'augmentation de l'excavation papillaire accompagne la perte de l'anneau neurorétinien. Elle s'exprime par rapport à la taille de la papille optique *(cup/disc ratio)*. Une asymétrie de ce ratio supérieure à 0,2 entre les deux yeux est suspecte de glaucome. Les dessins ou mieux les photographies de la papille optique dans le temps sont recommandés pour documenter une éventuelle dégradation appelée progression ;

- anomalies de la structure visibles avec des examens complémentaires : l'OCT est une technique d'interférométrie possédant une résolution voisine de 5 microns. Elle peut ainsi calculer des surfaces et des volumes et fournir des variables quantitatives utiles pour évaluer une éventuelle dégradation de la maladie glaucomateuse par rapport à une base de données de référence. Elle est utile pour le diagnostic positif et le diagnostic différentiel du GPAO ainsi que pour l'évaluation du suivi et l'efficacité des traitements mis en place ;
- anomalies de la fonction : pour le GPAO, l'acuité visuelle centrale est touchée très tardivement, c'est donc un examen très peu sensible. L'examen clé est le champ visuel réalisé aujourd'hui avec la périmétrie statique automatisée (PSA). Cet examen qui prend aujourd'hui environ 5 minutes par œil exige une bonne coopération et une bonne compréhension du test. Des stimuli lumineux statiques sont présentés sur une coupole avec une intensité déterminée correspondant à la sensibilité des points rétiniens explorés (environ une cinquantaine) et comparés à une base de données de référence. Là encore, les données chiffrées permettent d'établir un diagnostic de neuropathie et d'évaluer le suivi et l'efficacité des traitements.

La forme habituelle du GPAO se présente sans traitement avec une PIO supérieure à 21 mmHg.

B. GPAO à pression normale

Il représente environ 70 % des cas de GPAO dans les populations asiatiques. Les altérations de la structure et de la fonction sont sensiblement les mêmes que le GPAO à pression élevée.

Contrairement à la forme classique du GPAO, le GPAO à PIO normale se présente sans traitement avec une PIO inférieure ou égale à 21 mmHg.

Ce type de glaucome touche plus volontiers les femmes, et la migraine et les acrosyndromes ont été reconnus comme facteurs de risque.

C. Circonstances de découverte

Les circonstances de découverte de ces deux formes cliniques sont variables, on retiendra principalement :

- une découverte fortuite à l'occasion d'un examen ophtalmologique de routine. Une PIO supérieure à 21 mmHg ou une anomalie de la papille optique, essentiellement une grande excavation, attirent l'attention de l'ophtalmologiste qui pratique alors un bilan avec un champ visuel et une OCT ;
- une découverte à l'occasion d'un examen demandé par un patient qui a des antécédents familiaux de glaucome ;
- une découverte à l'occasion d'une complication. Le GPAO connaît deux complications majeures :
  - la baisse d'acuité visuelle progressive liée à un GPAO très avancé et hélas irréversible ;
  - la baisse d'acuité visuelle plus rapide liée à une occlusion veineuse rétinienne (voir chapitre 17). En effet, le GPAO est un facteur de risque pour les occlusions veineuses rétiniennes.

IV. Diagnostic différentiel

A. Hypertonie oculaire

Elle se définit comme une PIO supérieure à 21 mmHg, un angle ouvert en gonioscopie et l'absence de neuropathie optique. Souvent confondue avec un glaucome, elle touche 10 fois plus d'individus. Elle nécessite une surveillance mais pas forcément un traitement. On gardera à l'esprit qu'elle constitue le facteur de risque le mieux identifié pour le GPAO.

B. Glaucomes à angle ouvert secondaires

La neuropathie optique glaucomateuse est présente, mais il existe des causes identifiables. On peut citer ici : le glaucome exfoliatif ; le glaucome pigmentaire ; les glaucomes post-traumatiques, infectieux ou inflammatoires (lors d'uvéites, par exemple), post-chirurgicaux et post-médicamenteux (après corticostéroïdes, par exemple).

C. Glaucomes par fermeture de l'angle

La neuropathie optique glaucomateuse est également présente mais l'angle est fermé ou fermable en gonioscopie.

D. Crise aiguë de fermeture de l'angle

Très souvent appelée à tort glaucome aigu, elle est symptomatique avec douleurs oculaires et baisse de l'acuité visuelle. Sa prise en charge est une urgence ophtalmologique qui permet le plus souvent d'éviter des atteintes du nerf optique et donc un glaucome.

E. Neuropathies optiques non glaucomateuses

Elles sont nombreuses : neurologiques, médicamenteuses, dégénératives, tumorales, traumatiques, vasculaires, etc. Le contexte clinique est souvent parlant et les atteintes du champ visuel souvent différentes du GPAO. Cependant elles peuvent rester difficiles à distinguer d'un GPAO à PIO normale.

V. Diagnostic et surveillance clinique

Le glaucome est un problème de santé publique car, non reconnu, il aboutit à une cécité légale dans 10 % des cas. Cependant un dépistage systématique n'est pas raisonnable en termes de coût étant donné la faible prévalence de la maladie chez les quarantenaires et, également, la faible spécificité de nos moyens de dépistage. Il faut encourager les personnes ayant des antécédents familiaux de GPAO, les myopes et les personnes de plus de 40 ans à se faire examiner par un ophtalmologiste. Actuellement, seul un médecin formé à cet effet est capable de dépister un GPAO. Le premier examen pour la presbytie est souvent une bonne opportunité pour cibler un éventuel glaucome, à condition qu'il soit fait chez un ophtalmologiste.

VI. Principes thérapeutiques

Le traitement du GPAO repose sur la correction du seul facteur de risque accessible à un traitement, la PIO. Abaisser la PIO a été reconnu comme bénéfique par de grandes études cliniques pour stopper l'évolution du GPAO, aussi bien pour le GPAO à PIO élevée que pour le GPAO à PIO normale. Hormis les cas les plus avancés où la chirurgie s'impose dès le diagnostic fait, la thérapeutique est d'abord médicale.

La surveillance doit porter sur l'*évaluation régulière de la PIO, de l'aspect de la tête du nerf optique et du champ visuel*. Généralement, un enregistrement du champ visuel est réalisé tous les 6 à 12 mois et le traitement est éventuellement modifié en cas d'aggravation des altérations du champ visuel et/ou de l'excavation papillaire.

Dans la majorité des cas, le traitement chirurgical tire ses indications de l'échec du traitement médical. Cependant, la chirurgie est réalisée plus rapidement si le glaucome est évolué ou lorsque le patient est jeune.

A. Traitement médical

1. Traitement médical du glaucome

Il est généralement prescrit « à vie » et ne doit pas être interrompu inopinément. Le choix se fait essentiellement en fonction des contre-indications et des effets indésirables de chacune des classes thérapeutiques même si les collyres bêtabloquants et les collyres à base de prostaglandines sont généralement prescrits en première intention.

De nombreux médicaments sont disponibles, sous forme locale ou générale, agissant selon des mécanismes différents :

- diminution de la sécrétion d'humeur aqueuse :
  - collyres bêtabloquants,
  - collyres agonistes alpha-2-adrénergiques,
  - inhibiteurs de l'anhydrase carbonique : par voie topique (collyres) ou par voie générale ;
- augmentation de l'élimination d'humeur aqueuse :
  - adrénaline et composés adrénaliniques,
  - collyres myotiques parasympathomimétiques,
  - collyres à base de prostaglandines.

2. Modalités thérapeutiques

Un collyre à base de prostaglandines est le plus souvent prescrit en première intention (ex. : Xalatan®, Travatan®, Lumigan®), à raison d'une seule goutte le soir. La tolérance générale des analogues des prostaglandines est excellente, seule la tolérance locale de ces collyres peut poser problème, avec risque de rougeur ou d'irritation oculaire. Au bout de quelques mois de traitement, ils peuvent entraîner une modification de la coloration de l'iris (qui apparaît plus sombre) et accélérer la pousse des cils, effet secondaire dont le patient doit être prévenu.

Un *collyre bêtabloquant* peut également être prescrit en première intention sauf contre-indication ; le plus connu est le timolol (ex. : Timoptol®). Il est prescrit à raison d'une goutte matin et soir (il existe également des formes à libération prolongée, prescrites une fois par jour). Du fait, comme tous les collyres, de son passage systémique, sa prescription doit respecter les contre-indications des bêtabloquants, les risques d'effets secondaires potentiellement sévères étant les mêmes que ceux des bêtabloquants par voie générale.

Les *autres collyres hypotonisants* sont prescrits soit en *seconde intention* lorsque les bêtabloquants et/ou les analogues des prostaglandines n'ont pas une efficacité suffisante, soit *en première intention en cas de contre-indication aux bêtabloquants* ou d'intolérance aux prostaglandines.

On peut être amené à associer plusieurs collyres hypotonisants, sans dépasser en règle une « trithérapie » :

- agonistes alpha-2-adrénergiques comme l'Alphagan® (une goutte matin et soir) ;
- brinzolamide (Azopt®) ou dorzolamide (Trusopt®), inhibiteurs de l'anhydrase carbonique (une goutte matin et soir).

Certains collyres associent deux principes actifs pour faciliter le traitement et en améliorer l'observance par le patient : c'est le cas par exemple de l'association de timolol et de dorzolamide (Cosopt®, une goutte matin et soir) et des associations très populaires bêtabloquant et prostaglandine.

Ce n'est que dans certains cas que l'on peut être amené à associer au traitement local de l'*acétazolamide* (Diamox®) *par voie générale* : il est prescrit rarement au long cours et le plus souvent en attente d'un traitement chirurgical, les glaucomes résistants au traitement local étant considérés comme une indication chirurgicale. Le Diamox® comporte en effet des effets secondaires fréquents et invalidants : acidose métabolique ; hypokaliémie ; lithiase rénale. Ses contre-indications sont : l'insuffisance rénale ; l'insuffisance hépatique sévère ; l'allergie aux sulfamides, lithiase rénale (avis urologique nécessaire).

3. Trabéculoplastie au laser

Entre médicaments et chirurgie, la trabéculoplastie au laser consiste à réaliser une photocoagulation sélective de l'angle iridocornéen, ce qui entraîne un meilleur écoulement de l'humeur aqueuse au niveau du trabéculum. Son effet est souvent modeste et non durable dans le temps, mais cela constitue une option thérapeutique valable dans des cas sélectionnés.

4. Traitement chirurgical

La chirurgie repose essentiellement sur la *trabéculectomie* (fig. 14.1) qui consiste en une fistulisation sous-conjonctivale de l'humeur aqueuse. Après incision conjonctivale, on pratique un volet scléral lamellaire sous lequel est pratiquée une ablation sectorielle limitée du trabéculum : c'est une résection pleine épaisseur qui met en relation directe l'humeur aqueuse et l'espace sous-conjonctival.

Une variante de cette chirurgie ne comportant que l'exérèse partielle du trabéculum (avec respect de la paroi sclérale sans ouverture du globe oculaire) est actuellement proposée : c'est la *sclérectomie profonde non perforante* (vidéo e.9).

Les complications de la trabéculectomie sont relativement rares mais doivent être recherchées : cataracte ; hypotonie précoce compliquée de décollement choroïdien ; infection du globe oculaire par la bulle de filtration.

La *principale cause d'échec* de la chirurgie filtrante est liée à la fermeture progressive et prématurée de la voie de drainage réalisée par *fibrose sous-conjonctivale*. Chez les patients à haut risque d'échec chirurgical (patients jeunes, mélanodermes), la cicatrisation peut être combattue efficacement par des antimétabolites appliqués au site opératoire (mitomycine C, 5-fluoro-uracile) ou par des implants de drainage placés à l'intérieur de la chambre antérieure.

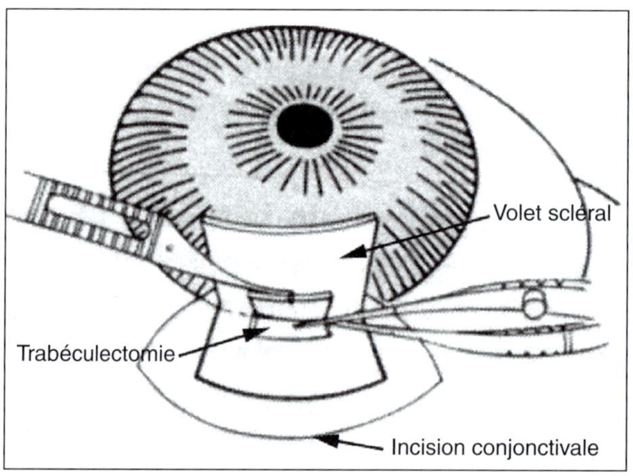

Fig. 14.1. **Trabéculectomie.**

Points clés

- Le GPAO est une *neuropathie optique progressive* sous l'influence de plusieurs facteurs de risque dont le seul accessible à un traitement est l'hypertonie oculaire.
- La maladie glaucomateuse est caractérisée par :
  - l'*élargissement de l'excavation de la papille* (dépression caractéristique de l'extrémité du nerf optique) par destruction des fibres nerveuses ;
  - les altérations du champ visuel dont la sévérité est parallèle à l'atteinte du nerf optique.
- Même si le glaucome survient *généralement* chez des sujets dont *la PIO est élevée*, l'hypertonie oculaire n'est pas synonyme de glaucome : toutes les hypertonies n'entraînent pas de glaucome et il existe des glaucomes à pression normale.
- Le GPAO est une pathologie potentiellement cécitante mais demeurant *muette cliniquement* pendant une grande partie de son évolution, ce qui nécessite un *dépistage systématique*.
- Le traitement du GPAO consiste essentiellement à *réduire la PIO* par des médicaments (diminuant la sécrétion de l'humeur aqueuse ou facilitant son élimination), le laser (trabéculoplastie) ou la chirurgie (trabéculectomie ou sclérectomie). La surveillance rigoureuse de la PIO, de l'aspect de la papille optique et de l'évolution du champ visuel est essentielle.

Mots clés

- Bêtabloquant
- Glaucome primitif à angle ouvert
- Gonioscopie
- Hypertonie oculaire
- Neuropathie optique
- Prostaglandines
- Sclérectomie profonde non perforante
- Trabéculectomie
- Trabéculoplastie au laser

CHAPITRE

15

Dégénérescence maculaire liée à l'âge

Item 127. Déficit neurosensoriel chez le sujet âgé (voir item 79 et item 87).

Objectifs pédagogiques

Nationaux

- Diagnostiquer les maladies de la vision liées au vieillissement et en discuter la prise en charge thérapeutique, préventive et curative.
- Diagnostiquer une cataracte, connaître les conséquences, les principes de traitement.
- Diagnostiquer les troubles de l'audition liés au vieillissement, et en discuter la prise en charge thérapeutique, préventive et curative.

COUF

- Connaître l'épidémiologie de la DMLA.
- Connaître les principales formes cliniques de la DMLA.
- Reconnaître les situations d'urgence.
- Connaître les différentes modalités thérapeutiques.

I. Introduction

La dégénérescence maculaire liée à l'âge (DMLA) correspond à une atteinte de la macula, survenant chez des sujets de plus de 50 ans, comportant une ou plusieurs anomalies rétiniennes suivantes : *drusen*, altérations de l'épithélium pigmentaire de la rétine, atrophie géographique de l'épithélium pigmentaire ou néovascularisation choroïdienne (voir plus haut).

L'atteinte est en général bilatérale, mais peut être asymétrique. Le terme de DMLA inclut des stades débutants sans retentissement fonctionnel (regroupés sous le terme de DMLA débutante et intermédiaire) et des stades évolués (DMLA atrophique ou exsudative) caractérisés sur le plan fonctionnel par une atteinte de la fonction visuelle centrale. En anglais, les expressions suivantes sont employées : *early age-related macular degeneration (AMD)*, *intermediate AMD* et *advanced AMD*.

La DMLA débutante et intermédiaire est caractérisée par la présence de :

- *drusen* (dépôts lipidiques situés sous l'épithélium pigmentaire de la rétine) ;
- altérations pigmentaires faites d'une coexistence de prolifération et d'atrophie des cellules de l'épithélium pigmentaire.

Ces formes débutante ou intermédiaire sont compatibles avec une acuité visuelle normale ou peu abaissée.

La DMLA évoluée correspond à deux aspects qui peuvent coexister :

- la forme atrophique, dite aussi « forme sèche » ;
- la forme exsudative ou néovasculaire appelée « forme humide ».

Ces formes évoluées entraînent une baisse d'acuité visuelle plus ou moins rapide.

Les expressions DMLA exsudative et DMLA atrophique seront employées dans le texte (recommandations 2012 de la Haute Autorité de santé).

II. Prévalence

La DMLA est la première cause de malvoyance après 50 ans dans les pays industrialisés.

La prévalence globale de la maladie est de 18 % après 50 ans qui se décompose en 17,5 % pour les formes débutantes et 0,5 % pour les formes évoluées. Ces chiffres augmentent avec l'âge. En Europe, les formes débutantes de DMLA atteignent la prévalence de 16 %, 25 % et 37 % à partir respectivement de 65, 75 et 85 ans. Les formes évoluées atteignent la prévalence de 0,5 %, 2 % et 8 % à partir respectivement de 65, 75 et 85 ans, les formes atrophiques étant un peu plus fréquentes que les formes néovasculaires. Selon une méta-analyse, 50 millions de personnes en Europe sont atteintes de DMLA de stade débutant et 2,5 millions de DMLA de forme évoluée, ce qui correspond pour la France, respectivement à 4,4 millions et 200000 sujets atteints.

Dans une étude européenne (étude Eureye, 2006) la fréquence de la DMLA « symptomatique » (formes atrophiques et exsudatives) était d'environ :

- 1 % entre avant 70 ans ;
- 3 % entre 70 et 80 ans ;
- 12 % après 80 ans.

III. Facteurs de risque

Les principaux facteurs de risque des stades évolués de DMLA sont l'âge, l'origine ethnique, la génétique et des facteurs environnementaux (nutrition et tabagisme) :

- âge (voir plus haut Prévalence) ;
- origine ethnique : les populations européennes sont le plus à risque de développer une DMLA ;
- génétique : des études épidémiologiques et de génétique moléculaire ont montré une forte association entre la DMLA et le polymorphisme du facteur H du complément, dont le gène est situé sur le chromosome 1 ;
- tabagisme : il augmente le risque de DMLA par trois et même par cinq chez le très grand fumeur. Ce risque persiste plusieurs années après l'arrêt du tabagisme ;
- régime alimentaire : un régime pauvre en anti-oxydants ou riche en acides gras saturés et cholestérol augmente le risque de DMLA.

IV. Diagnostic

A. Circonstances de découverte

- Baisse progressive de l'acuité visuelle de loin et de près, correspondant à l'aggravation lente des lésions (forme atrophique).

- Baisse brutale de l'acuité visuelle associée à des métamorphopsies (sensation de déformation des objets, ondulation des lignes droites) qui sont liées le plus souvent à l'apparition de néovaisseaux choroïdiens, responsables d'une exsudation et de l'accumulation de liquide au niveau de la macula.
- Scotome central profond, correspondant aux stades très avancés de la maladie.

B. Examen clinique

- Mesure de l'acuité visuelle avec correction optique si nécessaire, de loin et de près ; lorsqu'il existe une baisse de l'acuité visuelle de loin, elle est aussi associée à une baisse de près, ce qui oriente vers une affection maculaire.
- Recherche d'un scotome central ou de métamorphopsies qui peuvent être objectivés en présentant au patient une grille d'Amsler, constituée d'un quadrillage régulier (fig. 15.1).
- Examen du fond d'œil : l'examen biomocroscopique du fond d'œil pratiqué à la lampe à fente, après dilatation pupillaire, ou la photographie en couleurs du fond d'œil recherchent (voir plus loin Formes cliniques) :
  - la présence de *drusen* et d'altérations pigmentaires ;
  - des zones d'atrophie de l'épithélium pigmentaire (forme atrophique) ;
  - des hémorragies, des exsudats lipidiques (« exsudats secs »), un œdème maculaire et/ou un décollement exsudatif de la macula, témoins d'une forme exsudative.

C. Tomographie en cohérence optique

Voir chapitre 1, Sémiologie oculaire.

L'examen OCT permet de visualiser, sur des images en coupe de la macula, la présence de néovaisseaux choroïdiens et leurs signes associés, tels que l'œdème maculaire ou le décollement exsudatif de la macula. Il est souvent utilisé seul pour suivre l'évolution sous traitement. Conjugué à l'examen du fond d'œil, il permet de diagnostiquer le plus souvent le type de DMLA.

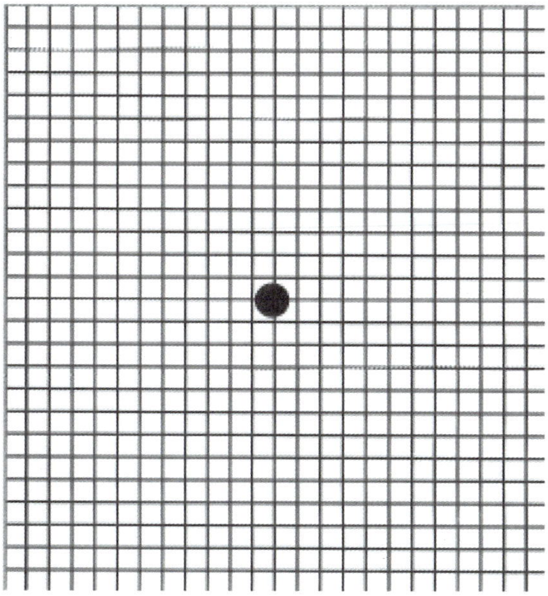

A

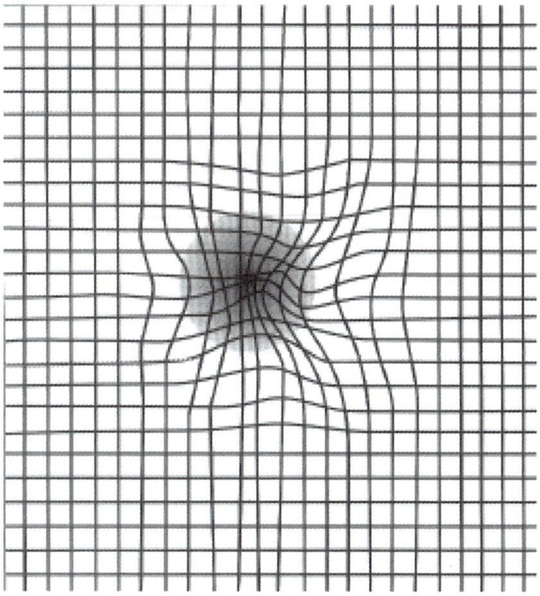

B

Fig.15.1. Grille d'Amsler.

A. Sujet normal. B. Métamorphopsies et scotome central relatif.

D. Angiographie du fond d'œil

C'est la prise de clichés du fond d'œil après injection intraveineuse d'un colorant fluorescent le plus souvent la fluorescéine. L'angiographie au vert d'indocyanine peut être utilisée en complément dans certains cas.

V. Formes cliniques

A. Forme débutante, *drusen*

Le premier signe clinique est l'apparition de précurseurs, les *drusen*. Ceux-ci sont dus à l'accumulation de résidus de la phagocytose des photorécepteurs par les cellules de l'épithélium pigmentaire. Ces résidus s'accumulent anormalement entre l'épithélium pigmentaire et la membrane basale de la choriocapillaire (membrane de Bruch). Au fond d'œil, ils apparaissent comme de petites lésions profondes, blanchâtres ou jaunâtres, de forme et de taille variables. Ils sont particulièrement bien vus sur les coupes OCT où ils forment de petits soulèvements de l'épithélium pigmentaire (fig. 15.2).

B. Forme atrophique

La forme atrophique est caractérisée histologiquement par la disparition progressive des cellules de l'épithélium pigmentaire. Cette perte s'accompagne aussi d'une disparition progressive des photorécepteurs sus-jacents et de la choriocapillaire sous-jacente.

Elle se traduit à l'examen du fond d'œil par des plages d'atrophie de l'épithélium pigmentaire et de la choroïde qui commencent autour de la fovéa.

Elle évolue inexorablement, mais de façon très progressive, vers une extension des lésions qui vont englober la fovéa et entraîner une baisse d'acuité visuelle sévère avec scotome central (fig. 15.3).

C. Forme exsudative ou néovasculaire

La forme exsudative est liée à l'apparition de néovaisseaux sous la rétine ; il s'agit de néovaisseaux issus de la choroïde (on parle de néovaisseaux choroïdiens) qui se développent sous l'épithélium pigmentaire et/ou franchissent l'épithélium pigmentaire et se développent directement sous la rétine maculaire. Cette néovascularisation choroïdienne entraîne un œdème intrarétinien, des hémorragies et un décollement maculaire exsudatif, responsable de la baisse d'acuité visuelle et des métamorphopsies d'apparition brutale (fig. 15.4).

La forme exsudative de la DMLA provoque des complications fonctionnelles sévères rapidement évolutives : en absence de traitement, l'exsudation à travers les néovaisseaux choroïdiens entraîne aussitôt une destruction des photorécepteurs, responsable d'une baisse d'acuité visuelle sévère et d'un scotome central définitifs.

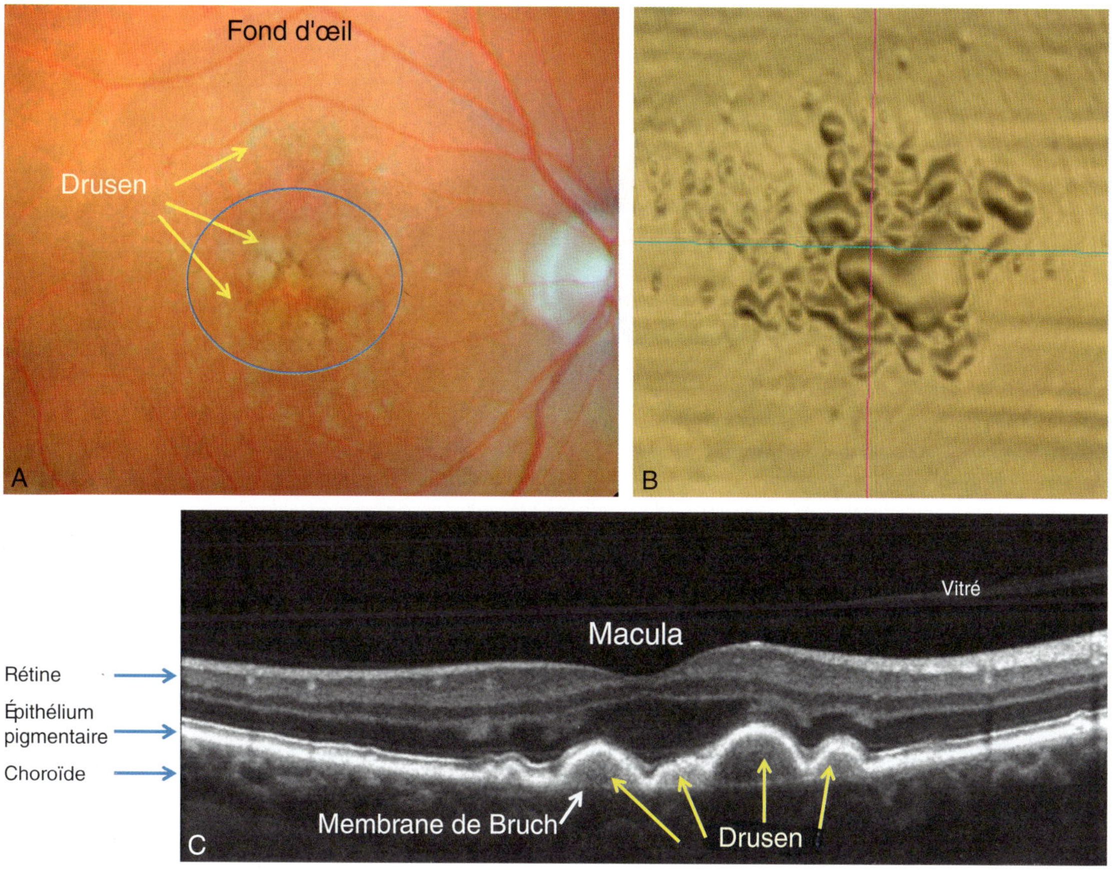

Fig. 15.2. DMLA non compliquée, forme débutante, *drusen*.

A. Photographie en couleurs du fond d'œil montrant de gros *drusen* en partie confluents, formant des taches jaunes (flèches) sous la rétine dans la région maculaire (l'ovale indique les dimensions de la macula). B. Tomographie en cohérence optique : cartographie de l'épithélium pigmentaire de la rétine montrant le soulèvement occasionné par les dépôts lipoprotéiques des *drusen*. C. Tomographie en cohérence optique, coupe horizontale passant par le centre de la macula. Les *drusen* (flèches) soulèvent l'épithélium pigmentaire.

Le constat d'une baisse d'acuité visuelle chez un patient connu pour avoir des *drusen* justifie ainsi un examen ophtalmologique en urgence (dans les 48 heures) afin de détecter d'éventuels néovaisseaux choroïdiens et de les traiter immédiatement.

VI. Traitement

A. Forme débutante

Au stade des *drusen*, une étude randomisée menée sur un grand nombre de patients, l'étude AREDS-2 (*age related eye disease study*, 2013) a montré un certain effet retardant l'évolution des formes précoces d'un traitement associant vitamine E, vitamine C, zinc, lutéine et zéaxantine. L'addition d'oméga-3 et de bêta-carotène ne réduit pas le risque de progression.

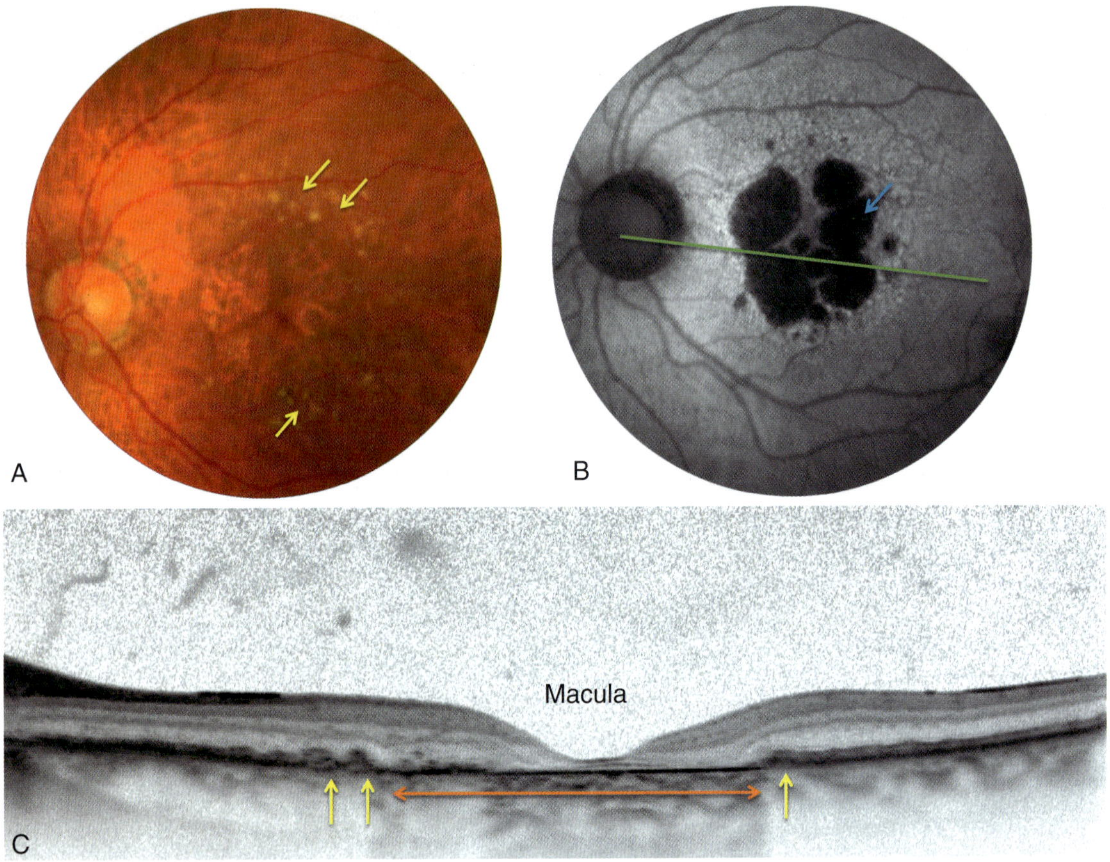

Fig.15.3. DMLA compliquée, forme atrophique.

A. Photographie en couleurs du fond d'œil montrant de gros *drusen* (flèches) autour d'une zone centrale d'atrophie de l'épithélium pigmentaire. B. Photographie en autofluorescence du fond d'œil. L'épithélium pigmentaire et les photorécepteurs ont la propriété d'être autofluorescents lorsque le fond d'œil est éclairé en lumière bleue. Les taches sombres centrales (flèche) représentent la zone d'atrophie de l'épithélium pigmentaire et de la rétine qui survient après une longue évolution de *drusen* confluents. C. Tomographie en cohérence optique, coupe horizontale passant par le centre de la macula. La rétine est extrêmement atrophique dans la macula (comparer avec la figure 15.2), soit toute la zone correspondant aux taches sombres en autofluorescence (flèche orange). Quelques *drusen* persistent en dehors de la zone atrophique (flèches jaunes).

B. Forme atrophique

Il n'existe actuellement aucun traitement médical, bien que de nombreux essais thérapeutiques soient en cours.

C. Forme exsudative (néovasculaire)

Le traitement des néovaisseaux choroïdiens a été transformé par l'apparition des traitements anti-angiogéniques dirigés contre le VEGF qui est le principal stimulus à la néovascularisation choroïdienne. Les anti-VEGF sont administrés par injections intraoculaires répétées. L'injection est réalisée en consultation externe, dans des conditions d'asepsie oculaire, sous anesthésie topique.

Deux médicaments ayant leur autorisation de mise sur le marché (AMM) sont utilisés, le ranibizumab et l'aflibercet, a raison en moyenne de 6 à 12 injections par an. Le bévacizumab a une

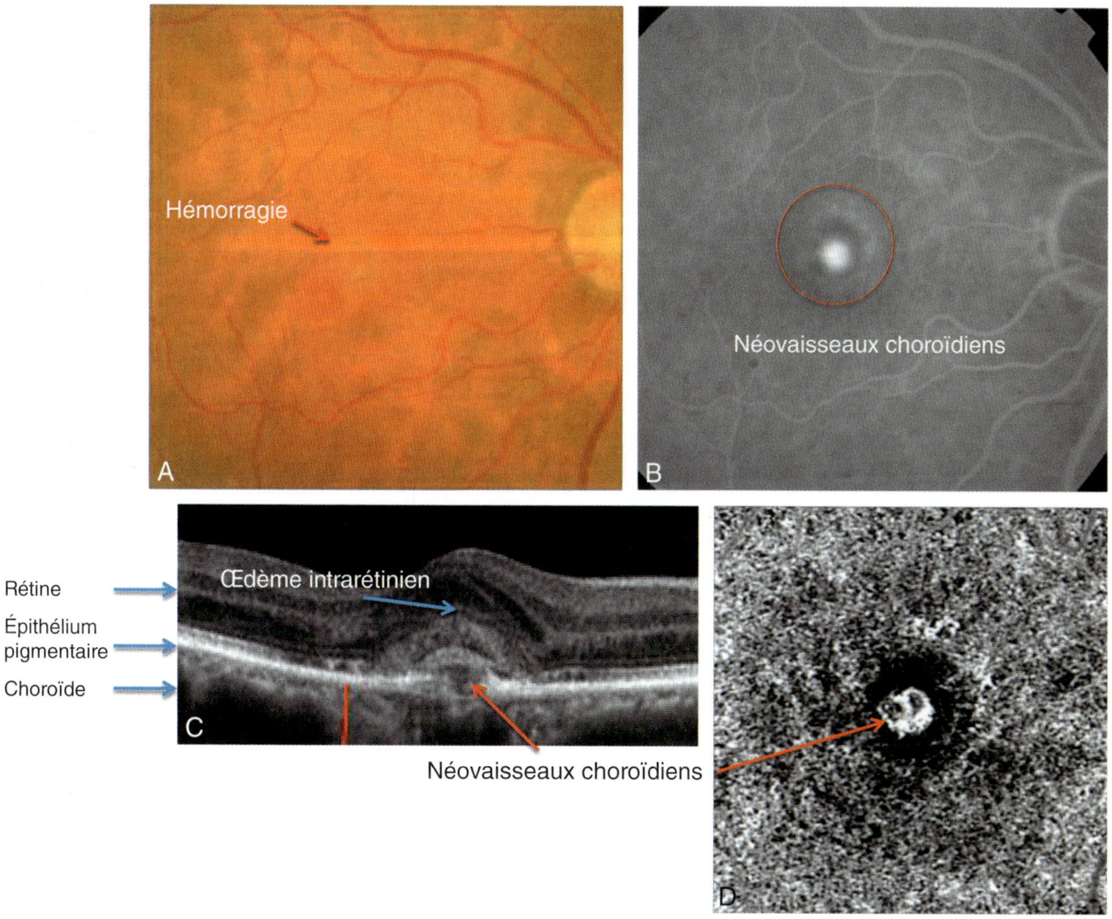

Fig.15.4. DMLA compliquée, forme exsudative (néovasculaire).

A. Photographie en couleurs du fond d'œil montrant une hémorragie rétinienne dans la macula (flèche). B. Angiographie à la fluorescéine montrant l'hyperfluorescence sous-rétinienne produite par la diffusion de colorant à partir des néovaisseaux choroïdiens. C. Tomographie en cohérence optique, coupe horizontale passant par le centre de la macula. La rétine est soulevée par les néovaisseaux choroïdiens (flèche rouge) situés sous l'épithélium pigmentaire. La rétine est également épaissie par l'œdème (flèche bleue). D. Angiotomographie en cohérence optique. Cette récente évolution de la technique permet de révéler les néovaisseaux choroïdiens (flèche rouge) à partie de l'examen en OCT, sans injection de colorant.

action semblable, confirmé par plusieurs études randomisées dans différents pays et a reçu récemment son autorisation d'utilisation dans la DMLA exsudative en France.

Les anti-VEGF ont une double action : d'une part ils sont angiostatiques, c'est-à-dire qu'ils stoppent la progression des néovaisseaux, sans pour autant les faire régresser, d'autre part ils corrigent l'hyperperméabilité capillaire des néovaisseaux faisant ainsi régresser l'œdème rétinien maculaire (fig. 15.5).

Sous l'effet du traitement, 40 % des yeux ont une amélioration visuelle substantielle persistante à 2 ans de traitement. Dans les autres cas, la vision soit reste stable, soit baisse modérément. Moins de 10 % des cas s'aggravent de façon importante, malgré le traitement.

Dans certains cas, on peut recourir en complément de traitement à la thérapie photodynamique. Ce traitement consiste à illuminer la partie du fond d'œil contenant les néovaisseaux choroïdiens avec un laser infrarouge après avoir perfusé par voie intraveineuse un photosensibilisant (la vertéporfine), ce qui entraîne une thrombose des néovaisseaux choroïdiens.

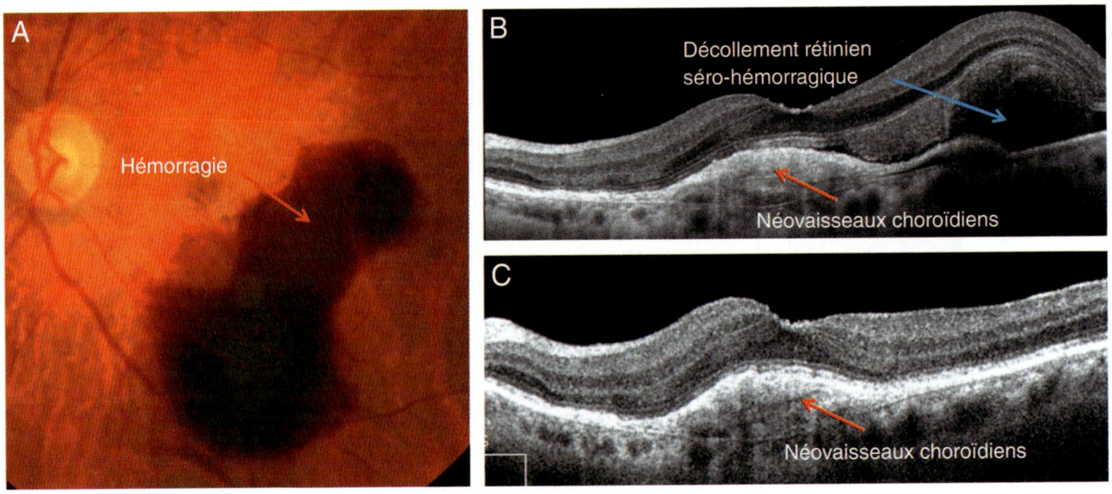

Fig.15.5. DMLA compliquée, forme exsudative (néovasculaire) avec hémorragie : évolution sous traitement par anti-VEGF.

A. Photographie en couleurs du fond d'œil montrant une importante hémorragie sous-maculaire. B. Tomographie en cohérence optique, coupe horizontale passant par le centre de la macula, montrant les néovaisseaux choroïdiens et le décollement rétinien séro-hémorragique. C. Après trois injections d'anti-VEGF à 1 mois d'intervalle, la rétine s'est réappliquée. Les néovaisseaux choroïdiens sont cependant toujours présents sous la macula. Un traitement prolongé sera nécessaire.

D. Rééducation orthoptique et aides visuelles

Quand les autres traitements n'ont pas permis la conservation d'une acuité visuelle satisfaisante, notamment de près, il faut proposer aux patients une rééducation et des aides visuelles :

- la rééducation orthoptique à pour objectif d'appendre au patient à utiliser la rétine située en dehors de la lésion maculaire ;
- les aides visuelles, systèmes grossissants optiques ou électroniques, peuvent améliorer les résultats obtenus par la rééducation orthoptique.

Rééducation orthoptique et aides visuelles ont cependant des limites, et idéalement de nombreux patients devraient être pris en charge par des équipes pluridisciplinaires associant ophtalmologiste, orthoptiste, opticien, ergothérapeute, psychologue et personne chargée des activités de la vie quotidienne, mais de tels centres sont rares en France.

Points clés

- La DMLA est la première cause en France de malvoyance : sa fréquence croît régulièrement du fait de l'augmentation de l'espérance de vie.
- On distingue une forme débutante correspondant à l'apparition au fond d'œil de « précurseurs », les *drusen*, et une forme évoluée regroupant deux formes cliniques : forme atrophique et forme exsudative ou néovasculaire.
- La forme exsudative correspond à l'apparition de néovaisseaux choroïdiens, responsables d'une baisse d'acuité visuelle et de métamorphopsies d'apparition soudaine ; elle nécessite une consultation en urgence avec examen du fond d'œil et des examens d'imagerie permettant de confirmer le diagnostic et d'initier le traitement par anti-VEGF.
- Le traitement de la forme exsudative (néovasculaire) repose sur les injections intraoculaires répétées d'anti-VEGF. La photothérapie dynamique peut être pratiquée en complément dans certains cas.
- Dans les cas de perte visuelle sévère malgré le traitement, une rééducation orthoptique associée à des aides visuelles doit être proposée au patient.

Mots clés

- Angiographie
- Anti-angiogéniques
- DMLA exsudative
- DMLA forme atrophique
- DMLA forme exsudative
- *Drusen*
- Néovaisseaux choroïdiens
- Tomographie en cohérence optique

CHAPITRE

16

Occlusions artérielles rétiniennes

Item 221. Hypertension artérielle de l'adulte.

Objectifs pédagogiques

Nationaux

- Expliquer l'épidémiologie, les principales causes et l'histoire naturelle de l'hypertension artérielle de l'adulte.
- Réaliser le bilan initial d'une hypertension artérielle de l'adulte.
- Argumenter l'attitude thérapeutique et planifier le suivi du patient (voir item 326).
- Décrire les principes de la prise en charge au long cours.

COUF

- Connaître la pathogénie des occlusions artérielles rétiniennes.
- Connaître les signes d'appel et les signes cliniques d'une occlusion artérielle.
- Connaître les principales étiologies.
- Connaître le pronostic d'une occlusion artérielle.
- Connaître les principes du traitement

I. Physiopathogénie

La rétine est vascularisée par deux circulations différentes, alimentées toutes deux par des branches de l'artère ophtalmique :

- la *circulation choroïdienne* est alimentée par les artères ciliaires postérieures, et assure la nutrition et l'oxygénation des couches externes (profondes) de la rétine, c'est-à-dire l'épithélium pigmentaire de la rétine et les photorécepteurs ;
- la *circulation rétinienne* proprement dite est issue de l'artère centrale de la rétine et vascularise les couches internes de la rétine, c'est-à-dire les cellules bipolaires, les cellules ganglionnaires et les fibres optiques.

L'artère centrale de la rétine se divise en deux branches supérieure et inférieure se divisant elles-mêmes, chacune, en branche temporale et branche nasale. La division se poursuit ensuite sur un mode dichotomique.

La vascularisation rétinienne est de type terminal, c'est-à-dire que tout le sang qui pénètre par l'artère centrale ressort de l'œil par la veine centrale de la rétine. Il n'y a pas d'anastomose possible avec une circulation de voisinage.

L'arrêt circulatoire dans le territoire de l'artère centrale de la rétine entraîne des lésions ischémiques définitives de la rétine interne en 90 minutes :

- de ce fait, les occlusions artérielles rétiniennes entraînent souvent une perte d'acuité visuelle sévère de l'œil atteint malgré la mise en route d'un traitement en urgence ;
- de plus, elles sont le plus souvent la traduction d'une atteinte vasculaire sur l'axe carotidien ou d'une cardiopathie emboligène. Elles devront être l'occasion d'un bilan étiologique pour éviter qu'une urgence fonctionnelle visuelle ne se transforme en une urgence vitale.

II. Occlusion de l'artère centrale de la rétine (OACR)

L'occlusion de l'artère centrale de la rétine (OACR) est une pathologie rare ; sa fréquence est estimée à une consultation sur 10 000. Les OACR atteignent le plus souvent des sujets autour de la soixantaine. L'accident n'est bilatéral que dans 1 à 2 % des cas.

A. Diagnostic

1. Tableau clinique

Les patients décrivent une *baisse d'acuité visuelle brutale*. Certains décrivent à l'interrogatoire un ou plusieurs épisodes antérieurs d'*amaurose transitoire*, témoin le plus souvent d'emboles spontanément résolutifs, à partir d'une *plaque d'athérome carotidien*.

2. Examen

L'œil est blanc, indolore.

L'acuité visuelle est effondrée, le plus souvent limitée à une perception lumineuse.

Dès les premières minutes suivant l'occlusion artérielle, *la pupille est en mydriase aréflective* : le réflexe photomoteur direct est aboli, le réflexe photomoteur consensuel à l'éclairement de l'œil sain conservé.

3. Fond d'œil

Dans les tout premiers instants, la rétine peut avoir encore un aspect normal, mais il existe un *rétrécissement diffus du calibre artériel* et parfois un courant granuleux. Ce n'est que dans les heures qui suivent qu'apparaît un *œdème ischémique rétinien, blanchâtre*, traduisant la souffrance ischémique des couches internes de la rétine. La fovéola, qui n'est vascularisée que par la choroïde, garde sa coloration normale et apparaît plus rouge par contraste avec tout le reste de la rétine ischémique (« tache rouge cerise de la macula », fig. 16.1A).

4. Angiographie à la fluorescéine

Elle n'est pas indispensable au diagnostic et sa réalisation ne doit pas retarder la mise en route du traitement.

L'angiographie à la fluorescéine est marquée par :

- un retard extrême de perfusion des branches de l'artère centrale de la rétine (fig. 16.1B et C) ;
- un allongement du temps de remplissage artérioveineux rétinien (fig. 16.1D).

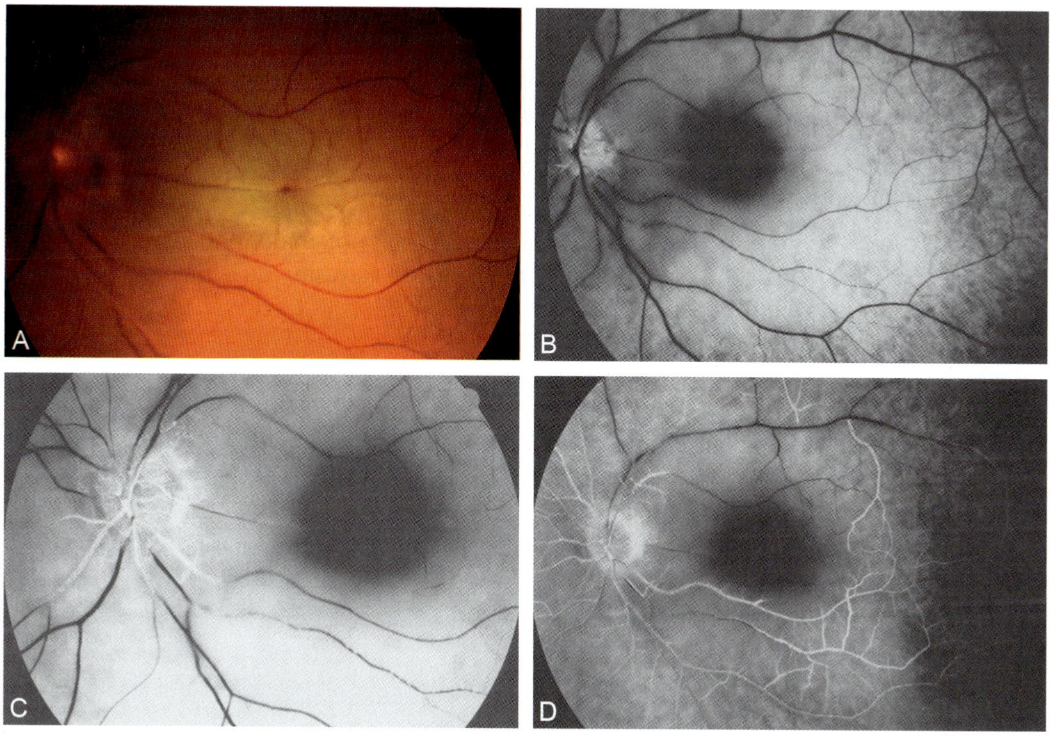

Fig. 16.1. Occlusion de l'artère centrale de la rétine.

A. Cliché du fond d'œil. Rétine de coloration blanchâtre, sauf au niveau de la fovéola (tache rouge cerise de la macula). B, C et D. Angiographie fluorescéinique du fond d'œil : retard extrême de remplissage des branches de l'artère centrale de la rétine (B et C), et allongement du temps de remplissage artérioveineux (D : il n'existe encore qu'un début de remplissage veineux plus de 6 minutes après l'injection de fluorescéine).

B. Étiologie

Le bilan étiologique sera d'autant plus exhaustif que le sujet est jeune.

On peut classer les causes dans plusieurs grandes classes selon le mécanisme en cause :

- les embolies ;
- les thromboses ;
- les troubles de la coagulation.

1. Embolies

Même quand un mécanisme embolique est fortement suspecté, un embole n'est pas nécessairement visible au fond d'œil. Dans d'autres cas, l'embole est parfaitement individualisable au fond d'œil.

Les pathologies emboligènes les plus fréquentes sont :

- l'*athérome carotidien, cause la plus fréquente*. Des manœuvres carotidiennes ou un contexte postopératoire (endartériectomie carotidienne) sont parfois retrouvés ;
- les *cardiopathies emboligènes*.

Beaucoup plus rarement, il s'agit d'emboles lipidiques consécutifs à une fracture des os longs (« embolie graisseuse » se traduisant à l'examen du fond d'œil par des nodules cotonneux : voir plus loin IV. Nodules cotonneux) ou d'emboles tumoraux (myxome de l'oreillette).

2. Thromboses

Entrent dans ce cadre la maladie de Horton et les maladies de système.

La *maladie de Horton* est une urgence : elle doit être recherchée systématiquement chez les sujets de plus de 50 ans, bien que 2 % seulement des Horton se compliquent d'OACR, alors qu'il s'agit d'une *cause plus fréquente de NOIA* (voir chapitre 20, Neuropathie optique ischémique antérieure).

Les *maladies de système* sont plus occasionnelles, il s'agit notamment du lupus érythémateux disséminé, de la maladie de Wegener, de la maladie de Takayashu, de la maladie de Kawasaki, du syndrome de Churg-Strauss.

3. Troubles de la coagulation

Ils sont les mêmes que dans les occlusions veineuses rétiniennes (voir chapitre 17, Occlusions veineuses la rétiniennes).

Ils peuvent être liés à :

- une anomalie primitive de la coagulation (résistance à la protéine C activée, déficit en protéine C, protéine S ou en antithrombine);
- un syndrome des antiphospholipides;
- une hyperhomocystéinémie;
- tout autre état d'hypercoagulabilité.

C. Évolution spontanée

L'évolution spontanée est quasiment toujours défavorable en l'absence d'une reperméabilisation rapide : des lésions rétiniennes définitives apparaissent en effet après 90 minutes d'ischémie. On ne peut espérer une récupération visuelle à des degrés variables que lorsque l'ischémie rétinienne a été brève.

Dans la plupart des cas, on assiste à une régression de l'œdème rétinien sur une période allant de 4 à 6 semaines. Progressivement, la papille devient pâle, atrophique et les artères rétiniennes deviennent grêles, filiformes, les couches internes de la rétine s'atrophient.

D. Conduite à tenir

L'OACR est une des rares véritables urgences en ophtalmologie. En effet, non seulement la fonction visuelle est menacée à très court terme, mais de plus cet accident peut être le témoin d'une pathologie systémique sous-jacente. C'est pourquoi le bilan étiologique et le traitement de l'occlusion artérielle doivent être menés dans le même temps, en urgence.

1. Bilan étiologique

C'est notamment la recherche d'un *athérome carotidien* et d'une *cardiopathie emboligène* : la pratique de l'échographie cardiaque transœsophagienne augmente la découverte d'anomalies emboligènes; la recherche d'une cause embolique curable est cruciale pour éviter la récidive d'emboles dans le territoire cérébral. Chez un sujet jeune, une dissection carotidienne devra également être recherchée (notion de traumatisme cervical).

Comme nous l'avons vu, la maladie de Horton est rare, mais il faut systématiquement la rechercher.

2. Traitement

Le traitement des OACR reste décevant. L'objectif de tous les traitements proposés est d'obtenir une reperméabilisation artérielle le plus tôt possible avant l'apparition de lésions rétiniennes ischémiques définitives, ce qui ne laisse que quelques heures après la survenue de l'accident :

- *traitement hypotonisant* par l'acétazolamide (Diamox®), voie intraveineuse ou *per os*, et par la ponction de l'humeur aqueuse dont le but est de diminuer la pression intraoculaire afin de diminuer la résistance intraoculaire au flux sanguin ;
- *traitement vasodilatateur* en perfusion intraveineuse ;
- *traitement anticoagulant* : il n'est pas efficace sur l'OACR ; une héparinothérapie est en revanche de mise pendant la réalisation du bilan étiologique dans l'hypothèse d'une affection emboligène ;
- *traitement fibrinolytique* par voie intraveineuse ou par voie intra-artérielle par cathétérisme de l'artère ophtalmique ; c'est le seul traitement susceptible d'être réellement efficace, mais il doit être instauré très précocement, ce qui est en pratique très rarement réalisable.

Un bilan cardiologique doit être demandé afin de rechercher une cardiopathie emboligène, une origine carotidienne.

E. Indications thérapeutiques

Le traitement est analogue par de nombreux aspects à celui des AVC ischémiques :

- dans tous les cas, est instauré un traitement par aspirine par voie orale ou intraveineuse à la dose de 160 à 325 mg ;
- seules les OACR chez un sujet jeune et en bon état général, vues dans les 6 premières heures, doivent faire envisager un traitement maximum (Diamox®, vasodilatateurs par voie intraveineuse, fibrinolytiques) visant à une reperméabilisation rapide ;
- le traitement au long cours est fonction du bilan étiologique :
  - athérome carotidien : traitement antiagrégant plaquettaire,
  - emboles cardiaques dont la cause n'a pu être jugulée (ex. : fibrillation auriculaire) : antivitamine K ;
- une sténose carotidienne significative peut amener à une endartériectomie.

III. Occlusion de branche de l'artère centrale de la rétine (OBACR)

A. Diagnostic

1. Tableau clinique

Il est variable selon la localisation de l'occlusion, selon l'étendue du territoire ischémique et selon l'atteinte maculaire. L'atteinte maculaire conditionne le pronostic de cette affection.

Le début des signes fonctionnels est brutal et indolore. Les patients décrivent une *amputation du champ visuel* souvent à limite horizontale. Une *baisse d'acuité visuelle* s'observe dans les cas où la branche occluse vascularise la macula. L'examen du fond d'œil affirme le diagnostic en retrouvant un *œdème rétinien ischémique en secteur* localisé au territoire de la branche occluse.

Il est important de préciser les rapports exacts avec la macula :

- l'œdème ischémique peut intéresser la macula, entraînant une baisse d'acuité visuelle, cependant moins importante que dans les OACR ;
- une absence d'atteinte maculaire est une forme de meilleur pronostic, avec une acuité visuelle conservée.

Le site de l'obstruction se situe souvent au niveau d'une bifurcation artérielle et celle-ci est fréquemment soulignée par la présence d'un embole.

2. Angiographie à la fluorescéine

Elle n'est pas indispensable au diagnostic, elle permet de mieux préciser le degré et l'étendue de l'occlusion (fig. 16.2) ; l'occlusion de branche se manifeste par un retard de perfusion ou une absence complète de perfusion dans la branche occluse.

B. Évolution

Une reperméabilisation de la branche occluse en quelques jours est l'évolution habituelle. Après quelques semaines, on assiste à une résorption de l'œdème rétinien et à une remontée de l'acuité visuelle. Le pronostic visuel est bon, avec une acuité visuelle supérieure à 5/10 dans plus de 80 % des cas. L'amputation du champ visuel persiste en revanche à titre de séquelle.

C. Étiologie

Les causes sont les mêmes que celles retrouvées dans les cas d'OACR (fig. 16.3), à l'exclusion de la maladie de Horton (les branches de l'artère centrale de la rétine n'étant pas des artères musculaires, contrairement à l'artère centrale elle-même).

Un patient qui présente une occlusion de branche doit, à l'exclusion de la recherche d'une maladie de Horton, bénéficier du même bilan étiologique qu'une OACR.

D. Traitement

Les moyens thérapeutiques sont les mêmes que ceux utilisés dans des cas d'OACR. Les indications doivent être plus restreintes en raison de la bonne récupération habituelle ; néanmoins, un patient en bonne santé qui présente une OBACR avec atteinte maculaire et vu suffisamment tôt peut faire discuter un traitement maximum.

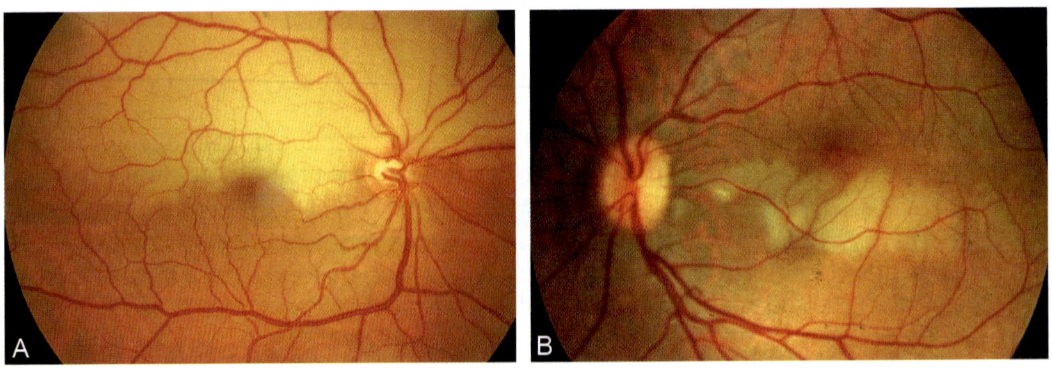

Fig. 16.2. Occlusions de branche de l'artère centrale de la rétine.

IV. Nodules cotonneux

L'*occlusion d'artérioles rétiniennes précapillaires* n'entraîne habituellement pas de signes fonctionnels ; leur traduction clinique est le *nodule cotonneux* (voir chapitre 23, Rétinopathie hypertensive – choroïdopathie hypertensive) : les occlusions artériolaires sont responsables de l'accumulation dans les fibres optiques de matériel axoplasmique dont le transport actif est interrompu.

Les nodules cotonneux se présentent comme des lésions de petite taille, blanches, superficielles, d'aspect duveteux et à contours flous (fig. 16.4).

Il peut exister un ou plusieurs nodules cotonneux selon le nombre d'artérioles précapillaires occluses.

Les *principales causes* sont l'*HTA*, le *diabète*, les occlusions veineuses rétiniennes, le *Sida*, certaines *collagénoses*, notamment lupus érythémateux disséminé et périartérite noueuse, les *embolies graisseuses*, la *pancréatite aiguë* et le *syndrome de Purtscher*.

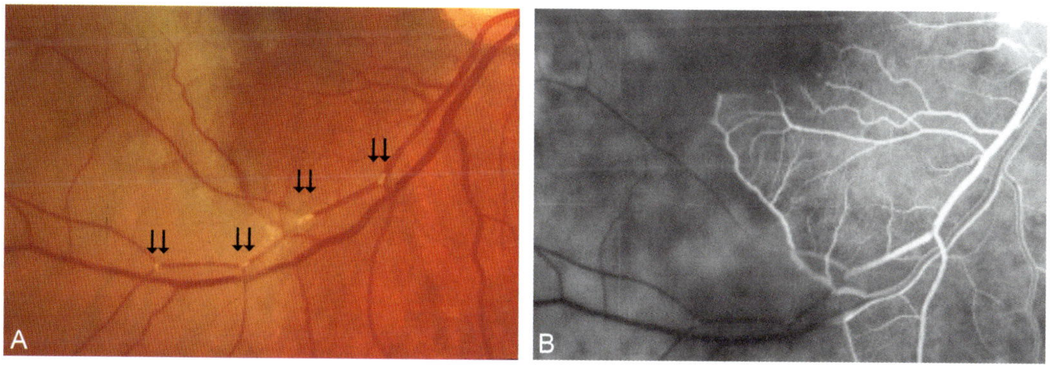

Fig. 16.3. Occlusion de branche de l'artère centrale de la rétine d'origine embolique (emboles à point de départ carotidien, complication d'une artériographie carotidienne).

A. Plusieurs emboles visibles à l'examen du fond d'œil (flèches). B. Angiographie fluorescéinique : absence de perfusion dans le territoire de l'artère occluse.

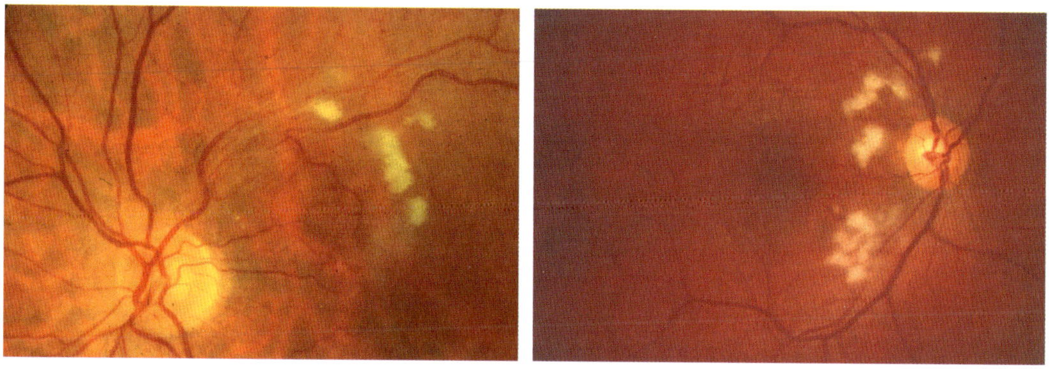

Fig. 16.4. Nodules cotonneux.

Lésions de petite taille, blanches, superficielles, d'aspect duveteux et à contours flous ; chaque nodule correspond à une interruption du flux axoplasmique dans les fibres optiques secondaire à l'occlusion d'une artériole précapillaire.

Points clés

- L'occlusion de l'artère centrale de la rétine ou d'une de ses branches est *le plus souvent due à une affection emboligène.*
- Le pronostic visuel dépend de l'atteinte ou non de la macula, et du caractère plus ou moins complet et prolongé de l'ischémie.
- L'occlusion de l'artère centrale de la rétine doit alerter sur le *risque de récidives emboligènes dans le territoire cérébral.*
- Le traitement de l'occlusion de l'artère centrale de la rétine est en général décevant.

Mots clés

- Macula rouge cerise
- Œdème rétinien
- Artères en arbre mort
- Glaucome néovasculaire
- Angiographie à la fluorescéine
- Maladies thrombo-emboliques
- Bilan d'AVC
- Antiagrégants
- Photocoagulation panrétinienne

CHAPITRE

17

Occlusions veineuses rétiniennes

Item 221. Hypertension artérielle de l'adulte.

Objectifs pédagogiques

Nationaux

- Expliquer l'épidémiologie, les principales causes et l'histoire naturelle de l'hypertension artérielle de l'adulte.
- Réaliser le bilan initial d'une hypertension artérielle de l'adulte.
- Argumenter l'attitude thérapeutique et planifier le suivi du patient (voir item 326).
- Décrire les principes de la prise en charge au long cours.

COUF

- Connaître les signes cliniques cardinaux au fond d'œil.
- Connaître les facteurs de risque généraux et oculaires et les éléments du bilan systémique en présence d'une occlusion veineuse rétinienne.
- Connaître le pronostic des différentes formes cliniques.
- Connaître les principes du traitement médical.

L'occlusion veineuse rétinienne est une pathologie fréquente, en particulier chez le sujet âgé présentant des facteurs de risque vasculaire ; elles représentent l'affection vasculaire rétinienne la plus fréquente après la rétinopathie diabétique.

I. Occlusion de la veine centrale de la rétine (OVCR)

L'aspect ophtalmoscopique est dominé par les signes liés à la gêne au retour veineux dans les veines rétiniennes confluant vers la papille (dilatation veineuse, tortuosité veineuse, œdème papillaire, hémorragies rétiniennes dans les quadrants du territoire occlus).

Le pronostic fonctionnel dépend de la forme clinique de l'OVCR, on décrit en effet deux formes principales d'OVCR : une *forme ischémique* de mauvais pronostic visuel et une *forme bien perfusée* (dite forme non ischémique) de meilleur pronostic.

A. Signes cliniques

Les signes fonctionnels sont essentiellement l'*apparition brutale d'une vision trouble* :

- la *baisse d'acuité visuelle* est plus ou moins importante, l'acuité visuelle varie d'une perception lumineuse à une acuité visuelle normale ;

- l'acuité visuelle est corrélée avec la qualité de perfusion du lit capillaire, et varie donc en fonction de la forme clinique et de la sévérité de l'OVCR : une acuité visuelle effondrée, inférieure à 1/20, traduit le plus souvent une forme ischémique sévère ; une acuité visuelle supérieure à 2/10 est en faveur d'une forme non ischémique.

L'œil est blanc, indolore.

B. Examen du fond d'œil

Les *signes cardinaux de l'OVCR* sont :

- l'œdème papillaire ;
- des veines rétiniennes tortueuses et dilatées ;
- les hémorragies disséminées sur toute la surface rétinienne :
  - superficielles, en flammèches,
  - ou profondes, « en taches » ;
- les nodules cotonneux.

Le *diagnostic positif* d'une OVCR est simple, il *repose sur l'examen clinique*.

En revanche, le *diagnostic de la forme clinique, non ischémique* (forme bien perfusée) ou *ischémique*, nécessite le plus souvent le recours à l'angiographie fluorescéinique.

Les *formes non ischémiques* sont les plus fréquentes, trois quarts environ de l'ensemble des OVCR. On peut les apparenter à une stase veineuse rétinienne. L'acuité visuelle est habituellement supérieure à 2/10, le réflexe pupillaire n'est pas modifié.

Au fond d'œil, les hémorragies ont une forme en flammèches (fig. 17.1) traduisant leur topographie dans les couches superficielles de la rétine, le long des fibres optiques. Il existe aussi souvent des hémorragies en taches. Les nodules cotonneux sont rares.

En angiographie, il existe une importante dilatation veineuse associée à des dilatations capillaires ; les territoires d'ischémie rétinienne sont peu étendus.

Les *formes ischémiques* représentent environ un quart des OVCR. On peut les apparenter à un infarcissement hémorragique de la rétine.

L'acuité visuelle est effondrée, habituellement inférieure à 1/20, le réflexe pupillaire direct est diminué (avec conservation du réflexe consensuel à l'éclairement de l'œil controlatéral sain).

À l'examen du fond d'œil, les hémorragies sont plus volumineuses, profondes, « en taches » (fig. 17.2), témoins de l'ischémie rétinienne ; il existe souvent de nombreux nodules cotonneux (fig. 17.3).

L'angiographie fluorescéinique confirme la présence de vastes territoires d'ischémie rétinienne.

Le *passage d'une forme non ischémique à une forme ischémique* peut être observé (environ un quart des formes non ischémiques).

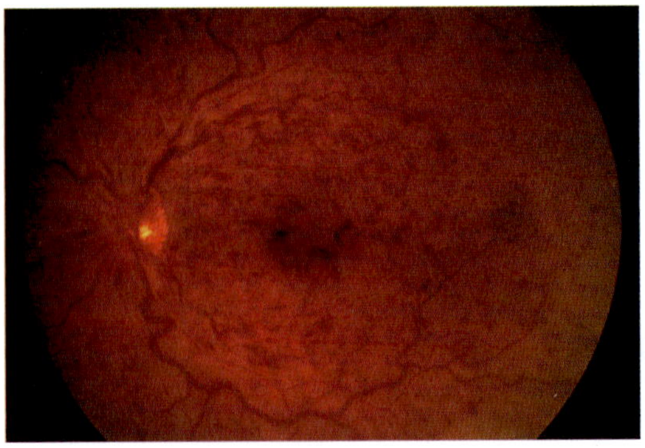

Fig. 17.1. OVCR de forme non ischémique : dilatation et tortuosités veineuses ; nombreuses hémorragies en flammèches de petite taille.

Fig. 17.2. **OVCR de forme ischémique : présence de nombreuses hémorragies en taches.**

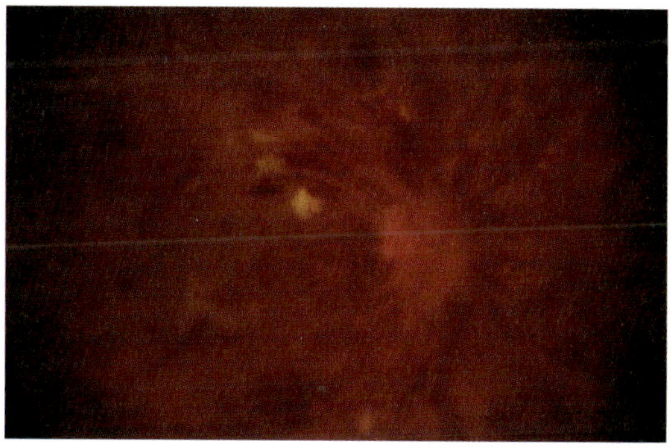

Fig. 17.3. **OVCR de forme ischémique : nombreuses hémorragies de grande taille et présence de nodules cotonneux.**

C. Examens complémentaires ophtalmologiques

L'angiographie fluorescéinique est très utile, car elle permet de mieux différencier les formes non ischémiques des formes ischémiques (soit d'emblée, soit secondairement par aggravation d'une forme non ischémique).

La tomographie en cohérence optique (OCT) est utile dans le bilan initial, car elle permet de quantifier l'importance de l'œdème maculaire. Par la suite, elle permettra de suivre l'évolution de l'œdème maculaire au cours du traitement.

D. Bilan étiologique

La *pathogénie des OVCR* n'est pas complètement élucidée, mais il a été suggéré que l'épaississement de la paroi de l'artère centrale de la rétine, athéroscléreuse, pourrait entraîner une compression de la veine centrale adjacente et son occlusion. Une augmentation des résistances en arrière de la lame criblée pourrait aussi jouer un rôle.

Quoi qu'il en soit, les OVCR surviennent le plus souvent chez des *sujets de plus de 50 ans* (dans 75 % des cas après 60 ans) présentant des *facteurs de risque vasculaire*.

Chez le sujet de plus de 50 ans, le bilan étiologique se résume donc le plus souvent à la recherche :

- de *facteurs de risque* : tabagisme, HTA, diabète, hypercholestérolémie, syndrome d'apnée du sommeil ;
- d'une *hypertonie oculaire* + (voir plus loin).

Dans certains cas, un *bilan plus poussé* est nécessaire :

- chez les sujets de moins de 50 ans ;
- en l'absence de facteurs de risque même chez un sujet de plus de 50 ans ;
- devant une OVCR bilatérale (qui survient généralement en deux temps).

Ce bilan devra rechercher :

- une anomalie primitive de la coagulation :
  - résistance à la protéine C activée,
  - déficit en protéine C, protéine S ou en antithrombine ;
- un syndrome des antiphospholipides ;
- une hyperhomocystéinémie ;
- chez une femme jeune, un traitement contraceptif, bien qu'en l'absence de trouble de la coagulation associé, il n'est pas prouvé qu'il constitue isolément un facteur de risque ;
- un contexte d'hyperviscosité (pathologies hématologiques : Waldenström, leucémies, myélome…).

Le glaucome chronique à angle ouvert et l'hypertonie oculaire, même non compliquée de glaucome (voir chapitre 14, Glaucome chronique), sont des facteurs de risque de survenue d'une OVCR.

La recherche d'une *hypertonie oculaire* au cours du cycle nycthéméral doit faire partie du bilan systématique de tout patient présentant une OVCR, même en présence d'autres facteurs de risque, car elle est malgré cela un facteur favorisant l'OVCR.

E. Évolution

L'évolution des OVCR dépend de la forme clinique.

1. Formes non ischémiques

Ce sont les plus fréquentes, elles ont dans la moitié des cas une *évolution favorable*, avec une normalisation de l'acuité visuelle et de l'aspect du fond d'œil en 3 à 6 mois.

L'*évolution* est ailleurs *moins favorable* :

- soit par conversion en une forme ischémique (environ un quart des cas) ;
- soit par la persistance d'un *œdème maculaire cystoïde* (OMC), responsable d'une baisse d'acuité visuelle permanente : l'OMC après OVCR est dû à une diffusion à partir du lit capillaire maculaire périfovéolaire ; il peut persister de façon prolongée, malgré la régression de la dilatation veineuse, et son pronostic fonctionnel est médiocre.

2. Formes ischémiques

Les formes ischémiques d'emblée ou secondairement sont de pronostic beaucoup plus sévère. L'acuité visuelle est d'emblée effondrée, habituellement inférieure à 1/20, sans espoir de récupération fonctionnelle du fait de l'ischémie maculaire majeure. Un déficit pupillaire afférent est également habituel dans les formes ischémiques.

Le développement d'une *néovascularisation irienne*, ou *rubéose irienne* (fig. 17.4), est la complication la plus redoutable des OVCR de type ischémique par son risque d'évolution rapide vers un glaucome néovasculaire ou GNV (fig. 17.5) ; celui-ci est secondaire au blocage de l'écoule-

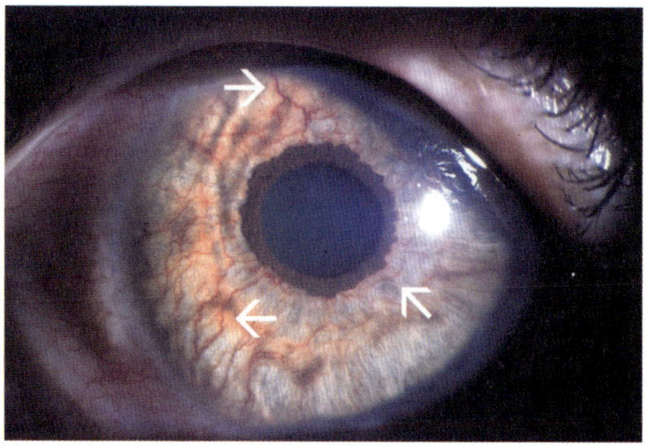

Fig. 17.4. **Néovascularisation irienne : présence sur la face antérieure de l'iris de nombreux vaisseaux anormalement visibles (flèches).**

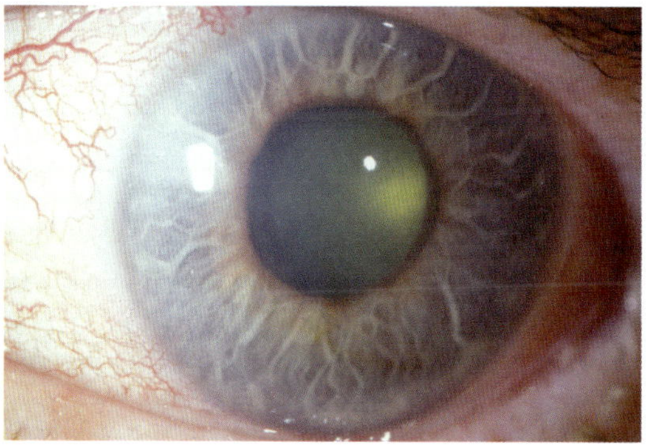

Fig. 17.5. **Glaucome néovasculaire : pupille en semi-mydriase, diminution diffuse de la transparence de la cornée par œdème cornéen dû à l'hypertonie oculaire.**

ment de l'humeur aqueuse à travers le trabéculum tapissé par des néovaisseaux développés à partir de la racine de l'iris dans l'angle iridocornéen. La néovascularisation irienne peut survenir très rapidement, en quelques jours ou quelques semaines après une OVCR ischémique, et aboutir à un *GNV dès le 3e mois* (on parle classiquement de « glaucome du 100e jour »). Cette évolution spontanée rapide vers le glaucome néovasculaire doit être prévenue par une photocoagulation panrétinienne, mise en route dès le diagnostic d'une forme ischémique d'OVCR. La présence d'une rubéose irienne peut aussi se compliquer d'un hyphéma, par saignement des néovaisseaux iriens.

La *néovascularisation prérétinienne* et/ou *prépapillaire* est retrouvée dans 25 % des cas d'OVCR ischémique ; son mécanisme d'apparition est similaire à celui de la rétinopathie diabétique proliférante (voir chapitre 21, Rétinopathie diabétique) ; elle peut se compliquer d'*hémorragie intravitréenne*, responsable d'une baisse d'acuité visuelle brutale.

F. Traitement

Le but du traitement d'une OVCR non ischémique est de faciliter le retour d'une circulation veineuse rétinienne normale, d'éviter le passage à une forme ischémique et de prévenir ou de traiter les complications maculaires, en particulier l'OMC.

Le but du traitement d'une OVCR ischémique est de prévenir ou de traiter les complications néovasculaires et en premier lieu la néovascularisation irienne et le GNV, ces formes ischémiques ayant en effet peu ou pas d'espoir de récupération fonctionnelle.

1. Méthodes

a. Traitements médicaux

Anticoagulants

Ils n'ont pas d'efficacité prouvée et ne sont pas indiqués en dehors des rares cas d'anomalie de la coagulation.

Fibrinolytiques

Ils ont été utilisés dans le but de dissoudre un éventuel thrombus, soit par voie générale, soit par injection directe dans l'artère ophtalmique ; le bénéfice de ces traitements, quelle que soit la voie d'administration, est difficile à prouver et, compte tenu de leurs risques de complications, ils ne sont pas rentrés dans la pratique courante.

Hémodilution isovolémique

Le principe de l'hémodilution isovolémique est de diminuer la viscosité sanguine et donc d'améliorer la circulation veineuse rétinienne en abaissant l'hématocrite entre 30 et 35 % ; son efficacité est discutée.

Antiagrégants plaquettaires

Ils ont été proposés mais n'ont pas fait la preuve de leur efficacité dans le traitement des OVCR.

Traitement de l'œdème maculaire des occlusions veineuses

Le traitement de l'œdème maculaire repose sur les injections intravitréennes d'anti-VEGF (ranibizumab ou aflibercept) ou de triamcinolone qui ont fait la preuve de leur efficacité dans cette indication. Les injections intravitréennes de triamcinolone peuvent se compliquer comme toute corticothérapie d'une cataracte ou d'un glaucome. Ces traitements nécessitent souvent des injections répétées.

b. Photocoagulation au laser

Son principe est similaire à la photocoagulation dans la rétinopathie diabétique (voir chapitre 21, Rétinopathie diabétique).

La *photocoagulation panrétinienne* (PPR) vise à détruire les territoires ischémiques et à prévenir les néovascularisations prérétiniennes, prépapillaires et iriennes dans le cas particulier des OVCR ischémiques. Les formes ischémiques majeures se compliquent très rapidement de néovascularisation irienne et de GNV. Il est donc nécessaire en présence d'une OVCR ischémique de *pratiquer préventivement de façon systématique une PPR*.

2. Indications

a. Formes non ischémiques

Les injections intravitréennes d'anti-VEGF ou de triamcinolone peuvent être proposées en présence d'un OMC avec baisse d'acuité visuelle persistant.

Dans tous les cas, une surveillance clinique et angiographique tous les mois au début permettra de déceler précocement la conversion vers une forme ischémique.

b. Formes ischémiques

En dehors du traitement médical, une PPR doit être pratiquée d'emblée, lorsque l'ischémie est très étendue, sans attendre l'apparition de la néovascularisation irienne. Le patient est prévenu que le but du traitement n'est pas de rétablir la vision mais d'éviter le GNV.

c. Glaucome néovasculaire

Si un GNV est déjà installé, la PPR devra être réalisée en urgence, après avoir fait baisser le tonus oculaire par un traitement hypotonisant local et de l'acétazolamide (Diamox®) *per os* ou par voie intraveineuse. Une intervention chirurgicale à visée hypotonisante peut être nécessaire dans les cas les plus graves. Les anti-VEGF en injection intra-vitréenne permettent parfois la régression partielle de la rubéose.

II. Occlusion de branche veineuse rétinienne (OBVR)

Les modifications du fond d'œil au cours des OBVR sont identiques à celles des OVCR, mais limitées au territoire drainé par la veine occluse : l'occlusion est située à un croisement artério-veineux ; le territoire concerné par l'occlusion a une forme triangulaire correspondant au territoire drainé par la veine rétinienne en amont du croisement artérioveineux.

Plus le croisement responsable de l'OBVR est proche de la papille, plus le territoire concerné est important.

Le retentissement visuel de l'OBVR dépend plus de sa topographie que de son étendue : ainsi, des occlusions de veines maculaires, même si elles ne concernent qu'un petit territoire, sont habituellement symptomatiques.

A. Physiopathogénie

L'artère et la veine partagent une gaine adventicielle commune à l'endroit du croisement artérioveineux (fig. 17.6). Pratiquement toutes les OBVR sont liées à un signe du croisement et sont une complication de l'artériosclérose : elles sont le « stade + » du signe du croisement (voir chapitre 23, Rétinopathie hypertensive – choroïdopathie hypertensive), liées à la compression de la veine rétinienne par la paroi épaissie de l'artère artérioscléreuse. Ainsi, les OBVR s'observent le plus souvent chez les sujets âgés de plus de 60 ans, présentant des facteurs de risque d'artériosclérose : HTA, facteur le plus fréquemment retrouvé dans les OBVR ; diabète ; tabagisme.

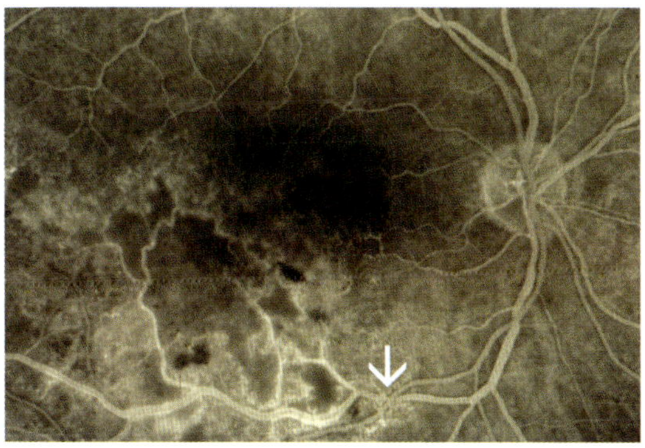

Fig. 17.6. Physiopathogénie des OBVR.

L'OBVR se développe en amont d'un croisement artérioveineux (flèche) ; elle est la conséquence de la compression de la veine par la paroi épaissie d'une artère artérioscléreuse.

Connaissances

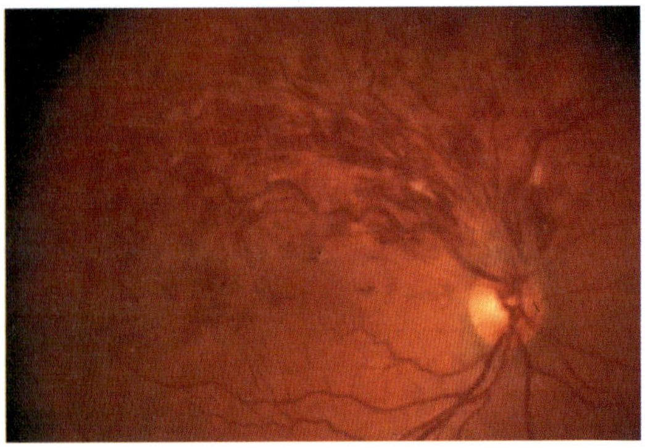

Fig. 17.7. **OBVR de forme non ischémique : nombreuses hémorragies en flammèches, rares nodules cotonneux.**

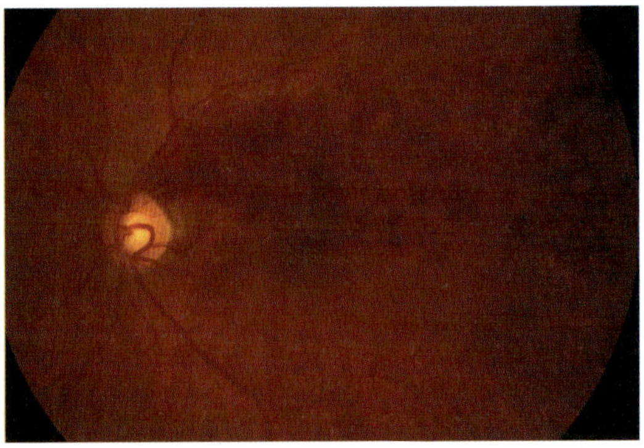

Fig. 17.8. **OBVR de forme ischémique : nombreuses hémorragies de grande taille, en plaques, dans le territoire de la veine occluse.**

B. Aspects cliniques

La *baisse de vision* dépend de l'importance et du type d'atteinte maculaire ; au stade aigu des OBVR intéressant la macula, la baisse d'acuité visuelle est due aux hémorragies, à l'ischémie ou à l'œdème maculaire.

Les signes des OBVR à l'*examen du fond d'œil* sont les mêmes que ceux des OVCR (fig. 17.7 et 17.8) : hémorragies rétiniennes, nodules cotonneux, dilatation veineuse et œdème rétinien, localisés au territoire rétinien normalement drainé par la veine occluse.

L'*angiographie fluorescéinique* contribue à préciser la *forme clinique de l'OBVR* : forme non ischémique (fig. 17.9) ou forme ischémique (fig. 17.10), comme dans les OVCR.

C. Évolution

1. Évolution favorable

Dans la majorité des cas, l'évolution est spontanément favorable par reperméabilisation de la veine rétinienne ou par développement d'une circulation de suppléance permettant le drainage du territoire de l'OBVR par une veine rétinienne de voisinage.

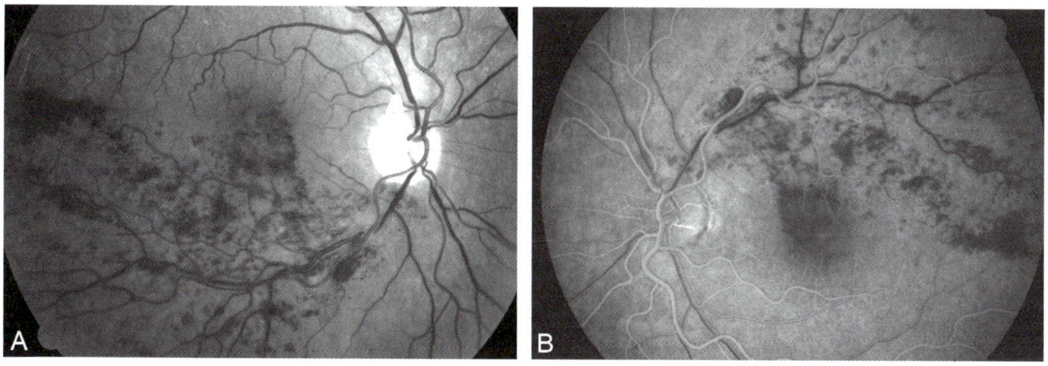

Fig. 17.9. Examen angiographique d'une OBVR de forme non ischémique.
A. Cliché avant injection : présence d'hémorragies de petite taille, la plupart en flammèches. B. Cliché tardif après injection de fluorescéine, confirmant l'absence de territoires d'ischémie rétinienne.

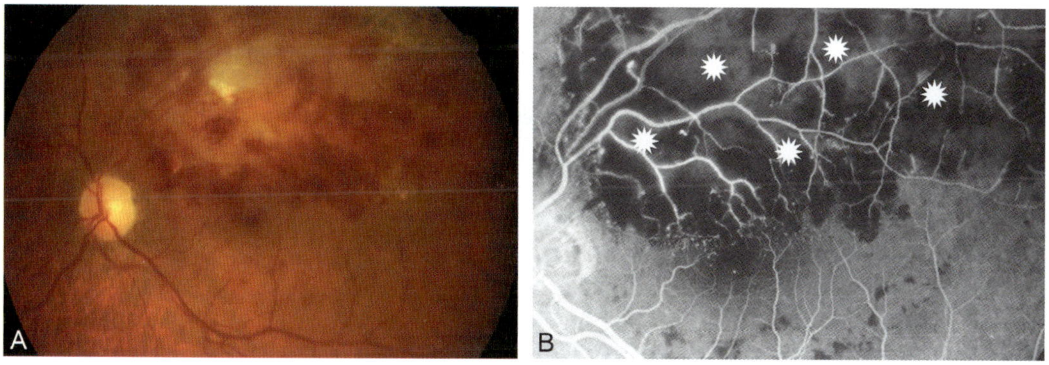

Fig. 17.10. OBVR de forme ischémique.
A. À l'examen du fond d'œil, présence d'hémorragies rétiniennes en plaques et d'un volumineux nodule cotonneux. B. Présence sur l'angiographie d'une importante ischémie rétinienne (étoiles) : les zones ischémiques restent sombres, du fait de l'absence de perfusion en dehors des gros vaisseaux rétiniens

2. Évolution défavorable

L'évolution peut être défavorable du fait soit :

- d'une *maculopathie ischémique*, au cours d'une forme ischémique intéressant la macula ;
- d'un *œdème maculaire persistant*, de la même façon que dans les OVCR, mais moins sévère car sectoriel, limité au territoire maculaire intéressé par l'occlusion veineuse ;
- de *néovaisseaux prérétiniens* secondaires à une forme ischémique suffisamment étendue ; ceux-ci peuvent entraîner la survenue d'une *hémorragie du vitré*, responsable d'une baisse d'acuité visuelle brutale dans les mois suivant la survenue de l'occlusion. L'ischémie rétinienne des OBVR n'est en revanche pas suffisamment étendue pour provoquer l'apparition de néovaisseaux prépapillaires ou d'une néovascularisation irienne et d'un GNV.

D. Traitement

Le traitement des facteurs de risque et le traitement médical sont les mêmes que dans les OVCR.

En cas d'OBVR avec œdème maculaire persistant, les injections intravitréennes représentent le traitement de première intention.

La *photocoagulation maculaire en grille* peut être utilisée en présence d'une OBVR datant d'au moins 3 mois, compliquée d'un œdème maculaire persistant avec une acuité visuelle ≤ 5/10.

La photocoagulation sectorielle des zones d'*ischémie rétinienne dans le territoire de l'occlusion* permet de prévenir la survenue d'une hémorragie du vitré par néovaisseaux prérétiniens.

Points clés

- Les occlusions veineuses rétiniennes (OVCR, OBVR) surviennent le plus souvent chez des sujets de plus de 50 ans présentant un ou *plusieurs facteurs de risque vasculaire* (HTA, hypercholestérolémie, diabète, tabagisme). Leur survenue peut être favorisée par une *hypertonie oculaire* (+).
- Elles sont facilement diagnostiquées par le simple examen du fond d'œil du fait d'un *tableau clinique typique*.
- L'examen du fond d'œil et l'angiographie fluorescéinique permettent d'individualiser deux formes cliniques : forme bien perfusée, dite *forme non ischémique*, et *forme ischémique*.
- Dans certains cas (sujet jeune, absence de facteurs de risque vasculaire ou formes bilatérales), il est nécessaire de pratiquer un *bilan plus approfondi* à la recherche d'une affection systémique : anomalies primitives de la coagulation, syndrome des antiphospholipides, hyperhomocystéinémie.
- Le traitement de l'œdème maculaire associé aux occlusions veineuses repose sur des injections intravitréennes d'anti-VEGF ou de corticostéroïdes.
- Le *traitement par photocoagulation au laser* permet de prévenir les complications de l'ischémie rétinienne.

Mots clés

- Œdème rétinien
- Hémorragies rétiniennes
- Vaisseaux tortueux dilatés
- Œdème maculaire
- Glaucome néovasculaire
- Angiographie à la fluorescéine
- OCT maculaire
- Antiagrégants
- Anti-VEGF
- Photocoagulation panrétinienne

CHAPITRE

18 Pathologie des paupières

Item 84. Pathologie des paupières.

Objectifs pédagogiques

Nationaux

- Diagnostiquer et traiter un orgelet, un chalazion.
- Repérer une tumeur maligne de la paupière.

COUF

- Reconnaître un chalazion et le traiter.
- Reconnaître un orgelet et le traiter.
- Reconnaître un ectropion et connaître ses complications.
- Reconnaître un entropion et connaître ses complications.
- Connaître les principales étiologies d'un ptosis.
- Savoir examiner un patient porteur d'un traumatisme palpébral.
- Savoir dépister un carcinome palpébral.

I. Anatomie

Les paupières, supérieure et inférieure, ont pour rôle essentiel de protéger le globe oculaire.

Elles sont composées :

- d'un plan antérieur cutanéomusculaire ;
- d'un *plan postérieur tarsoconjonctival* : le tarse – élément fibreux contenant les glandes de Meibomius dont les sécrétions lipidiques participent au film lacrymal – assure la rigidité des paupières, surtout au niveau de la paupière supérieure ; la conjonctive (fig. 18.1) y est intimement liée (conjonctive palpébrale), elle se réfléchit au niveau des culs-de-sac conjonctivaux pour tapisser ensuite le globe oculaire (conjonctive bulbaire).

Les paupières (fig. 18.1) circonscrivent, entre leurs bords libres, la fente palpébrale limitée en dedans et en dehors par les canthi interne et externe.

Le bord libre est une zone de transition entre la peau et la conjonctive : sur sa partie antérieure sont implantés les cils orientés vers l'avant, sur sa partie postérieure se situent les orifices des glandes de Meibomius.

La *glande lacrymale principale* (fig. 18.2), d'innervation parasympathique et située dans l'angle supéroexterne de l'orbite, sécrète les larmes. Le clignement palpébral supérieur assure l'étalement du film lacrymal sur toute la cornée et évite son assèchement.

Les larmes s'éliminent ensuite soit par évaporation, soit par drainage vers le nez par les *voies lacrymales excrétrices* (fig. 18.2) : les deux points lacrymaux, inférieur et supérieur, sont visibles sur les bords libres au voisinage du canthus interne.

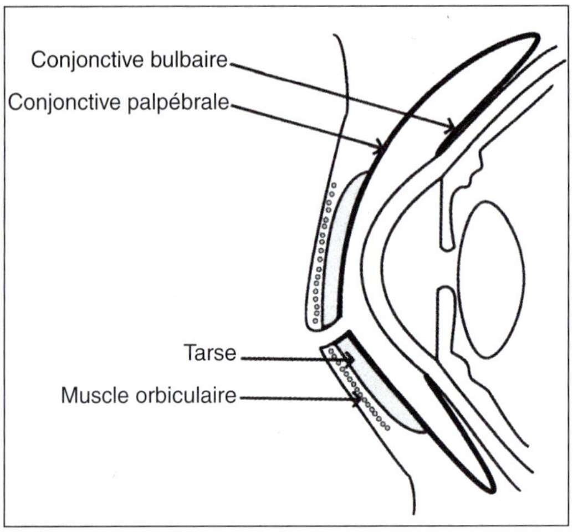

Fig. 18.1. Paupières et conjonctive.

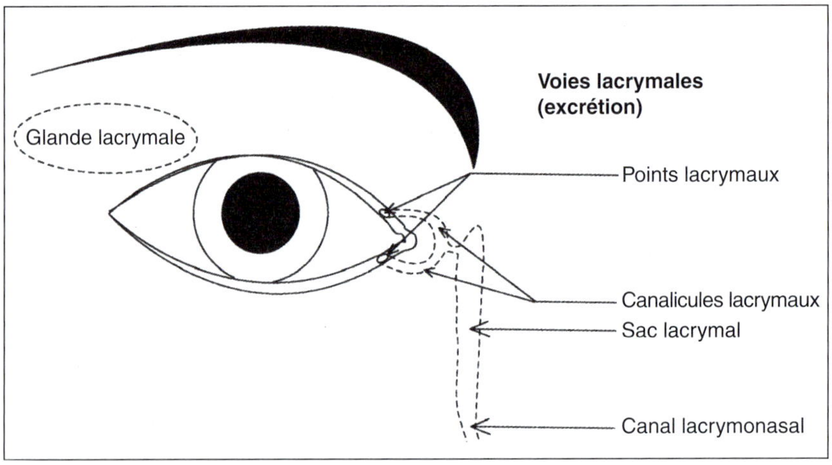

Fig. 18.2. Glande et voies lacrymales.

Une insuffisance de sécrétion peut entraîner un syndrome sec oculaire ; à l'inverse, lorsque les capacités d'excrétion sont insuffisantes ou débordées, apparaît un larmoiement.

La fermeture palpébrale est assurée par le muscle orbiculaire des paupières innervé par le VII (nerf facial).

L'ouverture des paupières est liée au muscle releveur de la paupière supérieure, innervé par le III (moteur oculaire commun).

II. Pathologies

A. Orgelet

C'est un furoncle du bord libre de la paupière centré sur un follicule pilosébacé du cil.

Il correspond à une infection bactérienne, le plus souvent à *Staphylococcus aureus*, du follicule pilosébacé. Il se développe en quelques jours et peut entraîner une douleur vive. Il se présente cliniquement sous la forme d'une tuméfaction rouge centrée par un point blanc au niveau du bord libre. Il n'y a pas toujours de sécrétions au début. Le traitement consiste en un collyre ou une pommade antibiotique pendant 8 jours. Dans les cas résistant au traitement ou dans les formes enkystées, l'incision au niveau du bord libre peut être nécessaire. Elle se pratique sous anesthésie locale en consultation externe.

B. Chalazion

C'est un granulome inflammatoire développé sur une glande de Meibomius engorgée au sein du tarse, par occlusion de l'orifice de la glande au niveau de la partie postérieure du bord libre.

La plupart du temps, il n'y a pas d'infection et les sécrétions contenues dans le chalazion sont purement sébacées. Il peut se présenter cliniquement comme une tuméfaction douloureuse de la paupière, sans communication avec le bord libre. Selon les cas, la tuméfaction est davantage visible sur le versant cutané ou sur le versant conjonctival de la paupière (fig. 18.3).

Il peut évoluer sur une durée plus longue que l'orgelet, jusqu'à plusieurs semaines.

Le traitement de première intention est l'application d'une pommade corticoïde locale (Sterdex®) associée à des soins de paupières : après humidification à l'eau chaude, on explique au patient comment effectuer des massages des paupières avec le doigt, depuis le rebord orbitaire vers le bord libre, afin de promouvoir l'expulsion du contenu du chalazion par les orifices des glandes de Meibomius situés sur le bord libre.

Si ce traitement n'est pas efficace et si le chalazion évolue vers l'enkystement, il est parfois nécessaire de pratiquer une incision de la glande de Meibomius sous anesthésie locale. Celle-ci se pratique le plus souvent par voie conjonctivale, à l'aide d'une pince à chalazion.

Il est ensuite facile, avec un bistouri, d'inciser le chalazion pour exprimer le sébum (vidéo e.10).

Il est ensuite facile, avec un bistouri, d'inciser le chalazion pour exprimer le sébum (fig. 18.1).

La glande est laissée sans suture et un collyre antiseptique est prescrit pendant 8 jours. La complication la plus fréquente est un saignement peu abondant qui cède habituellement en quelques minutes par compression simple.

III. Autres pathologies palpébrales

A. Malformations palpébrales

1. Entropion

L'entropion, ou bascule de la paupière vers la conjonctive, peut se compliquer de trichiasis (frottement des cils sur la cornée). Il peut être lié à un relâchement des tissus cutanés (*entropion sénile*, fig. 18.4) ou une rétraction des tissus conjonctivaux *(entropion cicatriciel)*, liée par exemple à un syndrome de Stevens-Johnson.

L'entropion peut entraîner un œil rouge et douloureux chronique.

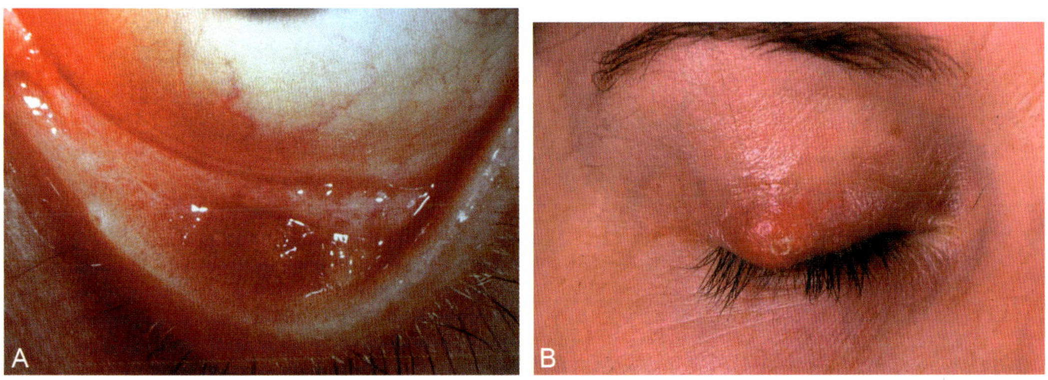

Fig. 18.3. Chalazion : vues interne (A) et externe (B).

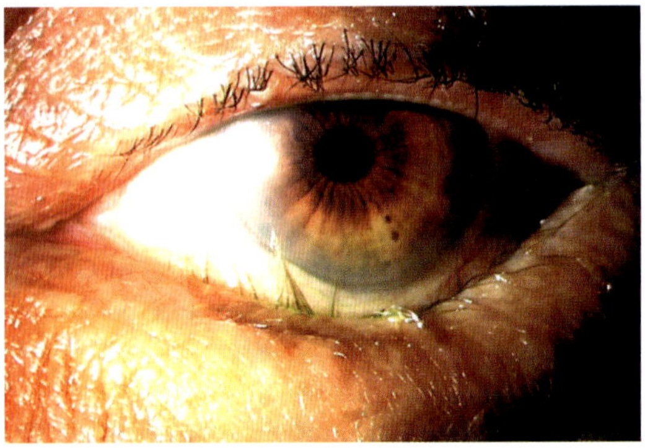

Fig. 18.4. Entropion sénile : bascule de la paupière inférieure vers le globe oculaire, entraînant un frottement des cils sur la conjonctive et la cornée.

2. Ectropion

L'ectropion, ou bascule de la paupière vers l'extérieur, peut être lié à un relâchement des tissus cutanés (*ectropion sénile*, fig. 18.5), une rétraction des tissus cutanés suite à une plaie de paupière par exemple *(ectropion cicatriciel)* ou un relâchement musculaire (ectropion paralytique associé à une paralysie faciale).

Il peut entraîner une exposition cornéenne et un larmoiement par bascule du point lacrymal inférieur qui ne recueille alors plus les larmes, et par conséquent un œil rouge et douloureux chronique.

3. Ptosis

Défini par une position trop basse du bord libre de la paupière supérieure, le ptosis peut être :

- *neurogène* : paralysie du III ou syndrome de Claude-Bernard-Horner (association ptosis–myosis–énophtalmie faisant évoquer une lésion du sympathique cervical) ;
- *myogène* : myasthénie, ptosis congénital (fig. 18.6) ;
- *sénile* : par relâchement de l'aponévrose du releveur ;
- *traumatique* : par rupture de l'aponévrose du releveur.

La survenue d'un ptosis de façon aiguë doit faire rechercher une pathologie vasculaire engageant le pronostic vital : paralysie du III (suspicion de rupture d'anévrysme) ou syndrome de Claude Bernard-Horner par lésion du sympathique cervical (suspicion de dissection carotidienne).

4. Lagophtalmie

La lagophtalmie, ou inocclusion palpébrale, entraîne une kératite d'exposition. Les causes les plus fréquentes sont l'anesthésie générale ou le coma prolongés, et la paralysie faciale.

B. Tumeurs palpébrales

Les tumeurs palpébrales (fig. 18.7 à 18.9) sont fréquentes, en particulier chez le sujet âgé.

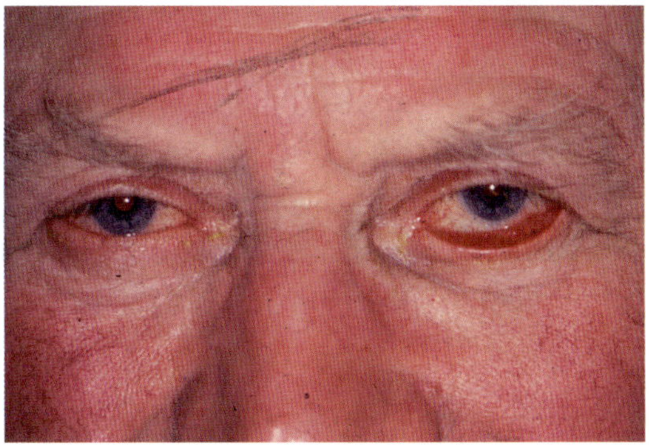

Fig. 18.5. Ectropion sénile.

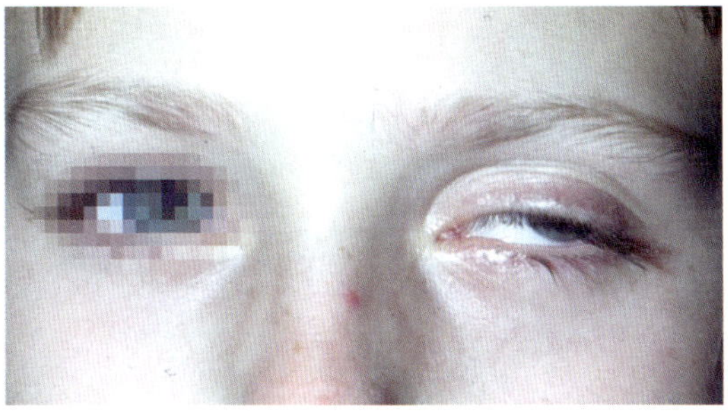

Fig. 18.6. Ptosis congénital unilatéral.

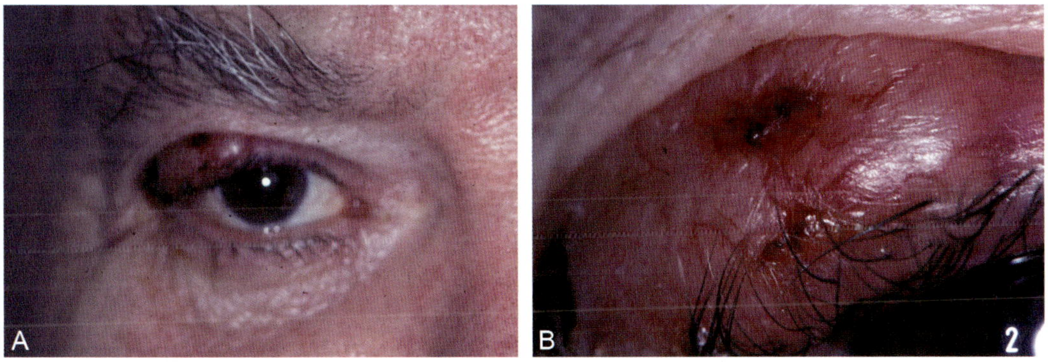

Fig. 18.7. Épithélioma basocellulaire.

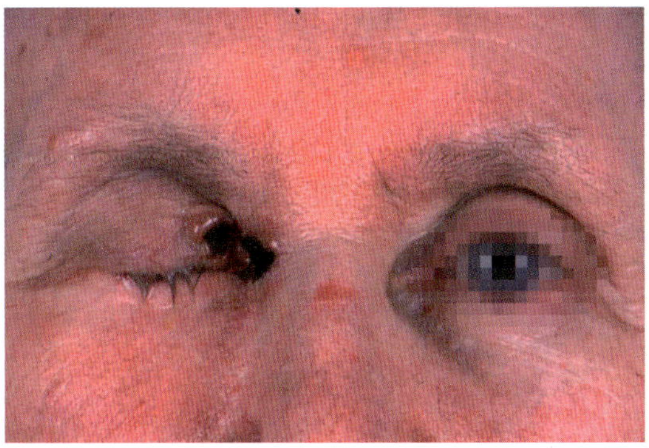

Fig. 18.8. Épithélioma basocellulaire du canthus interne.

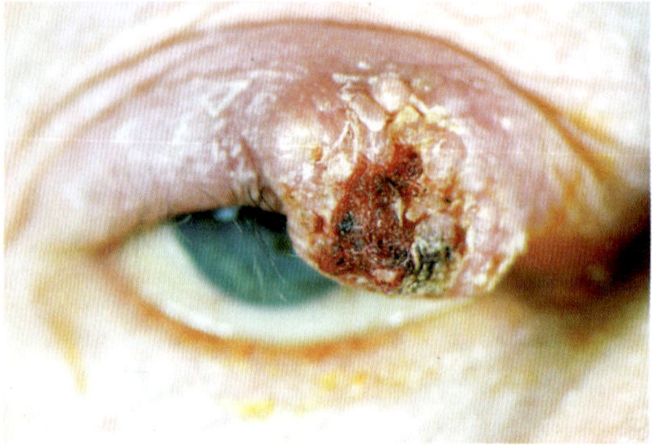

Fig. 18.9. **Carcinome épidermoïde (épithélioma spinocellulaire).**

1. Tumeurs bénignes

Les tumeurs bénignes les plus fréquentes sont le *papillome*, l'*hydrocystome* (kyste lacrymal) et les *xanthélesmas* (dépôts de cholestérol).

Leur traitement chirurgical doit être le plus conservateur possible, ménageant en particulier le tarse et la bordure ciliaire.

2. Tumeurs malignes

a. Tumeurs épithéliales

Les tumeurs malignes les plus fréquentes des paupières sont des tumeurs épithéliales, en particulier le *carcinome basocellulaire*. Celui-ci se présente typiquement sous la forme d'un nodule perlé avec des télangiectasies, parfois avec un ulcère central. La perte de cils et le caractère perlé doivent faire suspecter une malignité. Non traité, le carcinome basocellulaire s'étend et envahit progressivement les structures avoisinantes, et peut menacer notamment le globe oculaire chez les patients qui se négligent. En revanche, le risque de dissémination à distance est pratiquement nul.

La prise en charge chirurgicale doit être carcinologiquement satisfaisante, notamment avec :

- des marges d'exérèse suffisantes (4 mm selon les recommandations 2004 de l'Agence nationale d'accréditation et d'évaluation en santé);
- un contrôle extemporané des berges;
- un geste de reconstruction qui dépend de l'importance de la perte de substance.

Le *carcinome épidermoïde* est moins fréquent, mais prolifère beaucoup plus rapidement que le carcinome basocellulaire et peut métastaser à distance. Il convient d'en effectuer l'exérèse rapidement et de considérer un traitement complémentaire (radiothérapie).

b. Tumeurs mélaniques

Le mélanome malin doit être suspecté à chaque fois qu'existe une tuméfaction pigmentée ou non des paupières. Lorsque le diagnostic histologique est confirmé, il faut effectuer une exérèse carcinologiquement satisfaisante, et un bilan d'extension comprenant en particulier une échographie hépatique.

Le pronostic peut être effroyable, en fonction notamment de l'épaisseur initiale (indice de Brestlow).

c. Autres tumeurs malignes

Parmi les tumeurs malignes les plus fréquentes des paupières, on peut citer :

- les carcinomes sébacés, au fort pouvoir infiltrant localement;
- les lymphomes de MALT ou *mucosa-associated lymphoid tissue* (prolifération de cellules lymphomateuses issues du tissu lymphoïde associé aux muqueuses), tumeurs de bas grade.

Pour toutes les tumeurs malignes palpébrales découvertes, un avis en réunion de concertation pluridisciplinaire (RCP) doit être demandé. Celui-ci devra statuer sur la conduite à tenir, de la simple surveillance (carcinome basocellulaire enlevé en totalité) à la radio-chimiothérapie (mélanome malin métastasé).

C. Traumatismes des paupières

Les plaies des paupières sont fréquentes, en particulier chez l'enfant. Au moment de la prise en charge, il faut savoir vérifier :

- si le septum orbitaire (membrane qui ferme l'orbite en avant) est atteint : le cas échéant, il faut explorer l'orbite radiologiquement et/ou chirurgicalement ;
- si le globe oculaire est intact : une plaie de paupière est une plaie du globe jusqu'à preuve du contraire ;
- si les canalicules lacrymaux sont arrachés (cas fréquent des morsures de chien au visage des enfants) : le cas échéant, il faut les réparer sous anesthésie générale en urgence.

Points clés

- Il faut bien différencier orgelet (de cause infectieuse) et chalazion (de cause inflammatoire).
- L'entropion est le plus souvent d'origine sénile (« entropion spasmodique ») ; il peut également être secondaire à une paralysie du VII.
- Le ptosis est une affection souvent congénitale ; devant un ptosis acquis d'apparition brutale, toujours penser à une paralysie du III secondaire à un anévrisme intracrânien (+++).
- Devant une plaie palpébrale même d'allure banale, toujours penser à rechercher des lésions associées : globe oculaire, muscle releveur de la paupière supérieure, voies lacrymales.

Mots clés

- Carcinome basocellulaire
- Chalazion
- Ectropion
- Entropion
- Orgelet
- Ptosis

Œil et pathologie générale

CHAPITRE

19

Œil et sclérose en plaques

Item 102. Sclérose en plaques.

Objectifs pédagogiques

Nationaux

- Diagnostiquer une sclérose en plaques.
- Argumenter l'attitude thérapeutique et planifier le suivi du patient.
- Décrire les principes de la prise en charge au long cours.

COUF

- Décrire les manifestations des atteintes oculaires de la SEP : névrite optique rétrobulbaire (NORB), atteintes oculomotrices.
- Connaître les principes de la prise en charge d'une NORB.

La sclérose en plaques (SEP) est une maladie auto-immune entraînant la formation de foyers de démyélinisation au sein du système nerveux central.

La neuropathie optique – encore dénommée névrite optique ou névrite optique rétrobulbaire (NORB) – est une neuropathie optique inflammatoire démyélinisante ; elle est une des manifestations les plus fréquentes de la SEP, dont elle peut être inaugurale (20 % des cas).

I. Généralités

La névrite optique affecte typiquement des adultes jeunes, le plus souvent entre 20 et 40 ans, avec une nette prédominance pour le sexe féminin (environ 75 %).

Elle est le premier signe de la maladie dans un tiers des cas.

Les autres atteintes oculaires sont plus rares ; il s'agit principalement de paralysies oculomotrices.

II. Signes oculaires

Ils sont dominés par la névrite optique et les atteintes oculomotrices.

A. Neuropathie optique

1. Signes cliniques

Elle se manifeste typiquement par une baisse d'acuité visuelle rapidement progressive, sur quelques heures à quelques jours, importante, le plus souvent unilatérale. Son diagnostic est clinique.

Des douleurs rétro-oculaires sont très fréquentes, augmentées lors des mouvements oculaires; elles accompagnent ou précèdent la survenue de la neuropathie optique. Ces douleurs sont un signe important d'orientation car elles évoquent le caractère inflammatoire de la neuropathie. Elles sont présentes dans 80 % des cas.

À l'examen :

- la baisse visuelle est d'importance variable, pouvant être inférieure à 1/10;
- un déficit pupillaire afférent (pupille de Marcus Gunn) du côté atteint est mis en évidence : l'éclairement alterné des pupilles, en obscurité, relève une dilatation paradoxale de la pupille du côté atteint.

L'examen du fond d'œil est normal dans la grande majorité des cas; une inflammation antérieure du nerf optique (papillite) se manifeste par un œdème papillaire non spécifique.

Une inflammation intraoculaire modérée, antérieure ou postérieure est rare (5 %) et si celle-ci est présente, elle doit faire suspecter une cause infectieuse (syphilis) ou inflammatoire systémique (sarcoïdose).

2. Examens complémentaires

L'examen du champ visuel montre un scotome central ou cæcocentral (fig. 19.1 et 19.2).

L'examen de la vision des couleurs montre classiquement une dyschromatopsie d'axe rouge–vert.

L'OCT peut retrouver un épaississement des fibres ganglionnaires péripapillaires en cas de névrite optique aiguë. Au stade séquellaire ou lors des SEP anciennes, on peut constater une perte de cette épaisseur.

L'IRM encéphalique, de réalisation systématique, permet d'évaluer le risque d'évolution ultérieure vers une SEP, en recherchant des anomalies associées de la substance blanche encéphalique, notamment en situation périventriculaire. Des séquences IRM dédiées à l'exploration de l'orbite mettent en évidence dans la majorité de cas un hypersignal du nerf optique.

Une ponction lombaire n'est pas systématique, elle recherche des anomalies en faveur d'une inflammation (bandes oligoclonales d'immunoglobuline G), en excluant les autres processus méningés (infectieux, infiltratifs).

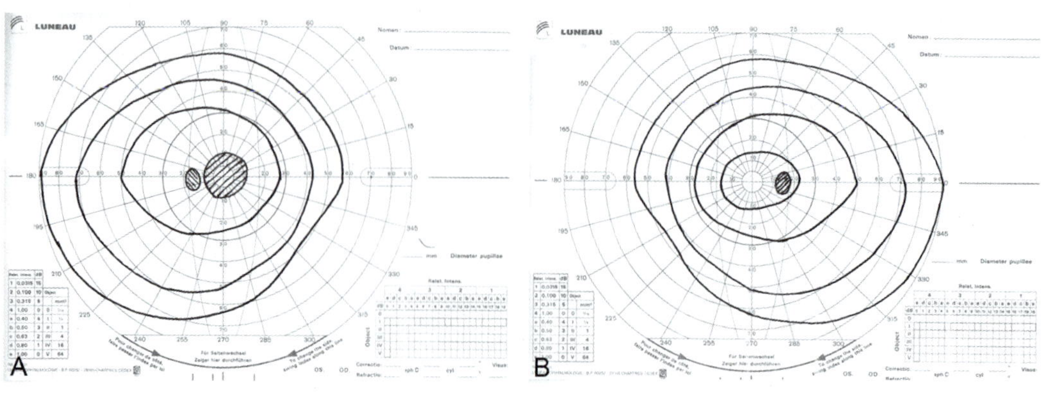

Fig. 19.1. Scotome central unilatéral.

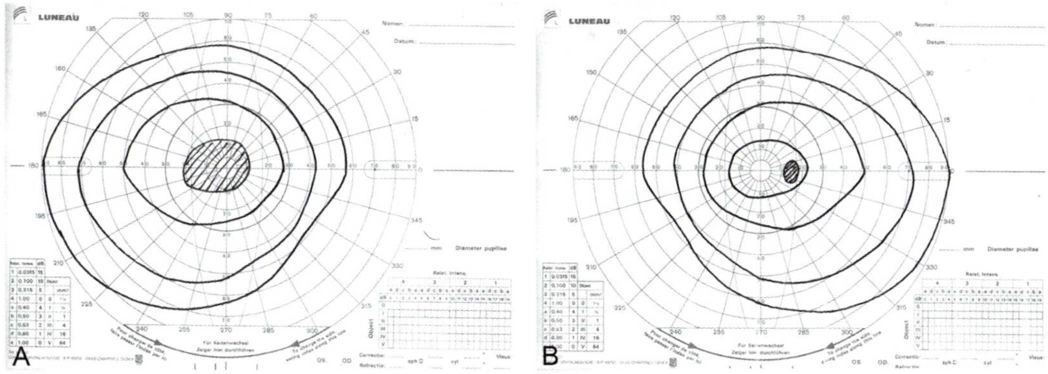

Fig. 19.2. Scotome cæcocentral unilatéral.

Les PEV ne sont pas systématiques – ils sont très altérés au stade aigu ; ils peuvent montrer sur l'œil controlatéral sain un allongement des temps de latence traduisant un ralentissement de la conduction évoquant des lésions de démyélinisation.

3. Évolution

L'évolution se fait vers la régression avec le plus souvent une bonne récupération visuelle, en environ 3 à 6 mois. Après un premier épisode, la grande majorité des patients récupère une acuité visuelle normale.

Le principal risque après une névrite optique est celui d'une évolution vers une sclérose en plaques, qui est globalement de l'ordre de 50 % après 15 ans d'évolution. Si l'IRM initiale est normale, ce risque est réduit à 25 %. Les patients porteurs d'une seule ou plusieurs lésions encéphaliques à l'IRM ont un risque d'évolution vers la SEP d'environ 75 % des cas.

À la phase chronique, ou après récupération visuelle, on peut observer un phénomène d'Uhthoff qui exprime la thermolabilité des axones démyélinisés : elle se traduit lors de l'élévation de la température corporelle (ex. : effort physique, prise d'un bain chaud) par une baisse transitoire, réversible, de l'acuité visuelle.

Une récidive homo- ou controlatérale survient chez 30 % des patients.

La *neuromyélite optique* (NMO) ou *neuromyélite de Devic* est une maladie inflammatoire du système nerveux central, différente de la SEP. Elle atteint électivement les nerfs optiques (névrite optique) et la moelle épinière (myélite), ayant un pronostic beaucoup plus réservé que la SEP. Ainsi, la prise en charge d'une neuromyélite de Devic est très différente d'une SEP, d'où la nécessité de son diagnostic précoce. Dans ce cadre, la névrite optique est plus sévère, souvent bilatérale, parfois à bascule, se manifestant par une baisse visuelle profonde, d'installation rapide. Dans la forme complète et typique de la maladie, l'IRM cérébrale ne montre pas de lésions inflammatoires (hormis l'atteinte des nerfs optiques), alors que l'IRM médullaire montre des zones de haut signal étendues. La plupart des patients souffrant de NMO portent des auto-anticorps sériques très spécifiques (autoanticorps aquaporine-4 ou anticorps anti-NMO), ayant une valeur pronostique de la maladie. Ils peuvent être initialement négatifs et devenir positifs ultérieurement.

4. Traitement

L'*optic neuritis treatment trial* (ONTT) a montré l'efficacité de la corticothérapie parentéral à forte dose, qui accélère la récupération visuelle et retarde la survenue d'un second épisode, sans toutefois modifier le pronostic final.

Le traitement recommandé de la crise comporte une corticothérapie parentérale (en bolus, 1 g/jour par voie intraveineuse, pendant 3 à 5 jours), suivi d'un relais oral court (11 jours).

La corticothérapie orale seule est contre-indiquée en raison du risque accru de rechutes visuelles. La corticothérapie parentérale accélère la récupération visuelle, mais n'améliore pas le résultat visuel définitif, raison pour laquelle elle n'est pas obligatoire. Elle doit être discutée avec le patient, compte tenu des effets indésirables potentiels.

En France, en cas de SEP avérée, un traitement de fond est instauré par les neurologues, s'agissant principalement :

- d'immunomodulateurs : interférons (Avonex®, Rebif®, Bétaféron®) acétate de glatiramère (Copaxone®);
- ou d'autres traitements de deuxième ligne : natalizumab (Tisabri®), fingolimod (Gilenya®).

Ces immunomodulateurs sont contre-indiqués en cas de neuromyélite de Devic. Dans ce cadre, la corticothérapie parentérale de la névrite optique est suivie par un relais oral prolongé et souvent associée à un traitement immunosuppresseur (azathioprine, rituximab, mycophénolate).

5. Pronostic

Le pronostic fonctionnel de la névrite optique typique, idiopathique ou de la SEP, est le plus souvent favorable; des séquelles visuelles sont possibles, notamment dans les formes sévères avec baisse d'acuité visuelle initiale profonde. L'acuité visuelle initiale est en effet le meilleur facteur prédictif de l'acuité visuelle finale.

6. Diagnostic différentiel

C'est celui des autres neuropathies optiques, qui doivent être éliminées devant un tableau atypique (voir chapitre 7, Altération de la fonction visuelle).

B. Autres atteintes

1. Atteintes oculomotrices

Il peut s'agir de toute atteinte oculomotrice, le plus souvent :

- paralysies du VI, avec :
  - diplopie,
  - convergence de l'œil atteint,
  - déficit de l'abduction,
  - position compensatrice de la tête, tournée du côté de la paralysie oculomotrice;
- paralysies internucléaires (fig. 19.3) : l'ophtalmoplégie internucléaire est très évocatrice de SEP, surtout en cas de bilatéralité, chez des patients jeunes. Elle est due à une atteinte du faisceau longitudinal médian qui assure le mouvement conjugué des globes oculaires en reliant le noyau du III et le noyau du VI :

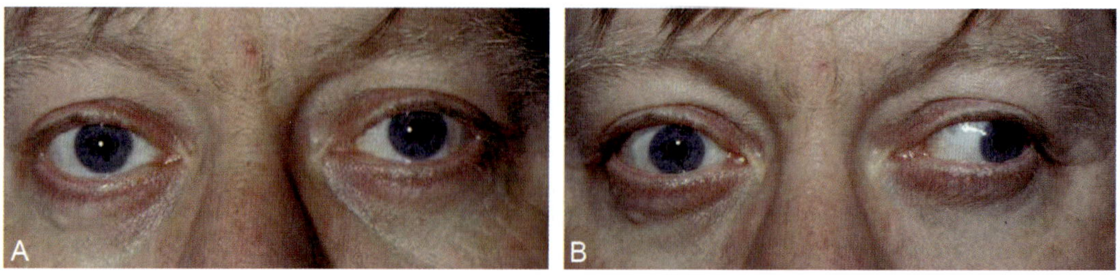

Fig. 19.3. Paralysie internucléaire : le parallélisme des deux yeux est conservé en position primaire (A), mais il existe une limitation de l'adduction de l'œil droit dans le regard latéral gauche (B).

- l'œil atteint présente un déficit de l'adduction, alors que l'adduction des deux yeux est conservée lors de la convergence,
- l'œil sain est atteint d'un nystagmus pendulaire en position d'abduction extrême.

2. Nystagmus

Typiquement d'allure pendulaire, ou à ressort, le nystagmus est présent chez plus d'un tiers des patients présentant une SEP évoluant depuis plus de 5 ans.

3. Périphlébites rétiniennes

Il s'agit d'engainements blanchâtres des veines rétiniennes périphériques ; ces périphlébites sont présentes chez 5 % des patients.

Points clés

Principales manifestations ophtalmologiques de la sclérose en plaques :

- Neuropathie optique :
  - baisse d'acuité visuelle centrale ;
  - douleurs rétro-oculaires aux mouvements du globe oculaire ;
  - présence d'un déficit pupillaire afférent ;
  - champ visuel : scotome central ou cæcocentral ;
  - évolution immédiate : régression avec récupération fonctionnelle ;
  - évolution secondaire : récidive homo- ou controlatérale (environ 30 % des cas) ;
  - évolution vers la SEP : environ 50 % à 15 ans, selon la normalité de l'IRM initiale ;
  - traitement : corticothérapie (protocole de l'ONTT) et traitement de la SEP (interféron).
- Atteintes oculomotrices :
  - paralysies du VI ;
  - ophtalmoplégie internucléaire.
- Nystagmus.
- Périphlébites rétiniennes.

Mots clés

- Champ visuel, déficit altitudinal, scotome cæcocentral
- Corticothérapie 1 g/jour pendant 3 jours
- Traitement de fond (interféron : Copaxone®, Tisabri®, Gilenya®)
- IRM, ponction lombaire, PEV, champ visuel
- Névrite optique rétrobulbaire
- Paralysie oculomotrice internucléaire

CHAPITRE

20

Neuropathie optique ischémique antérieure (NOIA)

Item 221. Hypertension artérielle de l'adulte.

Objectifs pédagogiques

Nationaux

- Expliquer l'épidémiologie, les principales causes et l'histoire naturelle de l'hypertension artérielle de l'adulte.
- Réaliser le bilan initial d'une hypertension artérielle de l'adulte.
- Argumenter l'attitude thérapeutique et planifier le suivi du patient (voir item 326).
- Décrire les principes de la prise en charge au long cours.

COUF

- Connaître succinctement la vascularisation de la tête du nerf optique.
- Connaître les signes oculaires évocateurs de maladie de Horton.
- Connaître le pronostic fonctionnel d'une NOIA.
- Savoir prendre en charge une NOIA (bilan ophtalmologique et traitement).

I. Vascularisation – physiopathogénie

Les artères ciliaires postérieures (ACP) sont la principale source de la vascularisation de la tête du nerf optique. Les ACP sont, comme l'artère centrale de la rétine, des branches de l'artère ophtalmique, branche unique de la carotide interne.

La neuropathie optique ischémique antérieure (NOIA) est due à une ischémie aiguë de la tête du nerf optique par occlusion des ACP ou de leurs branches.

II. Étiologie

La maladie de Horton ou artérite gigantocellulaire (on parle de neuropathie optique artéritique) est la plus connue mais pas la plus fréquente des causes ; elle nécessite un diagnostic et une prise en charge en urgence. L'artériosclérose (on parle de neuropathie optique non artéritique) est la cause la plus fréquente des NOIA par occlusion des ACP ou d'une de leurs branches par une thrombose *in situ*.

III. Diagnostic

Le diagnostic de NOIA est *clinique*.

A. Signes d'appel

Le patient présente une *baisse d'acuité visuelle unilatérale, brutale* et indolore, souvent découverte le matin au réveil. Parfois des épisodes d'amaurose fugace ont précédé cet épisode.

B. Examen clinique

1. Acuité visuelle

Elle peut varier de l'absence de perception lumineuse à 10/10 ; une acuité visuelle normale n'élimine donc pas le diagnostic de NOIA.

2. Examen de la pupille

Il existe le plus souvent une asymétrie pupillaire par diminution du réflexe photomoteur direct (avec conservation du réflexe consensuel à l'éclairement de l'œil controlatéral sain).

3. Examen du fond d'œil

L'*œdème papillaire* est le signe diagnostique initial le plus évident et le plus important de la NOIA. Il peut ne toucher qu'un secteur ou être total, en fonction du territoire de l'ACP occluse ; la papille a souvent une coloration pâle (fig. 20.1) et il existe fréquemment une ou plusieurs hémorragies en flammèches sur le bord papillaire (fig. 20.2). Il est donc différent de l'œdème papillaire de l'hypertension intracrânienne (fig. 20.3) : œdème papillaire bilatéral, avec une papille bien colorée, sans hémorragies, et présence sur l'examen du champ visuel d'un simple élargissement des taches aveugles.

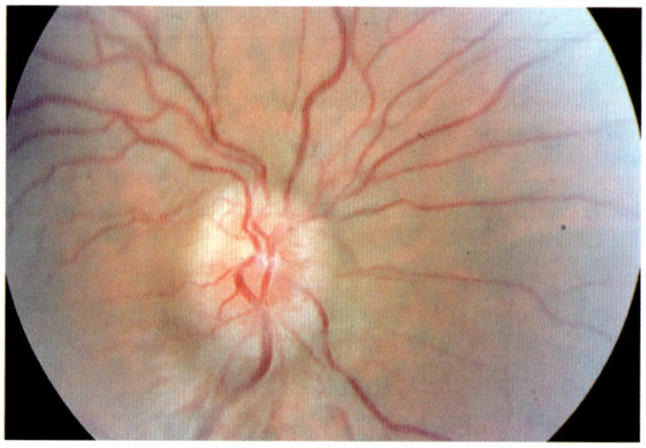

Fig. 20.1. NOIA : papille œdémateuse, de coloration pâle.

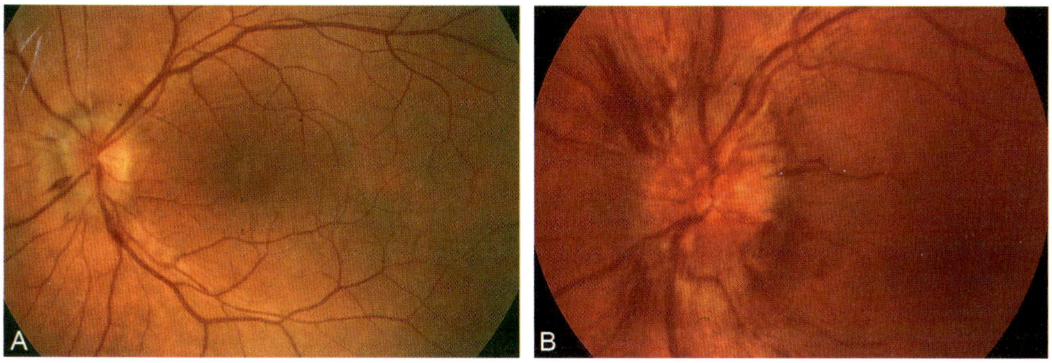

Fig. 20.2. NOIA : oedèmes papillaires associés à des hémorragies en flammèches localisées en nasal de la papille (A). Oedèmes papillaires associés à des hémorragies en flammèches plus diffuses (B).

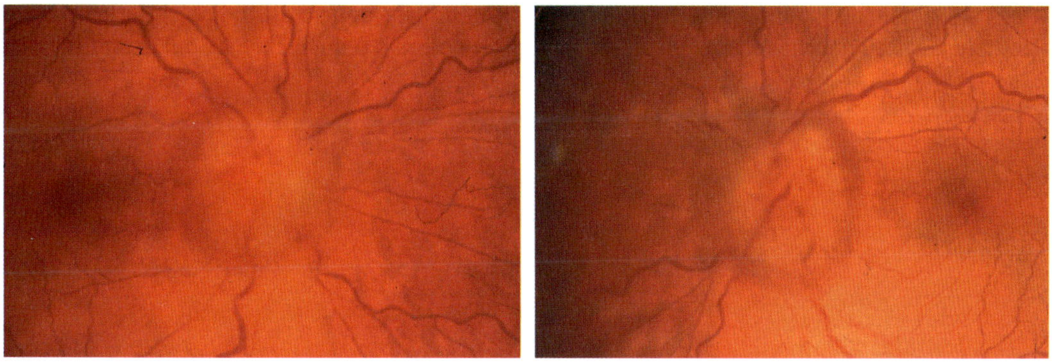

Fig. 20.3. Œdème papillaire de stase de l'hypertension intracrânienne : œdème papillaire bilatéral, papilles de coloration normale, absence d'hémorragies.

C. Examens complémentaires

1. Examen du champ visuel

C'est l'examen le plus important pour évaluer l'atteinte de la fonction visuelle de la NOIA. Le champ visuel retrouve typiquement un *déficit fasciculaire* (voir chapitre 1, Sémiologie oculaire). Une limite horizontale du déficit du champ visuel (« déficit altitudinal ») est très en faveur d'une atteinte vasculaire de la tête du nerf optique (fig. 20.4).

Dans tous les cas, les déficits du champ visuel sont rattachés à la tache aveugle, ce qui traduit l'atteinte du nerf optique.

2. Angiographie fluorescéinique du fond d'œil

L'angiographie du fond d'œil est utile dans le diagnostic de NOIA :

- elle confirme la présence de l'*œdème papillaire* (fig. 20.5) ;
- elle peut mettre en évidence des signes d'*ischémie choroïdienne* associée, très en faveur d'une origine artéritique (maladie de Horton) de la NOIA.

IV. Diagnostic étiologique

A. Maladie de Horton

Il est essentiel de la reconnaître aussi précocement que possible, c'est-à-dire en urgence (« NOIA artéritique »), ceci pour instituer un traitement urgent du fait du risque très important

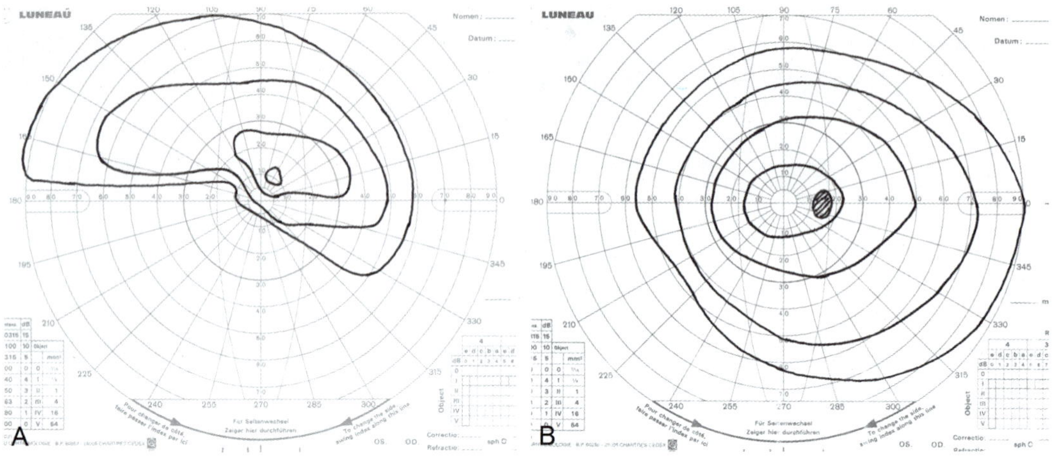

Fig. 20.4. **Examen du champ visuel en périmétrie cinétique : déficit altitudinal inférieur, à limite horizontale, de l'œil gauche (champ visuel de l'œil droit normal). Œil gauche (A), œil droit (B).**

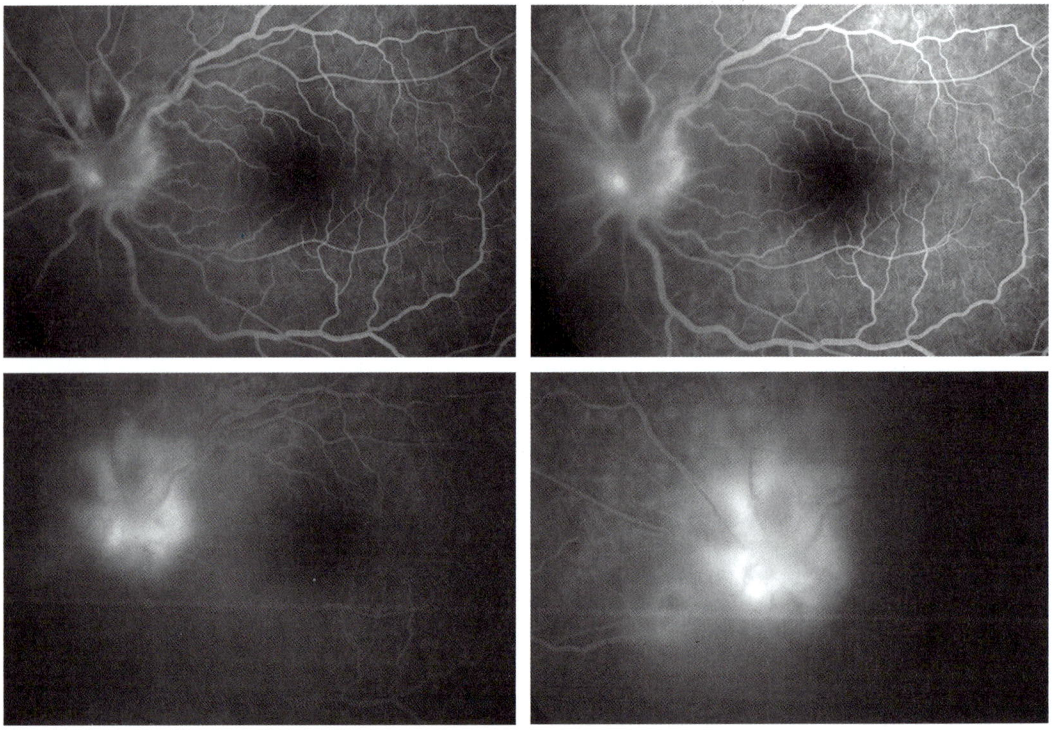

Fig. 20.5. **Angiographie fluorescéinique d'une NOIA : œdème papillaire, s'imprégnant de façon intense de fluorescéine.**

de bilatéralisation et donc de cécité bilatérale complète et définitive. Il faut donc rechercher systématiquement les arguments en faveur d'une maladie de Horton :

- signes systémiques de la maladie ;
- modifications des artères temporales ;
- *signes oculaires évocateurs* ; parmi les signes oculaires de la NOIA, plusieurs sont évocateurs d'une NOIA artéritique, notamment :

- un(des) épisode(s) d'*amaurose fugace* précédant la NOIA constituée,
- un défaut de remplissage choroïdien à l'angiographie à la fluorescéine, témoin d'une ischémie choroïdienne (l'association NOIA–ischémie choroïdienne est très évocatrice de la maladie de Horton).

- *signes biologiques* : augmentation de la vitesse de sédimentation (VS) et élévation de la *C-reactive protein* (CRP). Une VS normale n'élimine pas une maladie de Horton ;
- *biopsie de l'artère temporale* :
  - elle est pratiquée chez tout patient chez qui existe une suspicion de maladie de Horton pour infirmer ou confirmer le diagnostic, même si le tableau clinique est caractéristique. Cette preuve histologique de la maladie de Horton est indispensable pour justifier la corticothérapie prolongée,
  - elle est pratiquée le plus tôt possible, mais elle ne doit pas retarder la corticothérapie qui ne la négative pas,
  - elle intéresse un long segment d'artère,
  - elle est à refaire du côté opposé en cas de négativité de la première,
  - elle met en évidence : la présence de cellules géantes, un épaississement de l'intima et une diminution de la taille de la lumière artérielle.

B. Artériosclérose

C'est en fait la cause la plus fréquente des NOIA, loin devant la maladie de Horton.

On parle de « NOIA non artéritique ».

On retrouve en règle un ou plusieurs facteurs de risque : tabagisme, hypertension artérielle, diabète, hypercholestérolémie.

V. Évolution

L'œdème papillaire se résorbe habituellement spontanément et complètement en 6 à 8 semaines environ, laissant place à une atrophie optique en secteur ou totale, en fonction de l'étendue de l'œdème papillaire à la phase aiguë.

Dans tous les cas, il ne faut pas espérer de récupération visuelle au décours d'une NOIA.

La récidive est plus fréquente sur l'autre œil que sur le même œil. Cette bilatéralisation est plus fréquente chez les patients atteints de maladie de Horton et peut survenir en seulement quelques jours, justifiant l'urgence de la mise en route d'une corticothérapie.

VI. Diagnostic différentiel

Le diagnostic de NOIA est habituellement simple, il est clinique ; l'important est surtout de reconnaître une maladie de Horton pour une prise en charge précoce.

Le diagnostic différentiel comprend les autres causes d'œdème papillaire, notamment l'hypertension intracrânienne. Dans ce dernier cas, il s'agit souvent d'un œdème papillaire bilatéral sans baisse d'acuité visuelle, sans anomalies du champ visuel en dehors d'un élargissement des taches aveugles.

VII. Traitement

La *NOIA artéritique* doit être traitée *en urgence* par une *corticothérapie par voie générale* pour prévenir une aggravation de l'œil atteint ou une bilatéralisation (+++).

Devant toute suspicion de maladie de Horton avec ou sans baisse d'acuité visuelle, il faut commencer la corticothérapie générale immédiatement, avant même de réaliser la biopsie de l'artère temporale.

Le traitement est institué au début par perfusions de corticoïdes à forte dose (« bolus »), avec un relais par une corticothérapie *per os* à la dose de 1 mg/kg/jour.

La corticothérapie est diminuée rapidement le 1er mois, puis lentement sous contrôle de la clinique, de la VS et de la CRP.

Au cours de la *NOIA non artéritique*, il n'y a aucun traitement efficace. Le traitement des facteurs de risque a pour but de réduire le risque de bilatéralisation. Généralement, de l'aspirine au long cours est prescrite.

Points clés

- La NOIA se caractérise par une *baisse d'acuité visuelle unilatérale brutale*, associée à un *œdème papillaire* et à une atteinte du champ visuel, typiquement à type de *déficit altitudinal*.
- La cause à évoquer en premier est la *maladie de Horton* – même si elle n'est pas la cause la plus fréquente – du fait de la nécessité d'une corticothérapie par voie générale instaurée en urgence.
- Le *risque de bilatéralisation* et de cécité complète, bilatérale, définitive, impose en effet devant toute suspicion de maladie de Horton la mise en route d'une *corticothérapie à forte dose en urgence*.

Mots clés

- Œdème papillaire
- Maladie de Horton
- Athérosclérose
- Antiagrégants
- Champ visuel
- Récidive controlatérale
- Corticothérapie
- Urgence

CHAPITRE

21

Rétinopathie diabétique

Item 245. Diabète sucré de types 1 et 2 de l'enfant et de l'adulte. Complications.

Objectifs pédagogiques

Nationaux

- Diagnostiquer un diabète chez l'enfant et chez l'adulte.
- Identifier les situations d'urgence et planifier leur prise en charge.
- Argumenter l'attitude thérapeutique nutritionnelle et médicamenteuse et planifier le suivi du patient (voir item 326).
- Décrire les principes de la prise en charge au long cours.
- Reconnaître les signes d'une rétinopathie diabétique à l'examen du fond d'œil.

COUF

- Connaître la prévalence de la rétinopathie diabétique en fonction du type et de l'ancienneté du diabète.
- Comprendre la physiopathologie succincte de la rétinopathie diabétique.
- Énumérer les complications oculaires du diabète.
- Connaître les signes de la rétinopathie diabétique et ses principaux stades de gravité.
- Comprendre les principes du traitement.
- Connaître les principes du dépistage de la rétinopathie diabétique et savoir le rythme de surveillance selon la gravité de la rétinopathie.

I. Épidémiologie

De grandes études épidémiologiques ont permis de mieux cerner la prévalence des complications rétiniennes de la rétinopathie diabétique (RD).

On estime qu'environ *30 % des diabétiques sont porteurs d'une rétinopathie, soit environ un million de patients en France.*

La rétinopathie diabétique est aussi fréquente au cours du diabète de type 1 qu'au cours du diabète de type 2 :

- dans le diabète de type 1, la RD ne survient en général pas avant 7 ans d'évolution ; après 20 ans d'évolution, 90 à 95 % des diabétiques de type 1 ont une RD, dont 40 % une RD proliférante ;
- dans le diabète de type 2, 20 % des diabétiques de type 2 ont une RD dès la découverte de leur diabète. Après 15 ans d'évolution, 60 % d'entre eux ont une rétinopathie diabétique. Le risque à long terme des diabétiques de type 2 est moins celui d'une rétinopathie proliférante que celui d'un œdème maculaire.

> Les principaux facteurs de risque de rétinopathie diabétique sont l'ancienneté du diabète, le mauvais équilibre glycémique (HbA1c élevée et/ou instabilité glycémique) et l'hypertension artérielle.

II. Physiopathogénie

La RD est une *conséquence de l'hyperglycémie chronique*. Les *premières lésions histologiques* de la rétinopathie diabétique sont l'épaississement de la membrane basale, la perte des péricytes, puis la perte des cellules endothéliales des capillaires rétiniens aboutissant à leur obstruction. À proximité des petits territoires de non-perfusion capillaire ainsi créés, des *microanévrismes* se développent sur les capillaires de voisinage. La RD inclut également une dégénérescence neuronale rétinienne précoce, pouvant précéder l'apparition de lésions vasculaires au fond d'œil (FO), mise en évidence par des examens électrophysiologiques et participant à la dysfonction rétinienne.

De nombreux *mécanismes* sont impliqués dans la pathogénie de la RD (fig. 21.1) : la *voie de l'aldose-réductase*, qui réduit le glucose en sorbitol et est minoritaire en situation de normoglycémie, est anormalement activée. Elle conduit à l'accumulation intracellulaire de sorbitol, alcool toxique pour la cellule. La *glycation des protéines* (liaison non enzymatique du glucose sur une protéine) entraîne un épaississement des membranes basales et diminue la diffusion en oxygène. Le stress oxydatif, l'activation du système rétine–angiotensine et l'inflammation entraînent une modification du flux sanguin rétinien et une hypoxie relative conduisant à la sécrétion locale (par les cellules rétiniennes) de facteurs de croissance angiogéniques et properméabilisants tels que le VEGF.

L'hyperperméabilité et l'occlusion des capillaires rétiniens sont les *premières lésions cliniquement décelables* de la rétinopathie diabétique, aboutissant à deux phénomènes intriqués : hyperperméabilité capillaire menant à l'*œdème rétinien* et, parallèlement, occlusion capillaire

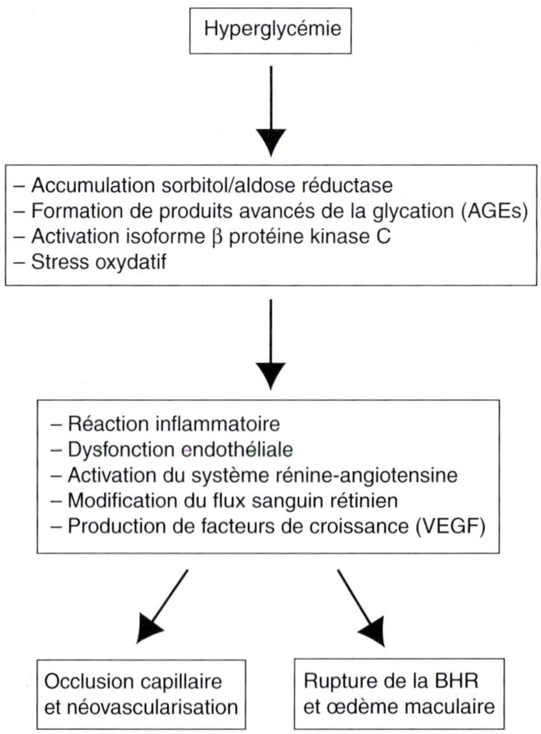

Fig. 21.1. Mécanismes impliqués dans la pathogénie de la rétinopathie diabétique.

menant à l'*ischémie rétinienne*. Les phénomènes occlusifs et œdémateux évoluent de façon concomitante, les phénomènes œdémateux prédominant dans la région centrale de la rétine, la macula, et les phénomènes occlusifs affectant surtout la rétine périphérique.

L'*hyperperméabilité des capillaires rétiniens* au niveau de la macula entraîne un passage anormal de liquide plasmatique dans le tissu rétinien, matérialisé par la diffusion de colorant en angiographie à la fluorescéine. Elle aboutit à la constitution d'un *œdème maculaire* entraînant un épaississement de la rétine maculaire mesurable sur l'OCT. La précipitation de lipoprotéines plasmatiques dans l'épaisseur de la rétine entraîne la formation d'*exsudats lipidiques* dans la macula. L'hyperperméabilité capillaire est accentuée par la production en excès de VEGF.

L'occlusion des capillaires rétiniens est l'autre aspect de l'atteinte vasculaire de la RD. Lorsque l'occlusion capillaire est étendue, l'hypoxie entraîne une production de *facteurs de croissance*, comme le VEGF par les cellules rétiniennes, qui induit une prolifération réactionnelle de néovaisseaux : c'est la *RD proliférante*.

III. Diagnostic

A. Circonstances de découverte

La baisse d'acuité visuelle ne survient qu'après une longue période d'évolution silencieuse de la RD. Elle est due aux complications néovasculaires ou à l'œdème maculaire.

La RD devrait être dépistée précocement, avant la survenue de complications, par l'*examen ophtalmologique* réalisé *systématiquement* lors de la découverte du diabète ou *lors de la surveillance ophtalmologique annuelle* de tout diabétique.

B. Diagnostic de la rétinopathie diabétique

Le diagnostic de la RD repose sur l'examen du FO après dilatation pupillaire, de plus en plus fréquemment remplacé par des photographies du FO (éventuellement sans dilatation), qui permettent une analyse plus précise des lésions rétiniennes débutantes. Cet examen permet d'identifier les différents signes de la RD :

- les *microanévrismes rétiniens* sont les premiers signes de la RD. Il s'agit de dilatations capillaires, punctiformes, rouges qui prédominent au pôle postérieur du FO. Au cours de l'évolution spontanée de la RD, certains microanévrismes s'occluent spontanément et d'autres apparaissent. Les occlusions capillaires associées aux microanévrismes sont bien visibles en angio-OCT (fig. 21.2). L'augmentation globale du nombre des microanévrismes est un bon indice de progression de la RD ;
- les *hémorragies rétiniennes* punctiformes peuvent être associées aux microanévrismes ;
- les *nodules cotonneux (qui ne sont pas spécifiques à la RD)* sont de petits foyers blancs d'infarctus localisé de la rétine interne (fig. 21.3). Ils siègent au pôle postérieur du FO. Si leur localisation est péripapillaire, on doit suspecter des poussées d'*hypertension artérielle* associées (70 % des diabétiques de type 2 sont hypertendus et peuvent donc présenter au FO des lésions mixtes de RD et de rétinopathie hypertensive) ;
- d'autres signes sont évocateurs de l'occlusion capillaire (ischémie) rétinienne compliquant la RD :
  - les *hémorragies intrarétiniennes* « en taches » sont le témoin d'une occlusion capillaire récente en périphérie rétinienne (fig. 21.4 et 21.5),
  - des hémorragies en flammèches évoquent une rétinopathie hypertensive associée,
  - des *anomalies microvasculaires intrarétiniennes* (AMIR) sont des proliférations capillaires intrarétiniennes développées autour des territoires d'occlusion capillaire (fig. 21.4),

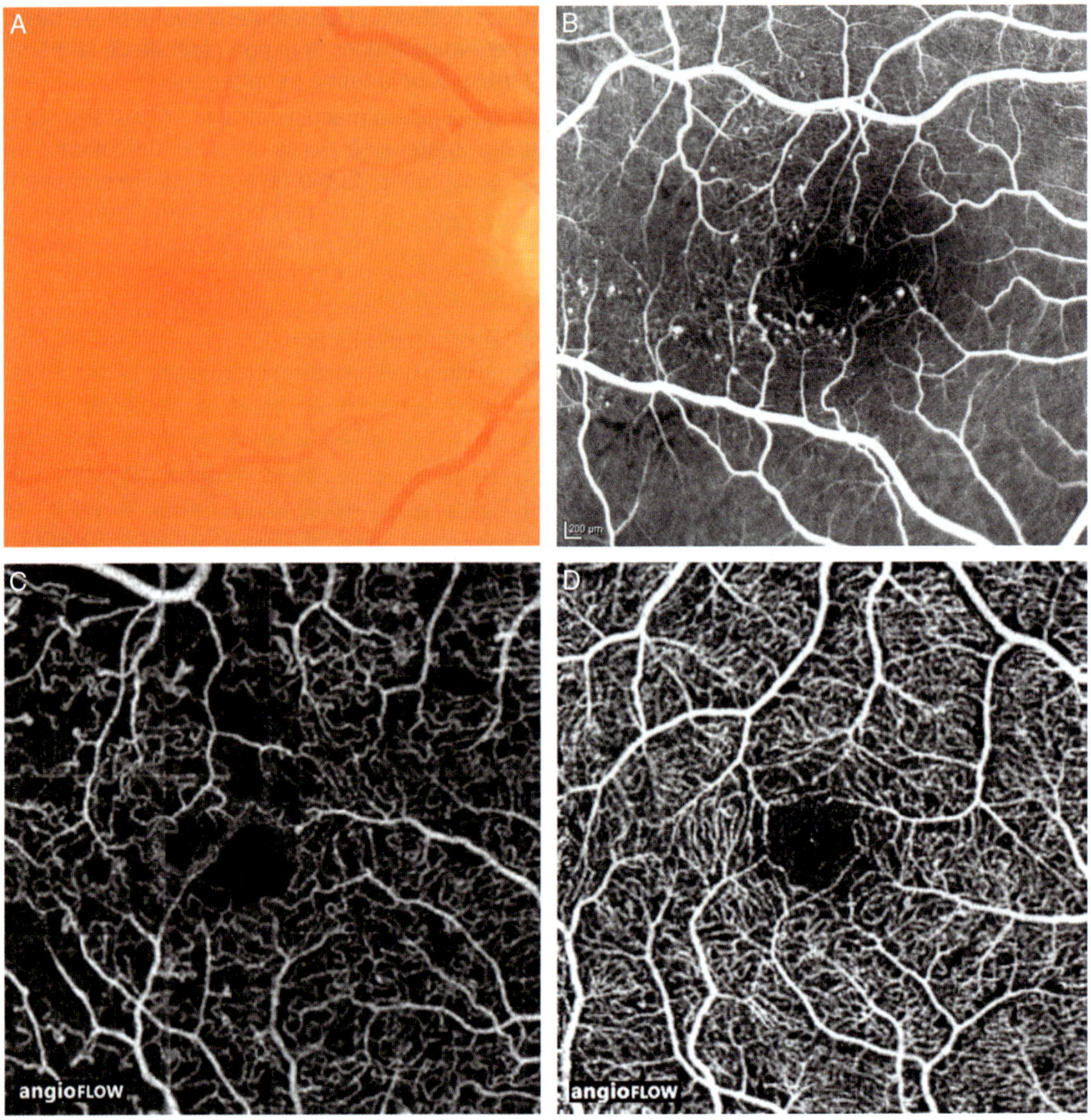

Fig. 21.2. Rétinopathie diabétique.

A. Présence de microanévrismes et hémorragies punctiformes au pôle postérieur : à l'examen du fond d'œil, les microanévrismes apparaissent comme de petites lésions punctiformes, rouges, à la limite de la visibilité. B. Les microanévrismes sont bien visibles en angiographie à la fluorescéine. C, D. Réseau capillaire dans la macula au cours d'une rétinopathie diabétique en angio-OCT (C). Noter les nombreux capillaires occlus en comparaison d'un sujet normal (D).

- des *dilatations veineuses irrégulières* « en chapelet » ou des *boucles veineuses* s'observent en bordure de larges territoires d'occlusion capillaire (ischémie),
- des *néovaisseaux prérétiniens et prépapillaires* caractérisent la RD proliférante (fig. 21.6 et 21.7). Ils prolifèrent à la limite postérieure des territoires ischémiques ou sur le nerf optique lorsque la surface de rétine non perfusée est très étendue (fig. 21.8),
- des *hémorragies prérétiniennes ou intravitréennes* survenant à partir des néovaisseaux (fig. 21.9).

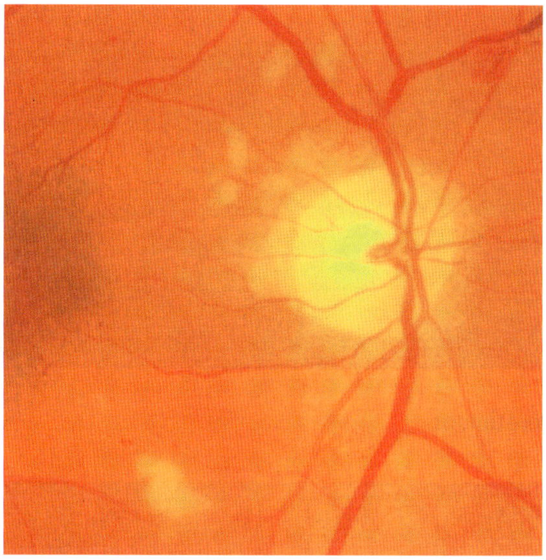

Fig. 21.3. Nodule cotonneux.

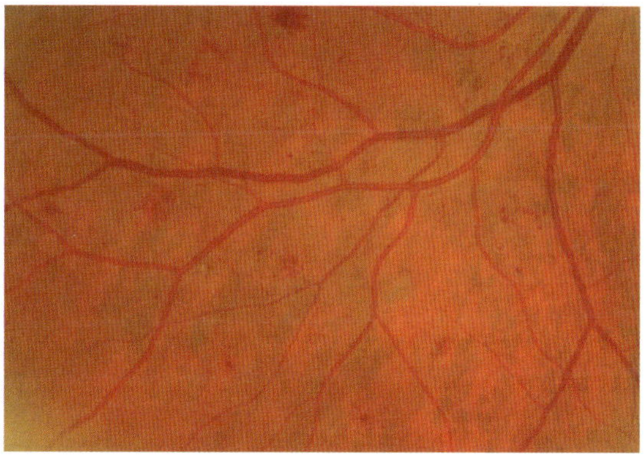

Fig. 21.4. Hémorragies en taches et AMIR.

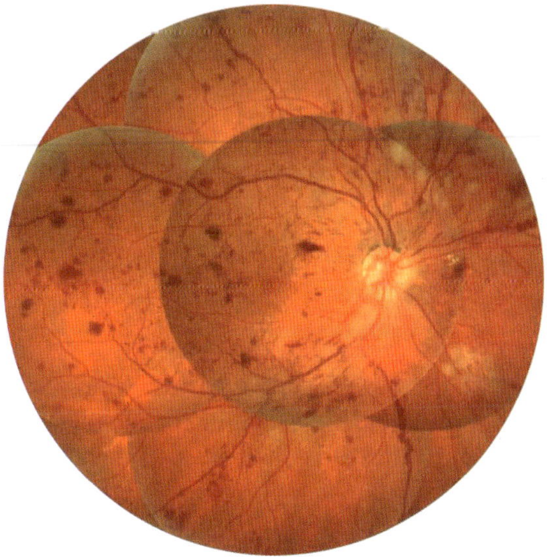

Fig. 21.5. Rétinopathie diabétique non proliférante sévère : nombreuses hémorragies en taches sur toute la périphérie.

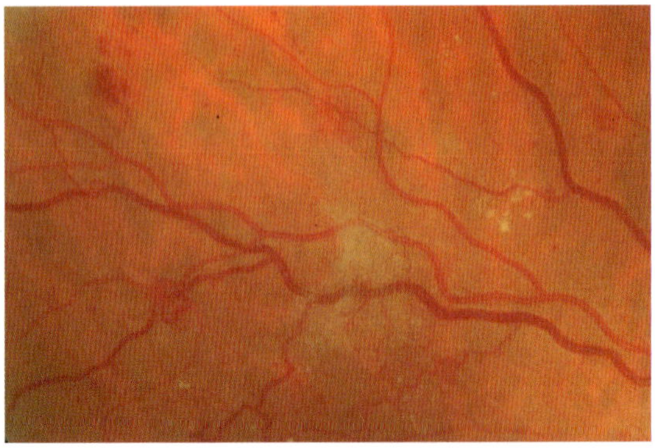

Fig. 21.6. Néovaisseaux prérétiniens.

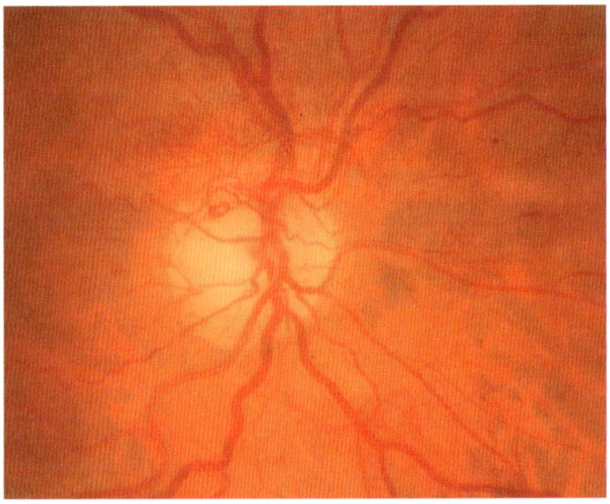

Fig. 21.7. Néovaisseaux prépapillaires.

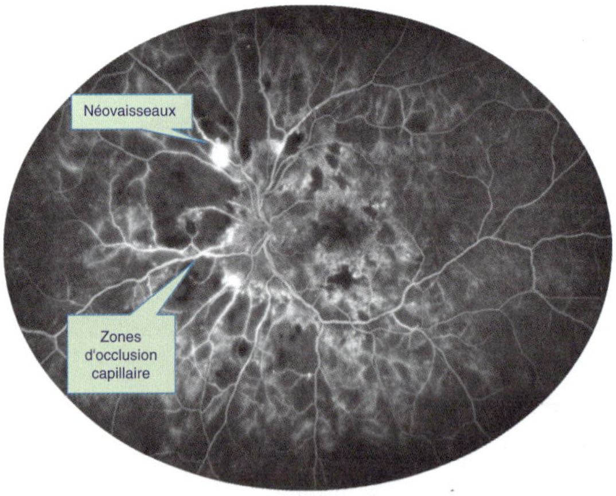

Fig. 21.8. Angiographie à la fluorescéine d'une rétinopathie diabétique proliférante avec des néovaisseaux prérétiniens (laissant diffuser la fluorescéine) en bordure de territoires d'occlusion capillaire.

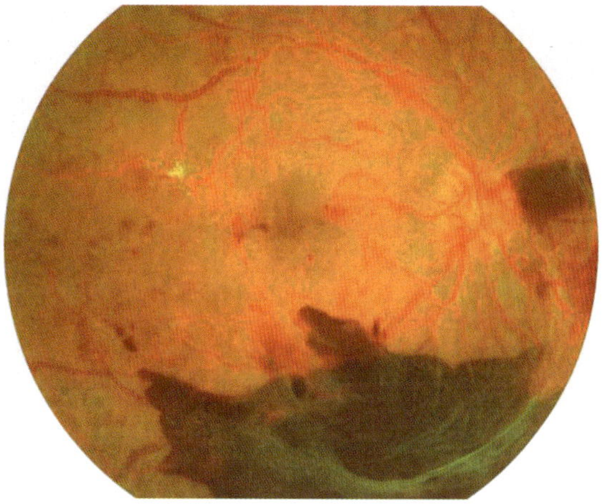

Fig. 21.9. Rétinopathie diabétique proliférante avec hémorragies prérétiniennes.

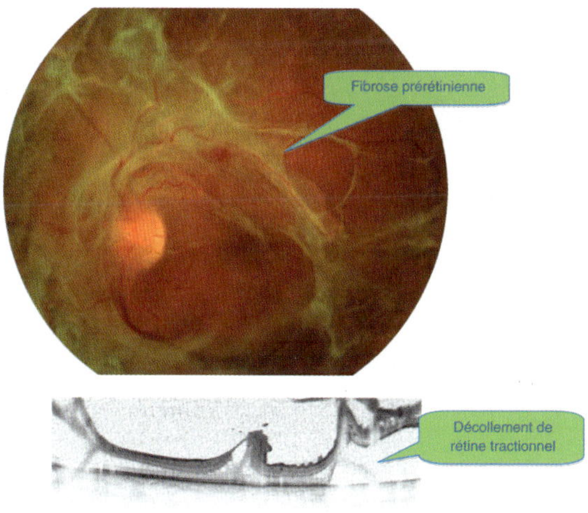

Fig. 21.10. Rétinopathie diabétique proliférante avec fibrose prérétinienne et décollement de rétine tractionnel, bien visible en OCT.

Des complications peuvent survenir :

- *hémorragie intravitréenne* par saignement des néovaisseaux prérétiniens ou prépapillaires ;
- *décollement de la rétine* dû à la traction exercée sur la rétine par le tissu fibreux de soutien des néovaisseaux (prolifération fibrovasculaire) : on parle de *décollement de rétine par traction* (fig. 21.10) par opposition au décollement de rétine rhegmatogène induit primitivement par une déchirure de la rétine ;
- *néovascularisation irienne* (prolifération de néovaisseaux sur l'iris et dans l'angle irido-cornéen) pouvant provoquer un *glaucome néovasculaire par blocage de l'écoulement de l'humeur aqueuse* (fig. 21.11).

D'autres signes sont évocateurs de l'hyperperméabilité capillaire au niveau de la macula :

- un *œdème maculaire* qui se traduit par un épaississement de la rétine maculaire détectable en OCT. L'œdème est dit cystoïde *(œdème maculaire cystoïde ou OMC)* lorsqu'il existe un épaississement microkystique de la rétine maculaire (fig. 21.12) ;
- des *exsudats lipidiques* qui sont des accumulations de lipoprotéines dans l'épaisseur de la rétine œdématiée. Ils forment des dépôts jaunes, souvent disposés en couronne autour des anomalies microvasculaires dont ils proviennent *(exsudats circinés)* (fig. 21.13).

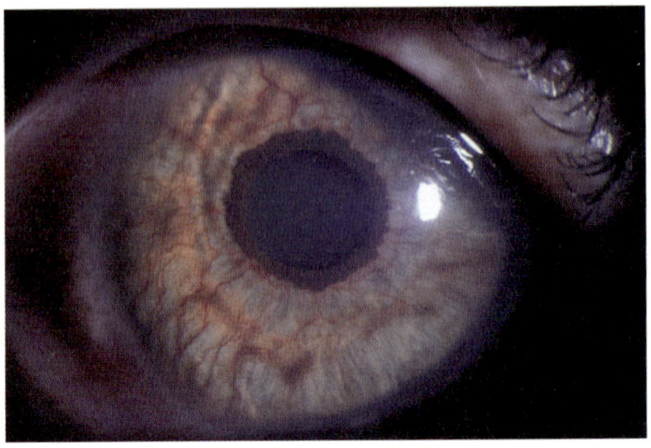

Fig. 21.11. **Néovascularisation irienne : présence de néovaisseaux sur la face antérieure de l'iris.**

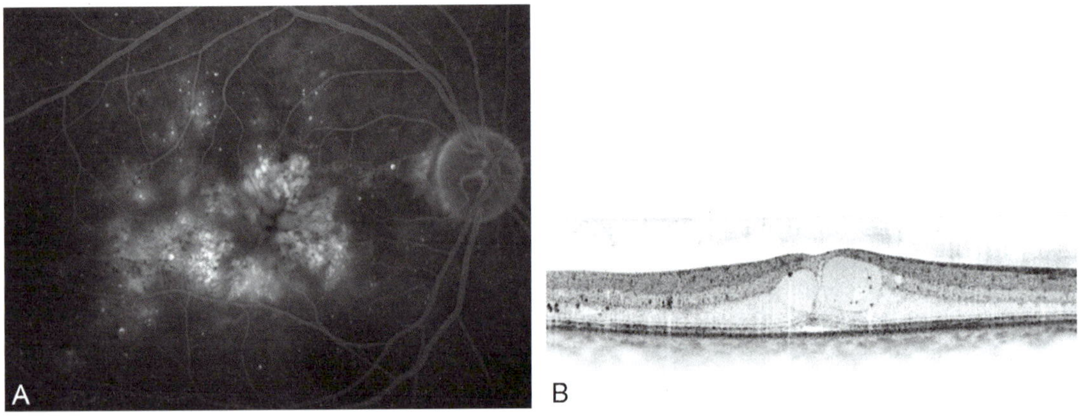

Fig. 21.12. **Œdème maculaire cystoïde sévère.**

En angiographie à la fluorescéine, accumulation de colorant dans des logettes cystoïdes étendues à toute la surface de la macula. L'OCT montre l'épaississement microkystique rétinien maculaire.

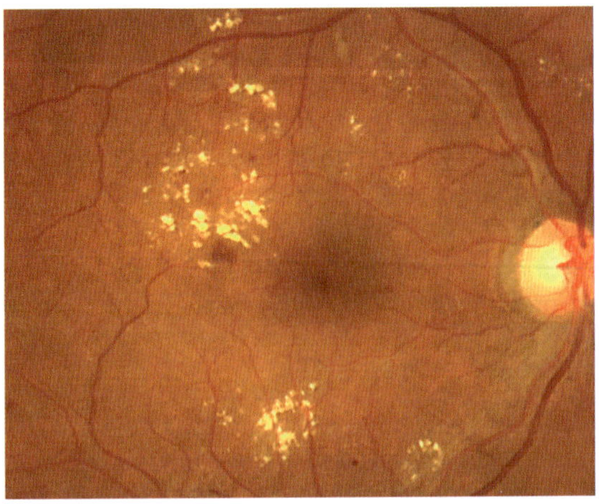

Fig. 21.13. **Œdème maculaire associé à des exsudats lipidiques.**

C. Examens complémentaires

1. Photographie du fond d'œil

La photographie du FO est la base des classifications de la RD. Des photographies du pôle postérieur et de la moyenne périphérie sont réalisées. Elles permettent de visualiser les différents signes de la RD et d'évaluer indirectement l'ischémie rétinienne périphérique. En effet, la gravité de celle-ci est estimée par le nombre et la sévérité de certains signes cliniques (hémorragies intrarétiniennes « en taches », dilatation veineuse, AMIR).

La photographie du FO est également utilisée pour le dépistage de la RD qui s'adresse aux patients sans RD connue. Les photographies peuvent être prises sans (ou avec) dilatation pupillaire par des techniciens non-médecins, à l'aide d'un rétinographe.

Cette méthode a une sensibilité nettement supérieure à celle du simple examen ophtalmoscopique pour dépister la RD. La Haute Autorité de santé (HAS) recommande depuis 2007, comme examen de référence et en première intention, la réalisation de photographies du FO pour dépister la RD.

2. Angiographie fluorescéinique

Voir chapitre 1, Sémiologie oculaire.

L'angiographie à la fluorescéine est un complément de l'examen et de la photographie du FO. Elle ne doit pas être demandée de façon systématique. Elle aide à identifier l'extension des territoires ischémiques périphériques et d'éventuels néovaisseaux ; elle est également un support incontournable au traitement par photocoagulation au laser des œdèmes maculaires et évalue le degré d'ischémie maculaire. Elle permet de déceler une hyperperméabilité capillaire (diffusion de colorant) et d'apprécier l'existence de territoires d'occlusion capillaire rétiniens.

3. Tomographie en cohérence optique

Voir chapitre 1, Sémiologie oculaire.

L'OCT est essentielle pour le diagnostic et le suivi de l'œdème maculaire par l'obtention de coupes de la macula permettant d'identifier l'œdème maculaire et de mesurer son épaisseur. Récemment, l'évolution des logiciels a permis la visualisation des capillaires rétiniens sans avoir recours à une injection de colorant sur des coupes « en face » d'OCT (angio-OCT) (fig. 21.2).

4. Échographie en mode B

L'échographie en mode B est utile, en cas d'hémorragie du vitré dense empêchant l'examen du FO, pour diagnostiquer un éventuel décollement de rétine par traction sous-jacent.

D. Modalités de dépistage et de surveillance

1. Dépistage

Le dépistage de la RD doit concerner tous les diabétiques. Un large consensus existe pour recommander une surveillance annuelle du FO de tout patient diabétique, de préférence par photographie du FO, à défaut par l'examen du FO au biomicroscope (lampe à fente) après dilatation pupillaire.

Chez un diabétique de type 1, le début du diabète est connu avec précision. La RD ne survient en général pas avant 7 ans d'évolution pour un diabète apparu chez l'enfant, et pas avant 3 ans d'évolution pour un diabète découvert à l'âge adulte. Un examen du FO par photographies du FO sera cependant réalisé à la découverte du diabète – il servira d'examen de référence –, puis de façon annuelle.

Chez les enfants, il n'est pas nécessaire que le premier examen ophtalmologique soit réalisé avant l'âge de 10 ans.

Au cours de la grossesse, un examen du FO est nécessaire avant celle-ci si elle est programmée, sinon en début de grossesse. En l'absence de RD, une surveillance est effectuée tous les 3 mois. En présence d'une RD, la surveillance a lieu tous les mois, surtout si la grossesse n'a pas été programmée. À noter qu'il est inutile de surveiller le FO d'une patiente présentant un diabète gestationnel, car il n'existe en théorie aucun risque de développer une RD. En revanche, le fait de présenter un diabète gestationnel expose au risque de développer un diabète ultérieurement (50 % à 10 ans). Il ne faut bien entendu pas confondre diabète gestationnel et diabète réel découvert lors de la grossesse.

Chez un diabétique de type 2, le dépistage de la RD doit être réalisé dès la découverte du diabète. Une RD est présente dans 20 % des cas à la découverte du diabète.

2. Surveillance

Le rythme de surveillance ophtalmologique des diabétiques dépend de la sévérité de la RD ; elle a pour but de mettre en œuvre un traitement éventuel (photocoagulation au laser, injections intra-oculaires d'anti-VEGF) avant que ne survienne une baisse d'acuité visuelle irréversible :

- *en l'absence de RD :* surveillance annuelle du FO par photographies ;
- *en cas de RD non proliférante minime :* surveillance annuelle du FO par photographies ;
- *en cas de RD non proliférante modérée à sévère :* surveillance du FO par photographies tous les 4 à 6 mois.

La surveillance doit être renforcée, quel que soit le stade de la rétinopathie, même minime, *lorsqu'il existe un risque d'évolution rapide de la RD* dans les situations suivantes :

- au cours de la *puberté* et de l'*adolescence* : c'est une période à haut risque d'évolution, particulièrement entre 16 et 20 ans, surtout si le diabète est instable ;
- en cas d'une *équilibration trop rapide de la glycémie* (mise sous pompe à insuline ou injections multiples d'insuline, greffe d'îlots de pancréas pour les diabétiques de type 1, ou mise sous insuline pour les diabétiques de type 2) :
  - la chirurgie bariatrique, du fait de la perte de poids très rapide qu'elle engendre, représente également un facteur de risque d'évolutivité rapide de la RD,
  - si le diabète est ancien et mal équilibré, s'il existe une RD, un contrôle ophtalmologique tous les 3 à 6 mois est nécessaire,
- en cas de *chirurgie de la cataracte* : elle expose à un risque de progression de la RD durant l'année postopératoire ;
- en cas d'*œdème maculaire* : une surveillance est effectuée tous les 4 mois, car la chirurgie de la cataracte aggrave l'œdème maculaire

E. Classification de la rétinopathie diabétique

La classification de la RD est établie en fonction du *risque visuel lié à la sévérité de l'ischémie rétinienne* (encadré 21.1). Elle débute par un stade de RD non proliférante, minime puis modérée, et évolue vers la RD non proliférante sévère, caractérisée par une ischémie rétinienne étendue (avec un risque d'aggravation à 1 an vers la RD proliférante de 50 %), puis vers le stade de RD proliférante, caractérisée par la prolifération de néovaisseaux à la surface de la rétine et/ou sur la papille. Ces derniers peuvent saigner ou entraîner un décollement de rétine par traction.

L'œdème maculaire peut s'associer à tous les stades de RD. Cependant, son incidence augmente avec la sévérité de la rétinopathie.

Encadré 21.1

Classification de la rétinopathie diabétique, selon la classification de la Société francophone du diabète (SFD)*

- Pas de rétinopathie diabétique (RD).
- RD non proliférante (absence de néovaisseaux) :
  - RD non proliférante minime (quelques microanévrismes ou hémorragies punctiformes) ;
  - RD non proliférante modérée (par exclusion si ni RD non proliférante minime, ni RD non proliférante sévère) ;
  - RD non proliférante sévère (ou RD préproliférante) : règle du « 4, 2, 1 », c'est-à-dire hémorragies rétiniennes dans les 4 quadrants du fond d'œil et/ou dilatations veineuses dans 2 quadrants et/ou AMIR dans 1 quadrant.
- RD proliférante (selon la taille et la localisation des néovaisseaux) :
  - RD proliférante de minime à sévère ;
  - RD proliférante compliquée (hémorragie intravitréenne, décollement de rétine tractionnel, glaucome néovasculaire).

Chaque stade de rétinopathie peut être associé à un certain degré d'œdème maculaire diabétique ; l'œdème maculaire est classifié en minime, modéré ou sévère, selon sa localisation par rapport au centre de la macula. Il est considéré comme sévère lorsqu'il atteint le centre de la macula

* anciennement Association de langue française pour l'étude du diabète et des maladies métaboliques (ALFEDIAM).

Causes de baisse d'acuité visuelle sévère en cas de rétinopathie diabétique

- Maculopathie diabétique œdémateuse (œdème maculaire, exsudats lipidiques) = première cause.
- Hémorragie intravitréenne.
- Décollement de rétine par traction.
- Glaucome néovasculaire.
- Maculopathie ischémique

IV. Évolution

La RD progresse lentement tout au long de la vie du diabétique, mais peut être marquée par des épisodes d'aggravation rapide.

La baisse visuelle liée à l'œdème maculaire est lente, mais peut finir par être très handicapante. L'œdème maculaire peut se majorer en cas d'insuffisance rénale ou de poussée hypertensive.

La prolifération néovasculaire, si elle n'était pas traitée efficacement, peut entraîner rapidement la cécité par ses complications (décollement de rétine tractionnel et glaucome néovasculaire).

V. Traitement

A. Traitement médical

1. Équilibre glycémique et tensionnel – primordial

L'effet bénéfique chez les diabétiques de type 1 d'une *bonne équilibration glycémique* sur l'incidence et la progression de la RD a été démontré par le *Diabetic Control and Complications Trial Research Group*.

L'effet bénéfique chez les diabétiques de type 2 d'un bon équilibre glycémique, mais aussi du *contrôle de l'hypertension artérielle* est également démontré par l'étude *United Kingdom prospective diabetes study* (UKPDS) mais non dans d'autres études.

Cependant on considère que le meilleur contrôle possible de ces deux facteurs (glycémie et hypertension artérielle) est important pour réduire et ralentir la progression de la RD tant chez les diabétiques de type 1 que de type 2.

2. Traitements médicamenteux

Il n'existe pas à ce jour de traitement médicamenteux spécifique susceptible d'améliorer ou de ralentir l'évolution de la RD.

B. Traitement de la rétinopathie diabétique proliférante

1. Photocoagulation au laser

La photocoagulation panrétinienne (PPR) (fig. 21.14) au laser est le traitement spécifique de la RD proliférante. Elle consiste à délivrer des impacts de laser de façon disséminée sur toute la rétine périphérique. *Elle n'agit pas directement sur les néovaisseaux mais indirectement par la destruction étendue des territoires de rétine ischémique.* La régression de la néovascularisation prérétinienne et/ou prépapillaire est obtenue dans près de 90 % des cas et réduit considérablement le risque de cécité lié à la RD proliférante.

La PPR est réalisée en consultation avec une simple anesthésie cornéenne par collyre, en plusieurs séances.

La PPR est indiquée :

- *dans tous les cas de RD proliférante*;
- *dans certains cas de RD non proliférante* sévère, à titre préventif, chez des sujets à haut risque de passage en rétinopathie proliférante : principalement grossesse, sujet jeune diabétique de type 1 avec normalisation rapide de la glycémie (notamment par mise sous pompe à insuline), chirurgie de la cataracte. La PPR prévient efficacement dans ces cas la survenue d'une néovascularisation.

2. Injections intravitréennes d'anti-VEGF

Des injections intravitréennes d'anti-VEGF (bévacizumab, ranibizumab ou aflibercept) ont, par leur pouvoir antiangiogénique, un intérêt dans certaines indications de RD proliférante.

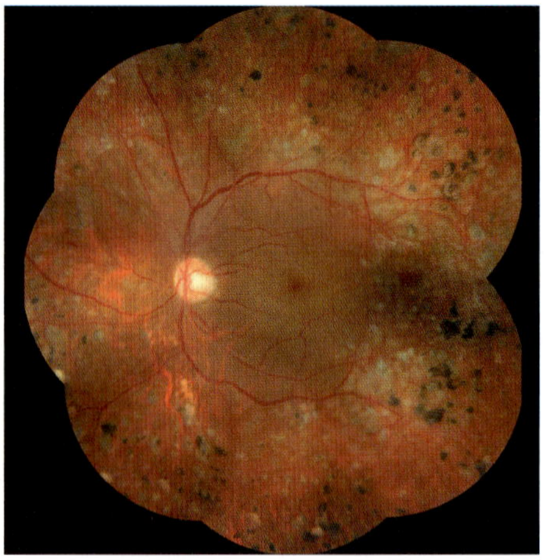

Fig. 21.14. Photocoagulation panrétinienne.
Les cicatrices de laser sont bien visibles sur toute la périphérie du fond d'œil.

Une étude prospective récente a montré qu'elles pouvaient prévenir ou faire régresser la néovascularisation prérétinienne ou prépapillaire. Cependant ce traitement n'est que suspensif (en comparaison de la PPR) et ces médicaments n'ont pas d'AMM dans le traitement de la RD proliférante. Par contre les anti-VEGF sont d'un appoint précieux dans le traitement des complications néovasculaires graves telles que la rubéose irienne ou le glaucome néovasculaire.

3. Traitement chirurgical (chirurgie rétinovitréenne)

La chirurgie rétinovitréenne est indiquée dans les cas de RD proliférante compliquée d'hémorragie intravitréenne persistante ou de décollement de rétine tractionnel.

C. Traitement de l'œdème maculaire

1. Traitement par photocoagulation au laser de la maculopathie diabétique

La photocoagulation au laser consiste à appliquer de façon localisée et non confluente des impacts de laser en regard des zones rétiniennes épaissies dans la région maculaire en épargnant les 1 500 μ centraux. Dans l'œdème maculaire diabétique, le laser est en pratique réservé au traitement des foyers d'œdème maculaire focal qui génèrent une accumulation d'exsudats lipidiques ou une accumulation de liquide dans le centre de la macula. Contrairement à la photocoagulation panrétinienne, une seule séance (voire deux au maximum) est effectuée (fig. 21.15 et 21.16).

2. Injections intravitréennes d'anti-VEGF ou de corticoïdes

Des injections mensuelles d'anti-VEGF (ranibizumab, aflibercept) sont efficaces pour réduire l'œdème maculaire et maintenir ou améliorer l'acuité visuelle durant de nombreux mois. Ce traitement est indiqué en cas d'œdème atteignant le centre de la macula et associé à une baisse de l'acuité visuelle (fig. 21.17).

Des injections de dexaméthasone retard ont également un effet favorable sur l'œdème maculaire avec une durée de 3 à 4 mois, mais entraînent la formation d'une cataracte et un risque d'hypertonie oculaire dans 30 % des cas qui nécessiteront un traitement spécifique.

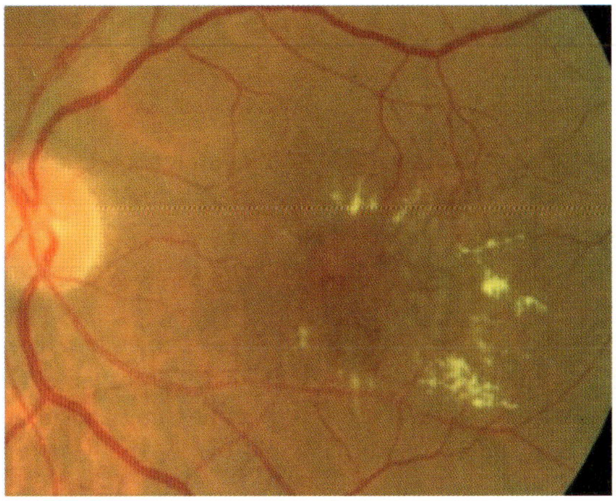

Fig. 21.15. Œdème maculaire diabétique immédiatement après une séance de photocoagulation focale. Les impacts de laser sont blancs, et appliqués sur une zone limitée de la macula, en dehors du centre fovéolaire.

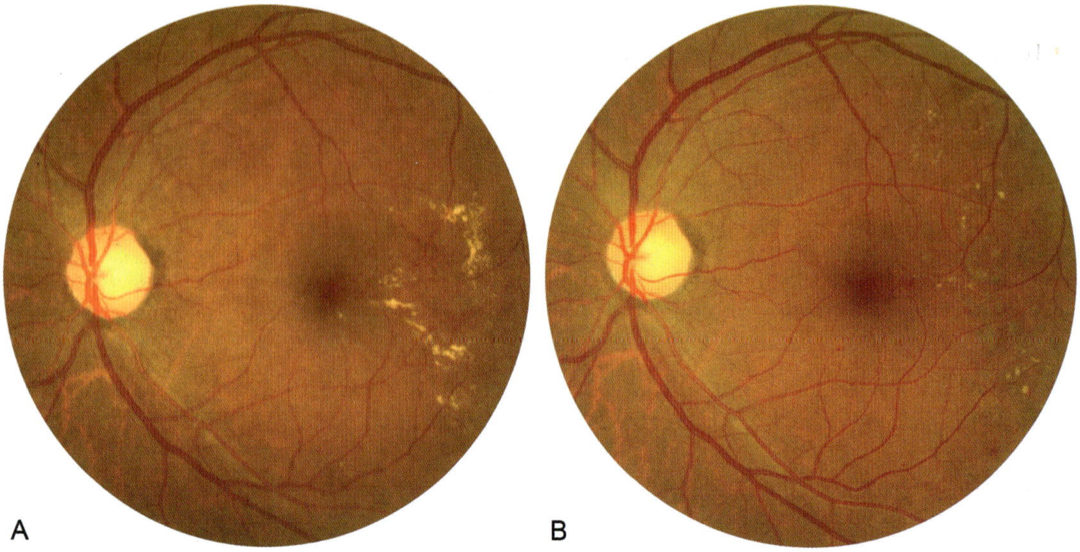

Fig. 21.16. Œdème maculaire diabétique avant (A) et après (B) photocoagulation focale.
Les exsudats qui menaçaient le centre fovéolaire ont disparu et l'acuité visuelle est préservée.

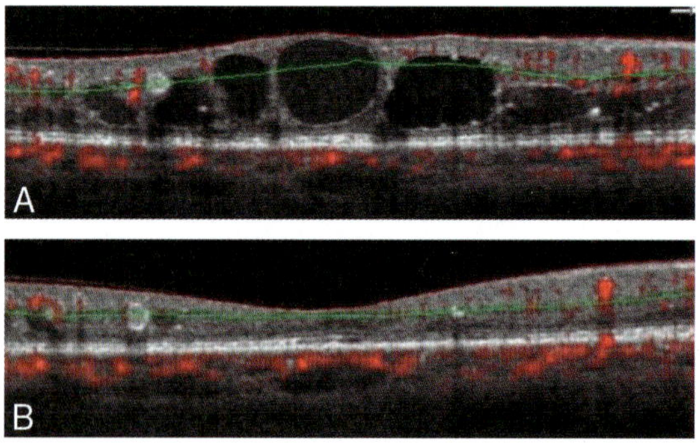

Fig. 21.17. Œdème maculaire cystoïde avant traitement (A) et 1 mois après injection intravitréenne d'anti-VEGF (B).
Noter la disparition des espaces microkystiques et le retour à un profil maculaire proche de la normale.

Points clés

- La RD est une cause majeure de malvoyance et de cécité en France, et c'est la *première cause de cécité avant l'âge de 55 ans*. La prévalence de la RD augmente avec la durée du diabète, le niveau de l'hyperglycémie chronique et le niveau de pression artérielle.
- L'*équilibration optimale de la glycémie et de la pression artérielle*, associée à une surveillance annuelle du fond d'œil, est le meilleur traitement préventif de la RD.
- Le traitement par *photocoagulation au laser* permet d'empêcher les complications de la RD proliférante (PPR) et de traiter les lésions paramaculaires responsables d'un œdème maculaire *(photocoagulation maculaire)*. La PPR doit être débutée dès l'apparition d'une néovascularisation prérétinienne et chez certains sujets à risque, au stade de RD non proliférante sévère. En revanche, il n'y a jamais d'urgence à traiter par laser une maculopathie diabétique.

- Le *traitement par anti-VEGF* est le principal traitement de l'œdème maculaire central, au prix d'injections intravitréennes répétées. Les injections intravitréennes de corticoïdes ont un effet plus prolongé, mais présentent des effets secondaires (cataracte, hypertonie) pouvant limiter leur utilisation.
- La baisse visuelle survient tardivement dans la maladie, alors que le stade de la RD peut être déjà très évolué. Les complications néovasculaires peuvent être prévenues par un traitement précoce. Le traitement de l'œdème maculaire avant des lésions irréversibles permet une meilleure préservation visuelle. C'est pourquoi un dépistage régulier doit être systématiquement réalisé : *un examen du FO par photographies* dès la découverte du diabète, puis une *surveillance régulière* tout au long de la vie du diabétique doivent permettre d'éviter l'évolution vers des complications graves de la RD.

Mots clés

- Angiographie à la fluorescéine
- Anti-VEGF
- Décollement de rétine tractionnel
- Glaucome néovasculaire
- Hémoglobine glyquée
- Hémorragie intravitréenne
- Microanévrismes
- Microhémorragies
- Néovaisseaux prépapilaires
- Néovaisseaux prérétiniens
- Nodules cotonneux
- Occlusion capillaire rétinienne
- OCT maculaire
- Œdème maculaire
- Photocoagulation panrétinienne
- Rubéose irienne
- Tension artérielle

CHAPITRE

22

Orbitopathie dysthyroïdienne

Item 240. Hyperthyroïdie.

Objectifs pédagogiques

Nationaux

- Diagnostiquer une hyperthyroïdie.
- Argumenter l'attitude thérapeutique et planifier le suivi du patient.

COUF

- Savoir différencier une exophtalmie dysthyroïdienne des autres causes d'exophtalmie.
- Connaître les complications de l'orbitopathie dysthyroïdienne.
- Savoir quand proposer une corticothérapie par voie générale en cas d'orbitopathie dysthyroïdienne.

I. Généralités

Le mot orbitopathie est plus juste que le mot ophtalmopathie, car il s'agit d'une atteinte de l'orbite (muscles oculomoteurs et graisse orbitaire). Dans la très grande majorité des cas, l'orbitopathie complique une maladie de Basedow (appelée maladie de Grave ou *Grave's disease* dans les pays anglo-saxons). L'atteinte de l'orbite peut aussi s'inscrire, plus rarement, dans le cadre d'une thyroïdite auto-immune d'Hashimoto.

La maladie de Basedow est la première cause d'hyperthyroïdie et elle est 5 fois plus fréquente chez la femme. Il s'agit d'une maladie auto-immune due à la production d'auto-anticorps antirécepteurs à la *thryroid stimulating hormone* (TSH) qui stimulent la thyroïde mais agissent également sur les muscles oculomoteurs et la graisse orbitaire. L'orbitopathie ne complique que 25 % des cas de patients atteints d'une maladie de Basedow : en d'autres termes, 75 % des patients atteints d'une maladie de Basedow n'auront jamais d'orbitopathie. L'orbitopathie est bilatérale dans 75 % des cas. Elle survient en même temps que l'hyperthyroïdie dans 80 % des cas. Dans 10 % des cas, l'atteinte orbitaire la précède et dans 10 % des cas, elle apparaît plus tard, lorsque le patient est traité par antithyroïdien de synthèse. Il est donc important d'informer ces patients des premiers symptômes oculaires afin que leur éventuelle apparition les conduise à consulter rapidement.

II. Manifestations cliniques de thyrotoxicose

- Troubles cardiovasculaires : palpitations et tachycardie.
- Troubles neuropsychiques : nervosité, tremblement et insomnie.
- Thermophobie, qui s'accompagne parfois d'une hypersudation avec des mains moites et chaudes.
- Amaigrissement et fatigue, parfois diarrhée.

III. Classification

Il existe deux classifications à connaître :

- la première est la classification NOSPECS (N*o signs or symptoms,* O*nly signs of lid retraction and stare,* S*oft tissues involvement,* P*roptosis of 3 mm or greater,* E*xtraocular muscle involvement,* C*orneal involvement and sight loss,* S*econdary optic nerve disease)* : elle prend en compte la gravité (tableau 22.1);
- La seconde est la classification *clinical activity score* (CAS) : elle prend en compte l'activité inflammatoire (encadré 22.1) et nous oriente sur l'intérêt d'un traitement anti-inflammatoire.

Tableau 22.1. Classification NOSPECS*

	0	1 (1 point)	2 (2 points)	3 (3 points)
1. Aucun signe				
2. Signes palpébraux				
3. Atteinte tissus mous	Non	Minime	Modérée	Importante
4. Exophtalmie (Hertel)	< 17 mm	17–22,5	23–25	> 25 mm
5. Trouble oculomoteur	Aucune gêne	Gêne rare	Gêne fréquente	Gêne permanente
6. Kératite	Non	Kératite ponctuée	Ulcère	Nécrose
7. Neuropathie compressive	Non	AV = 0,63–0,5	AV = 0,4–0,1	AV < 0,1

*Le total des scores est le score global : < 3 = discrète, 3–5 = modérée, > 5 = grave.
AV : acuité visuelle; NOSPECS : N*o signs or symptoms,* O*nly signs of lid retraction and stare,* S*oft tissues involvement,* P*roptosis of 3 mm or greater,* E*xtraocular muscle involvement,* C*orneal involvement and sight loss,* S*econdary optic nerve disease.*

Encadré 22.1

Clinical activity score (CAS) selon l'*European Group on Graves' Orbitopathy*

Inflammation orbitaire si ≥ 3 points (chaque signe clinique observé compte pour 1 point).

- Douleurs spontanées rétro-oculaires.
- Douleurs lors des mouvements oculaires.
- Rougeur de la paupière (pseudo-blépharite).
- Rougeur de la conjonctive.
- Chémosis.
- Œdème de la paupière.
- Œdème de la caroncule et/ou du repli semi-lunaire.

IV. Manifestations ophtalmologiques

A. Signes orbitaires

L'exophtalmie est le signe le plus classique dans l'orbitopathie dysthyroïdienne. Cette exophtalmie est bilatérale dans 75 % des cas (fig. 22.1). Elle est symétrique ou asymétrique. Classiquement, elle est axile, non pulsatile, réductible et indolore. Elle est secondaire à l'hypertrophie des muscles oculomoteurs et/ou de la graisse orbitaire. Elle est mesurée par l'ophtalmométrie. On utilise en général l'ophtalmomètre de Hertel (fig. 22.2). En cas d'exophtalmie, l'ophtalmométrie est supérieure à 21 mm.

B. Signes palpébraux

- Rétraction des paupières (fig. 22.3), qu'il s'agisse de la paupière supérieure ou de la paupière inférieure avec asynergie oculopalpébrale vers le bas, c'est-à-dire que la paupière supérieure ne descend pas correctement dans le regard vers le bas.
- Œdème inflammatoire ou non des paupières.
- Diminution de la fréquence du clignement.

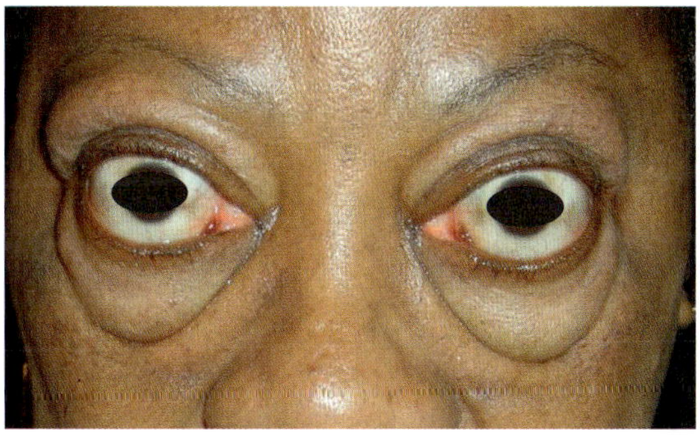

Fig. 22.1. Exophtalmie bilatérale chez une patiente ayant une orbitopathie de Basedow.

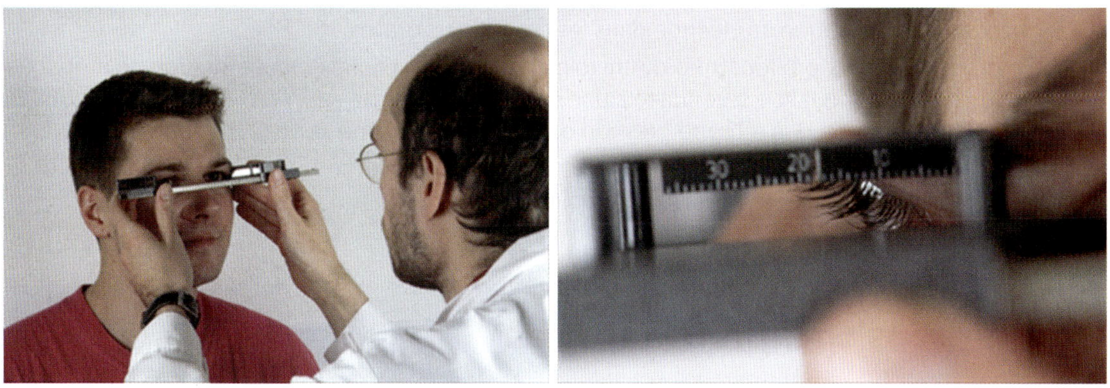

Fig. 22.2. L'ophtalmométrie de Hertel mesure le degré d'exophtalmie.

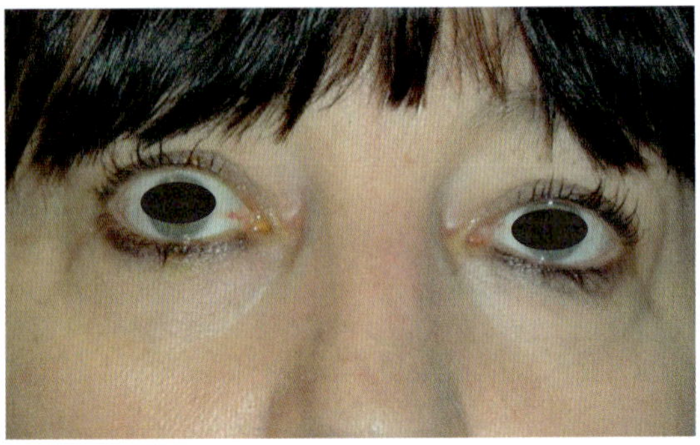

Fig. 22.3. Rétraction de la paupière supérieure droite chez une patiente ayant une orbitopathie de Basedow (pas d'exophtalmie).

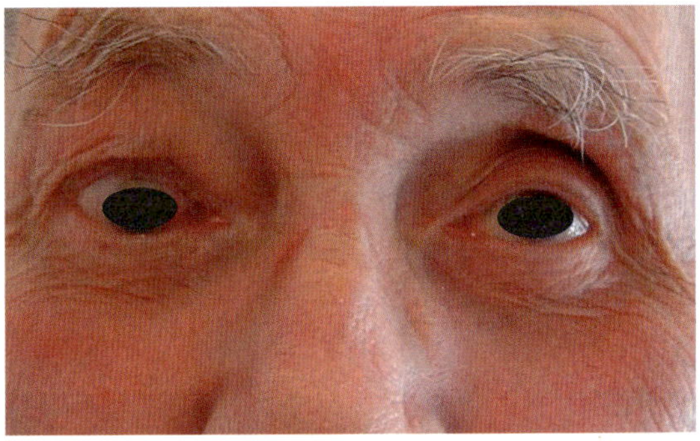

Fig. 22.4. Trouble oculomoteur chez un patient ayant une orbitopathie de Basedow : les yeux ne sont pas dans l'axe, car il y a une myosite, le patient voit double.

C. Troubles oculomoteurs

Il s'agit d'une myosite. Elle se manifeste par la survenue d'une diplopie (fig. 22.4). Les muscles le plus souvent atteints sont, par ordre de fréquence, le droit inférieur et le droit médial.

V. Complications

L'atteinte cornéenne est une complication liée le plus souvent à l'exophtalmie et à la rétraction de la paupière supérieure. Elle peut être minime à type de kératite, mais peut aboutir également à une perforation cornéenne dans les cas les plus graves.

Trois pour cent des orbitopathies dysthyroïdiennes se compliquent d'une neuropathie optique compressive. Elle peut être secondaire à une compression directe des muscles de l'apex (fig. 22.5) ou une compression due à l'hyperpression orbitaire liée au manque de place dans l'orbite.

Ces deux complications justifient un traitement par bolus de méthylprednisolone à forte dose et/ou une décompression orbitaire très rapidement.

VI. Examens complémentaires

L'hyperthyroïdie est confirmée par un dosage de la TSH effondrée. L'élévation de la T4 libre ou de la T3 libre permet d'apprécier l'importance de la thyrotoxicose. La mesure des anticorps

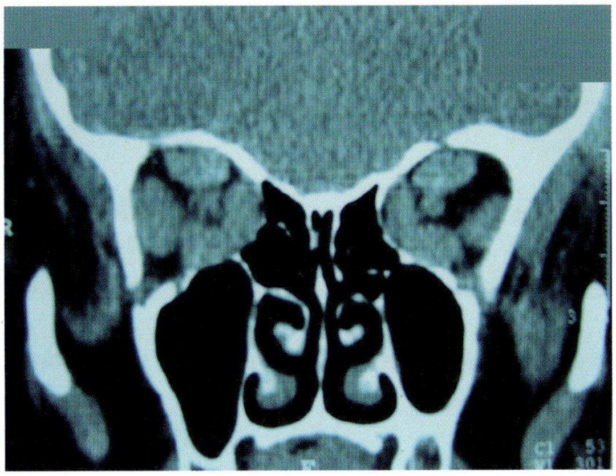

Fig. 22.5. Tomodensitométrie de la partie postérieure de l'orbite en coupe coronale montrant des gros muscles au contact des nerfs optiques.

antirécepteurs de la TSH a un intérêt tout en sachant que le titre initial n'a pas d'intérêt pronostique.

L'imagerie est essentielle pour mieux comprendre le mécanisme de l'orbitopathie. Le scanner et l'IRM sont complémentaires. Ils pourront conforter le diagnostic d'exophtalmie, son type (musculaire et/ou graisseux) et objectiver les rapports entre les nerfs optiques et les muscles à l'apex orbitaire.

L'appréciation de la neuropathie optique se fait par l'examen des pupilles (recherche d'un déficit pupillaire afférent), du champ visuel, de la vision des couleurs et des PEV.

VII. Diagnostics différentiels

Il s'agit des autres causes d'exophtalmie qui sont le plus souvent unilatérales. Les causes d'exophtalmie sont l'infection orbitaire, les fistules artériocaverneuses, les tumeurs et les orbitopathies inflammatoires. Cependant l'exophtalmie est unilatérale dans 25 % des cas d'orbitopathie de Basedow. L'examen clinique et l'imagerie permettent de différencier ces autres causes d'exophtalmie d'une exophtalmie dysthyroïdienne.

VIII. Traitement de l'orbitopathie

A. Traitement médical

Le traitement de la thyrotoxicose essentiel dans la prise en charge de l'orbitopathie. Le traitement par l'iode radioactif (irathérapie) peut aggraver ou induire l'orbitopathie dysthyroïdienne.

L'arrêt du tabac est essentiel, car il est fortement impliqué dans la physiopathogénie de cette maladie et l'aggrave.

Les traitements oculaires locaux consistent à améliorer la symptomatologie de ces patients, qui se plaignent de troubles de la surface oculaire (picotements, brûlures) secondaires à la rétraction de la paupière supérieure, d'une exophtalmie et d'un moindre clignement. Un traitement par des substituts lacrymaux (larmes, gels…) est donc très utile chez ces patients.

En cas de diplopie avec un trouble oculomoteur modéré, on peut proposer des prismes.

Le sélénium est indiqué dans les formes modérées d'orbitopathie de la maladie de Basedow.

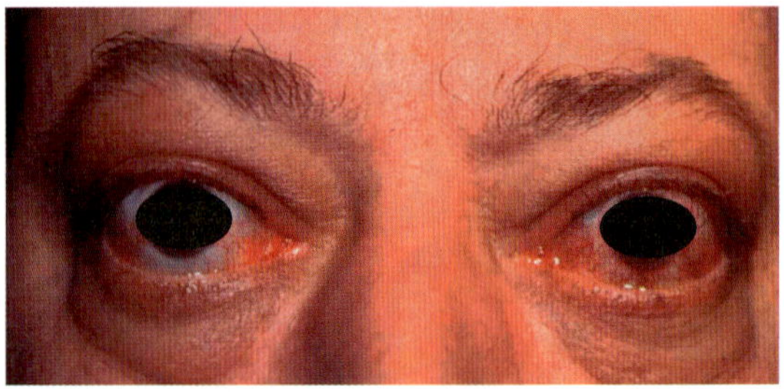

Fig. 22.6. Patients ayant un *clinical activity score* (CAS) supérieur à 3 et donc nécessitant un traitement anti-inflammatoire.

En cas d'inflammation, celle-ci est évaluée à l'aide du CAS qui a 7 points. Lorsque le score est supérieur ou égal à 3 (fig. 22.6), un traitement anti-inflammatoire est instauré. Des bolus de méthylprednisolone tous les 15 jours pendant 3 mois sont en règle proposés.

La radiothérapie externe peut être également indiquée dans les cas cortico-résistants. Son effet est moins rapide que la corticothérapie.

B. Traitement chirurgical

Trois types de chirurgie sont possibles :

- une chirurgie de décompression orbitaire afin d'augmenter le volume orbitaire : cette décompression peut être uniquement osseuse ou enlever également de la graisse (lipectomie) ;
- la chirurgie des muscles oculomoteurs quand la diplopie ne peut pas être appareillée par les prismes ;
- la chirurgie des paupières, chirurgie essentiellement de la rétraction des paupières.

Points clés

- L'ophtalmopathie dysthyroïdienne recouvre différentes atteintes cliniques. Si l'exophtalmie en est la manifestation la plus classique, d'autres signes sont fréquents comme les troubles oculomoteurs et les signes inflammatoires.
- L'examen de l'ophtalmopathie devra prendre en considération tous les signes possibles et sera donc un examen ophtalmologique systématique qui recherchera les différentes atteintes citées afin de permettre une classification de cette ophtalmopathie. Des complications graves, en particulier la neuropathie optique, peuvent émailler l'évolution et nécessitent un suivi régulier, notamment du champ visuel, de l'exophtalmométrie et de l'oculomotricité.
- Le traitement des ophtalmopathies dysthyroïdiennes est d'abord un traitement médical visant à stabiliser l'hyperthyroïdie et améliorer l'état oculaire des patients. Dans les formes sévères d'ophtalmopathie – associant des signes œdémateux importants, une exophtalmie importante, des troubles oculomoteurs sévères –, des traitements médicaux par voie générale principalement, une corticothérapie ou d'autres traitements (radiothérapie ou chirurgie) peuvent être utilisés.

Mots clés

- Bilan thyroïdien
- Exophtalmie
- Exposition cornéenne
- Hypertonie oculaire
- Neuropathie optique compressive
- Ophtalmomètre de Hertel
- Rétraction palpébrale
- Troubles oculomoteurs : droit interne, droit inférieur

CHAPITRE

23

Rétinopathie hypertensive – choroïdopathie hypertensive

Item 221. Hypertension artérielle de l'adulte.

Objectifs pédagogiques

Nationaux

- Expliquer l'épidémiologie, les principales causes et l'histoire naturelle de l'hypertension artérielle de l'adulte.
- Réaliser le bilan initial d'une hypertension artérielle de l'adulte.
- Argumenter l'attitude thérapeutique et planifier le suivi du patient (voir item 326).
- Décrire les principes de la prise en charge au long cours.

COUF

- Savoir faire la distinction entre rétinopathie hypertensive et artériosclérose rétinienne.
- Connaître la physiopathogénie de la rétinopathie hypertensive.
- Connaître les signes de la rétinopathie hypertensive et de l'artériosclérose rétinienne.

I. Introduction

La plupart des patients suivis et traités pour une hypertension artérielle (HTA) ne présenteront jamais aucun signe de rétinopathie hypertensive ; l'examen du fond d'œil n'est donc pas requis de façon systématique en présence d'une hypertension artérielle compensée, en l'absence de baisse de l'acuité visuelle.

En revanche, l'augmentation régulière de l'espérance de vie a sensiblement majoré l'incidence des manifestations d'artériosclérose rétinienne. Ces anomalies doivent être distinguées de la rétinopathie hypertensive proprement dite et les nouvelles classifications individualisent bien :

- les modifications liées directement à l'élévation des chiffres tensionnels, réversibles par le traitement de l'hypertension artérielle ; elles s'observent au cours des HTA sévères non traitées et sont devenues rares ;
- les modifications chroniques, irréversibles, liées à l'artériosclérose dont l'HTA est un facteur de risque, et plus fréquentes.

II. Physiopathogénie

L'*autorégulation* est l'aptitude spécifique des vaisseaux rétiniens à réagir aux modifications tensionnelles : elle permet le maintien d'un débit vasculaire rétinien stable en présence de modifications de la pression artérielle (PA) grâce à la *vasoconstriction artérielle active* qui se produit en présence d'une augmentation de la PA ; les mécanismes d'autorégulation expliquent la vasoconstriction artérielle ainsi que les nodules cotonneux et les hémorragies profondes liées à des occlusions artériolaires.

Avec l'autorégulation, la deuxième particularité de la circulation rétinienne est la présence d'une *barrière hématorétinienne* (BHR) ; la *rupture de la BHR* est responsable d'hémorragies rétiniennes superficielles, d'un œdème rétinien et d'exsudats profonds (« exsudats secs »).

III. Rétinopathie hypertensive

Les premiers signes de rétinopathie hypertensive ne s'accompagnent pas de retentissement fonctionnel et l'acuité visuelle est donc le plus souvent normale.

Les signes oculaires de l'HTA ne sont présents qu'au cours des formes sévères. La grande majorité des HTA modérées ou bénignes est indemne de manifestation ophtalmoscopique.

Il faut distinguer comme nous l'avons dit les signes liés à l'HTA proprement dite de ceux liés à l'artériosclérose. Les classifications les plus récentes tiennent compte de ces distinctions, alors que les plus anciennes regroupaient HTA et artériosclérose.

Le premier signe ophtalmoscopique de la rétinopathie hypertensive est la diminution de calibre artériel, difficile à apprécier lorsqu'elle est diffuse. Elle est plus apparente lorsqu'il s'agit de *vasoconstriction focale*. Les modifications de calibre artériel sont plus faciles à apprécier sur des clichés du fond d'œil qu'à l'examen ophtalmoscopique ; ils sont réversibles avec le traitement de l'HTA.

En présence d'une HTA sévère, ou d'installation rapide, les capacités d'autorégulation sont dépassées :

- *la BHR est rompue*. Cela se traduit cliniquement par des *hémorragies rétiniennes superficielles*, un *œdème maculaire associé à des exsudats secs* souvent de disposition stellaire dans la région maculaire, un œdème maculaire, un *œdème papillaire* ;
- l'occlusion des artérioles précapillaires est responsable de nodules cotonneux et d'hémorragies rétiniennes profondes.

Les *hémorragies* sont de deux types :

- *en flammèches* dans les couches superficielles, de disposition péripapillaire, elles traduisent la rupture de la BHR (fig. 23.1 et 23.2) ;
- *profondes, rondes*, disposées sur toute la rétine, elles traduisent la présence d'infarctus rétiniens par occlusions artériolaires.

Les *exsudats profonds (« exsudats secs »)* sont liés à une rupture durable de la BHR et sont d'apparition plus tardive. Ils sont situés dans les couches profondes, au pôle postérieur ; dans la région périfovéolaire, leur disposition stellaire donne une image typique « d'étoile maculaire ».

Les *nodules cotonneux*, comme les hémorragies rétiniennes profondes, sont secondaires à des occlusions artériolaires responsables de l'accumulation dans les fibres optiques de matériel axoplasmique dont le transport actif est interrompu ; ils se présentent comme des lésions de petite taille, blanches, superficielles, d'aspect duveteux et à contours flous. Ils régressent en 3 à 4 semaines avec le traitement de l'HTA.

L'*œdème papillaire (OP)* est l'élément principal du stade III de la classification de la rétinopathie hypertensive (fig. 23.3). Il est dû à une hypertension artérielle sévère ou à une élévation rapide et importante de la PA. La papille est hyperhémiée, l'OP peut être entouré d'hémorragies en flammèches et d'exsudats secs péripapillaires ou associé à des exsudats secs maculaires formant une étoile maculaire.

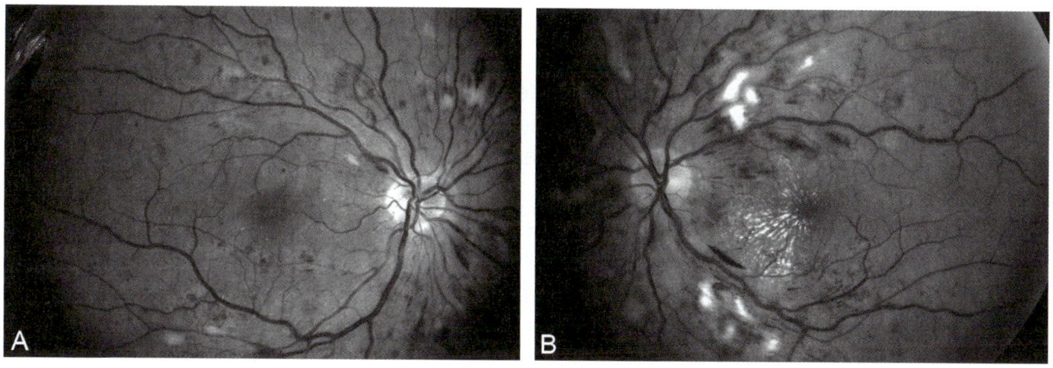

Fig. 23.1. **Rétinopathie hypertensive de stade II : présence aux deux yeux de nodules cotonneux, d'hémorragies en flammèches, ainsi qu'à l'œil gauche d'exsudats profonds (« exsudats secs ») à disposition stellaire. Œil droit (A), œil gauche (B).**

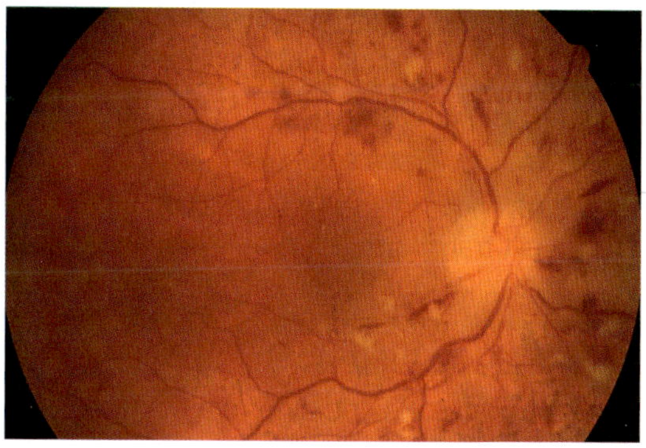

Fig. 23.2. **Rétinopathie hypertensive de stade II : présence de nodules cotonneux et d'hémorragies en flammèches.**

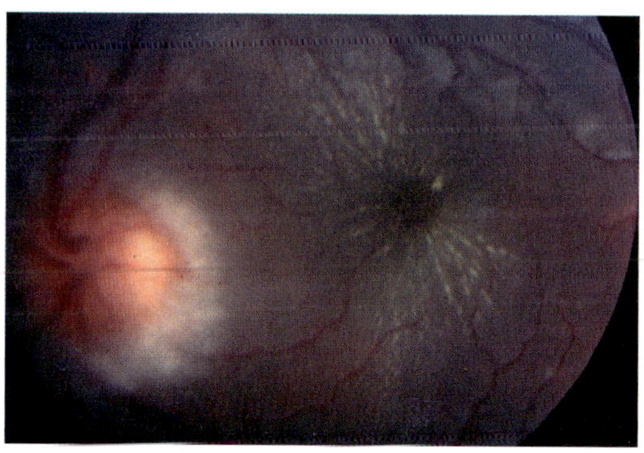

Fig. 23.3. **Rétinopathie hypertensive de stade III : œdème papillaire et exsudats profonds formant une étoile maculaire.**

Au début, l'OP n'entraîne pas ou peu de modifications fonctionnelles en dehors d'un agrandissement de la tache aveugle. Si l'OP persiste, la papille devient atrophique et l'acuité visuelle chute.

Tous ces signes, non spécifiques lorsqu'ils sont isolés, sont très évocateurs d'HTA lorsqu'ils sont associés ; ils sont facilement identifiables, mais ne s'accompagnent habituellement pas de diminution d'acuité visuelle. Malgré la présence d'exsudats maculaires, un œdème maculaire symptomatique avec baisse d'acuité visuelle est rare.

IV. Choroïdopathie hypertensive

Les vaisseaux choroïdiens sont dépourvus de mécanisme d'autorégulation mais subissent une vasoconstriction dépendante du système nerveux sympathique en présence d'une HTA : des occlusions de la choriocapillaire peuvent apparaître, responsables d'une ischémie et d'une nécrose de l'*épithélium pigmentaire*.

À la phase aiguë, ces lésions sont profondes et blanchâtres au fond d'œil ; elles cicatrisent en laissant de petites taches pigmentées profondes *(« taches d'Elschnig »)*.

Les formes les plus sévères de la choroïdopathie hypertensive avec ischémie choroïdienne étendue s'accompagnent d'un décollement de rétine exsudatif du pôle postérieur, responsable d'une baisse d'acuité visuelle ; on peut en rapprocher les décollements de rétine exsudatifs de la *toxémie gravidique*, qui relèvent des mêmes altérations choroïdiennes. Avec le traitement de l'HTA, le décollement de rétine exsudatif se réapplique et l'acuité visuelle se normalise.

V. Artériosclérose

Les artères rétiniennes peuvent être le siège de lésions d'artériosclérose. Elles se traduisent par des lésions chroniques, irréversibles, mais asymptomatiques en dehors des complications.

Les principaux signes de l'artériosclérose sont :

- l'*accentuation du reflet artériolaire* au fond d'œil, dû à l'épaississement pariétal ; normalement la paroi vasculaire est transparente et seule la colonne sanguine est visible à l'examen du fond d'œil. L'accentuation du reflet artériolaire donne à l'artère un aspect argenté ou cuivré. On peut observer également la présence d'engainements artériels (fig. 23.4 à 23.6) ;
- le *signe du croisement* : la veine rétinienne apparaît écrasée au niveau du croisement artérioveineux et dilatée en amont, cela correspond à un rétrécissement du calibre veineux par la paroi de l'artère artérioscléreuse du fait d'une gaine adventicielle commune ; à un stade de plus, on observe la présence d'hémorragies rétiniennes au niveau du signe du croisement, on parle de « préthrombose » ;
- un éventuel tableau d'*occlusion de branche veineuse* (voir chapitre 17, Occlusions veineuses rétiniennes) engendré par l'occlusion de la veine au niveau du croisement.

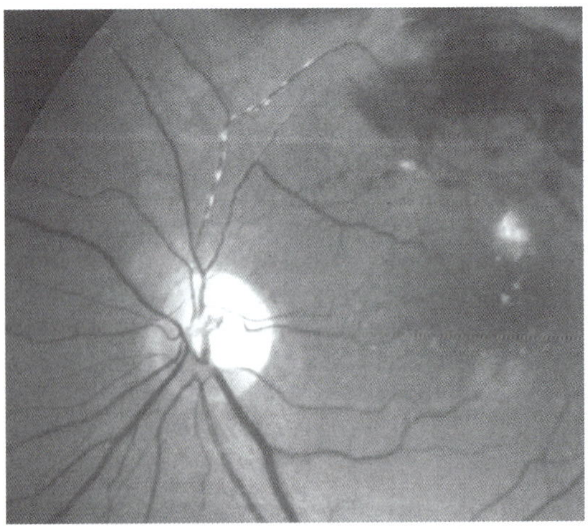

Fig. 23.4. Artériosclérose : engainements artériels.

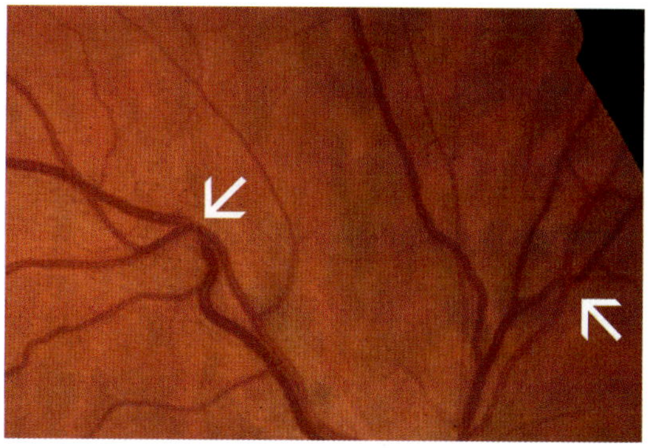

Fig. 23.5. **Artériosclérose : signes du croisement.**

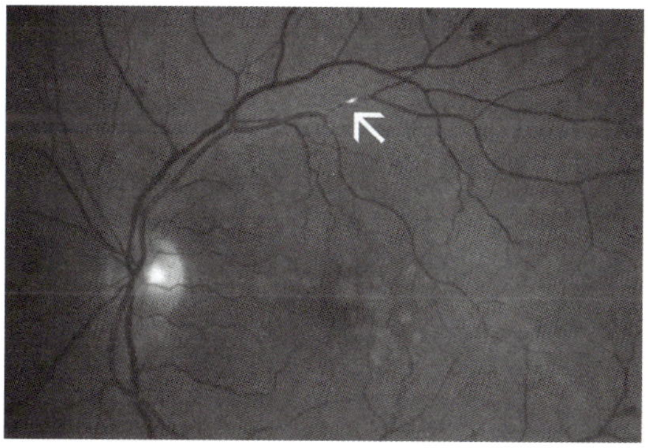

Fig. 23.6. **Artériosclérose : engainement artériel (flèche).**

VI. Classifications de la rétinopathie hypertensive et de l'artériosclérose

À la classique *classification de Keith et Wagener*, qui ne faisait pas la part entre les signes directement liés à l'élévation des chiffres tensionnels et les signes liés à l'artériosclérose, ont succédé la *classification de Hogan* et la *classification de Kirkendall*.

La *classification de Kirkendall* (tableau 23.1) est la plus simple et la plus utilisée :

- rétinopathie hypertensive :
  - stade I : rétrécissement artériel sévère et disséminé,
  - stade II : en plus des modifications du stade I, présence d'hémorragies rétiniennes, d'exsudats secs et de nodules cotonneux,
  - stade III : en plus des modifications du stade II, présence d'un œdème papillaire ;
- artériosclérose rétinienne :
  - stade I : signe du croisement artérioveineux,
  - stade II : signe du croisement artérioveineux marqué, associé en regard à un rétrécissement artériolaire localisé,
  - stade III : en plus des modifications du stade II, présence d'engainements vasculaires ou d'occlusion de branche veineuse au niveau d'un croisement artérioveineux.

Tableau 23.1. Classification de la rétinopathie hypertensive et de l'artériosclérose de Kirkendall

Stade	Rétinopathie hypertensive	Artériosclérose
I	Rétrécissement artériel	Signe du croisement
II	Stade I + : – hémorragies rétiniennes – nodules cotonneux – « exsudats secs »	Signe du croisement + rétrécissement artériel en regard
III	Stade II + œdème papillaire	Stade II + : – engainements vasculaires – occlusion de branche veineuse

Points clés

- Il faut bien distinguer :
  - les modifications liées directement à l'élévation des chiffres tensionnels, réversibles par le traitement de l'hypertension artérielle;
  - les modifications chroniques, irréversibles, liées à l'artériosclérose.
- La rétinopathie hypertensive est rare, le plus souvent asymptomatique.
- L'hypertension artérielle peut occasionnellement provoquer une ischémie choroïdienne, pouvant entraîner un décollement de rétine exsudatif, que l'on peut également observer au cours de la toxémie gravidique.
- Les manifestations vasculaires liées à l'artériosclérose sont en revanche fréquentes; elles peuvent se compliquer d'occlusions artérielles ou veineuses rétiniennes (occlusion de l'artère centrale de la rétine ou de ses branches, occlusion de la veine centrale de la rétine ou de ses branches).

Mots clés

- Glaucome néovasculaire
- Névrite optique ischémique antérieure aiguë, maladie de Horton
- Occlusion artérielle, occlusion veineuse
- Œdème maculaire cystoïde
- Signe du croisement

II

Entraînement

CHAPITRE
24 Questions isolées

Questions

QCM 1

Concernant la neuropathie observée au cours de la SEP :

A Elle se manifeste typiquement par une baisse de l'acuité visuelle rapidement progressive, importante et bilatérale
B Des douleurs rétro-oculaires augmentées lors des mouvements oculaires sont souvent présentes
C Le fond d'œil est souvent normal
D L'examen du champ visuel montre un scotome arciforme dit de Bjerrum
E Classiquement on retrouve une dyschromatopsie d'axe bleu-jaune

QCM 2

Dans une neuropathie optique rétrobulbaire de l'œil droit, vous remarquez que lorsque vous éclairez l'œil gauche, les pupilles droites et gauches se contractent en myosis. Par contre lorsque vous éclairez tout de suite après l'œil droit, la pupille droite ne réagit pas et se retrouve même en mydriase paradoxale. Comment s'appelle ce signe clinique ?

A Atteinte du III intrinsèque
B Atteinte du III extrinsèque
C Signe de Marcus Gunn
D Pupille d'Adie
E Syndrome de Claude-Bernard-Horner

QCM 3

Quelles anomalies pouvez-vous observer lors de l'étude du champ visuel en cas de neuropathie optique rétrobulbaire ?

A Scotome central
B Scotome cæcocentral
C Scotome arciforme de Bjerrum
D Scotome altitudinal
E Champ visuel tubulaire

QCM 4

Quelle anomalie pouvez-vous observer lors du test de la vision des couleurs en cas de neuropathie optique rétrobulbaire ?

A Dyschromatopsie d'axe bleu-jaune
B Dyschromatopsie d'axe rouge-bleu
C Dyschromatopsie d'axe bleu-vert
D Dyschromatopsie d'axe rouge-vert
E Dyschromatopsie d'axe jaune-vert

QCM 5

De manière générale, quelles sont les causes de neuropathie optique rétrobulbaire ?

A Intoxication alcoolo-tabagique
B Sclérose en plaques
C Syphilis
D Maladie de Lyme
E Éthambutol et isoniaside
F Toutes les réponses

QCM 6

À propos de l'ophtalmoplégie internucléaire :

A Son étiologie principale est la sclérose en plaques
B Le parallélisme est conservé sauf en position primaire
C La convergence demeure normale
D Il existe un défaut d'adduction d'un œil
E Il existe un nystagmus en adduction

QCM 7

Quelle est la structure anatomique atteinte dans l'ophtalmoplégie internucléaire ?

A Portion intrinsèque du nerf oculomoteur (III)
B Portion extrinsèque du nerf oculomoteur (III)
C Nerf trochéaire (IV)
D Nerf abducens (VI)
E Faisceau longitudinal médian ou bandelette longitudinale postérieure

QCM 8

Concernant l'évolution et le pronostic de la sclérose en plaques :

A Peu de patients récupèrent une acuité visuelle normale
B Le phénomène d'Uhthoff traduit la thermolabilité des axones démyélinisés

Ophtalmologie

C Le phénomène d'Uhthoff correspond à une baisse transitoire et réversible de l'acuité visuelle lors de l'élévation de la chaleur corporelle
D L'acuité visuelle initiale est un facteur prédictif de l'acuité visuelle finale
E La synthèse intrathécale d'immunoglobulines est un facteur de risque de développer une sclérose en plaques après un épisode isolé de neuropathie optique

QCM 9

Concernant la récupération visuelle après une neuropathie optique de sclérose en plaques :
A 50 % des patients récupèrent une acuité visuelle normale
B 80 % des patients récupèrent une acuité visuelle normale.
C La récidive homo- ou controlatérale survient chez 10 % des patients
D La récidive homo- ou controlatérale survient chez 30 % des patients
E La récidive homo- ou controlatérale survient chez 50 % des patients

QCM 10

Quel est le risque à 5 ans de développer une sclérose en plaques après un épisode de neuropathie optique rétrobulbaire ?
A 1 %
B 10 %
C 30 %
D 60 %
E 100 %

QCM 11

Concernant la sclérose en plaques :
A Elle touche principalement des adultes jeunes, entre 20 et 40 ans
B La sex-ratio est d'environ 3 femmes pour 1 homme
C La sex-ratio est d'environ 3 hommes pour 1 femme
D La neuropathie optique est une des manifestations les plus fréquentes
E La neuropathie optique est inaugurale dans près de 50 % des cas

QCM 12

Au cours de la sclérose en plaques, on peut observer d'autres atteintes oculaires que la neuropathie optique, notamment :
A Une diplopie
B Une ophtalmoplégie internucléaire
C Une périphlébite rétinienne
D Un décollement de rétine
E Une paralysie du VI

QCM 13

Concernant le traitement de fond de la sclérose en plaques, on peut utiliser en première intention :
A L'interféron bêta
B Le fingolimob
C La corticothérapie
D L'acétate de glatiramère
E Le natalizumab

QCM 14

Le traitement de la crise de la sclérose en plaques repose sur une corticothérapie :
A Par voie orale, 10 mg/jour pendant 3 jours
B Par voie orale, 50 mg/jour pendant 7 jours
C Par voie orale, 1 mg/kg/jour pendant 7 jours
D Par voie veineuse, 1 g/jour pendant 3 jours
E Par voie veineuse, 1 mg/kg/jour pendant 3 jours

QCM 15

Quels sont les objectifs de la corticothérapie au cours d'une neuropathie optique rétrobulbaire ?
A Prévention des récidives de neuropathie optique rétrobulbaire
B Prévention de l'évolution vers la sclérose en plaques
C Diminution de la durée des symptômes
D Diminution de l'intensité des symptômes
E Prévention des séquelles visuelles

QCM 16

À propos de l'anatomie oculomotrice :
A Le nerf oculomoteur est responsable de l'innervation de tous les muscles oculomoteurs à l'exception du muscle oblique supérieur et du muscle droit latéral
B Le muscle ciliaire est l'autre nom donné au muscle releveur de la paupière
C Le potentiel d'action du nerf III, par sa composante intrinsèque, entraîne un myosis
D Le nerf III est à la merci d'une éventuelle anomalie de l'artère communicante postérieure
E Le muscle oblique inférieur est élévateur et abducteur du regard

QCM 17

À propos de la physiologie de la vision binoculaire :
A Elle est régie par les lois de Hering et de Sherrington
B La liaison des noyaux du III et du VI par le faisceau longitudinal médian assure le mouvement conjugué horizontal des deux yeux
C La liaison des noyaux du III et du VI dans le faisceau longitudinal médian assure le mouvement conjugué vertical des deux yeux
D Un objet situé à gauche se projette sur la rétine nasale de l'œil gauche et sur la rétine temporale de l'œil droit
E Physiologiquement, un objet situé droit devant se projette sur la macula de chaque œil

QCM 18

À propos de la diplopie :

A Elle correspond toujours à un trouble de la diffraction intraoculaire des rayons lumineux
B La paralysie oculomotrice d'un seul œil provoque une diplopie monoculaire
C La diplopie binoculaire, à l'inverse de la diplopie monoculaire, peut nécessiter une prise en charge urgente
D Un astigmatisme important peut provoquer une diplopie monoculaire
E En cas de diplopie monoculaire, au total trois images d'un même objet sont formées par les deux yeux

QCM 19

À propos de la diplopie monoculaire :

A Elle est causée par la formation de deux images d'un même objet par un seul œil
B Elle est exclusivement de cause ophtalmologique
C Elle peut être d'origine cornéenne, irienne ou cristallinienne
D Elle peut être une conséquence de l'iridectomie périphérique réalisée dans le cadre d'un glaucome aigu par fermeture d'angle
E Une cicatrice sur la cornée peut en être la cause

QCM 20

À propos de la diplopie binoculaire :

A Un ptosis sévère unilatéral, de n'importe quel côté, peut la masquer
B Elle apparaît lorsque la correspondance sensorielle des deux rétines n'est plus respectée
C Une paralysie du VI entraîne une diplopie par un déficit de la divergence de l'œil atteint
D En cas de diplopie par paralysie oculomotrice, il faut chercher une position compensatrice de la tête, placée dans le champ d'action du muscle atteint
E Aucune des propositions précédentes n'est vraie

QCM 21

Quels arguments seraient en faveur d'une diplopie monoculaire plutôt qu'en faveur d'une diplopie binoculaire ?

A Disparition de la diplopie à l'occlusion de l'un ou l'autre œil indifféremment
B Strabisme divergent
C Disparition de la diplopie à l'occlusion de l'œil pathologique
D Ésotropie
E Persistance de la diplopie à l'occlusion de l'œil sain

QCM 22

À propos de l'ophtalmoplégie internucléaire :

A Son étiologie principale est la sclérose en plaques
B Le parallélisme est conservé sauf en position primaire
C La convergence demeure normale
D Il existe un défaut d'adduction d'un œil
E Il existe un nystagmus en adduction

QCM 23

Diplopie et fracture du plancher de l'orbite :

A Il peut exister une hernie graisseuse dans le foyer de fracture
B La duction forcée du globe oculaire par traction du muscle droit inférieur s'avère impossible
C À l'exploration neuroradiologique, on observe une image « en goutte », dans le sinus maxillaire
D L'atteinte concerne le muscle droit inférieur et ne provoque donc pas de déficit d'élévation du globe oculaire
E L'atteinte concerne le muscle droit supérieur, l'abaissement du globe est donc impossible

QCM 24

Si un patient arrive à mobiliser ses yeux dans toutes les positions du regard sauf en vision latérale pour chaque œil, quelle en est l'atteinte ?

A Paralysie du III gauche
B Paralysie du IV droit
C Paralysie du VI gauche
D Paralysie du VI droit
E Paralysie du VI bilatérale

QCM 25

Quelle sont les signes révélateurs d'une atteinte intrinsèque du nerf oculomoteur III ?

A Paralysie de l'accommodation
B Mydriase
C Ptosis
D Myosis
E Énophtalmie

QCM 26

Comment peut-on confirmer l'atteinte de l'oculomotricité ?

A Champ visuel statique automatisé
B Champ visuel cinétique de Goldmann
C Examen à l'écran unilatéral
D Test de Lancaste
E Gonioscopie

QCM 27

Parmi les tests suivants, lesquels permettent d'explorer une diplopie binoculaire ?

A L'examen des reflets cornéens en position primaire
B L'examen au verre rouge
C Le test de Hess-Lancaster
D La kératométrie
E Le *cover-test*

QCM 28

À propos du strabisme de l'enfant :

A Il existe une prédisposition héréditaire à cette pathologie
B La prématurité est un facteur de risque de strabisme

C La déviation de l'œil est toujours constante
D Le risque majeur d'évolution d'un strabisme unilatéral non corrigé est l'amblyopie
E La première cause fonctionnelle de strabisme de l'enfant est la myopie

QCM 29

Concernant le système visuel de l'enfant, quelles sont les propositions vraies ?
A Il est mature dès la naissance
B Il est immature jusqu'à l'âge de 6 ans
C L'essentiel du développement visuel s'effectue durant les deux premières années de vie
D Le but de l'examen ophtalmologique est d'évaluer la fonction visuelle d'au moins un œil pour être complètement rassuré
E Le but de l'examen ophtalmologique est d'évaluer le risque de perturbation du développement visuel (= amblyopie)

QCM 30

À propos de l'amblyopie :
A Elle se définit par une différence d'acuité visuelle entre les deux yeux d'au moins deux lignes
B Elle correspond à un bon développement de l'acuité visuelle
C Elle peut être en rapport avec une cause organique (ptosis, cataracte, rétinopathie du prématuré, rétinoblastome)
D Elle peut être en rapport avec un strabisme
E Elle peut être en rapport avec un port trop long des lunettes
F Elle peut être en rapport avec l'absence d'occlusion d'un œil

QCM 31

La prise en charge de l'amblyopie :
A Peut être réalisé chez un enfant de 10 ans
B Nécessite une prise en charge la plus rapide possible
C En cas de strabisme, il faut d'abord opérer puis porter les lunettes et réaliser l'occlusion d'un œil
D L'occlusion doit cacher le bon œil
E L'occlusion doit cacher l'œil amblyope

QCM 32

Quels sont les facteurs de risque de développer des troubles visuels ?
A Prématurité
A Petit poids de naissance
C Placenta accreta
D Antécédent de grossesse extra-utérine chez la mère
E Antécédent de strabisme

QCM 33

Quels sont les signes du nourrisson nécessitant une consultation ophtalmologique en urgence ?
A Strabisme
B Épicanthus
C Myosis
D Leucocorie
E Larmoiement clair
F Nystagmus
E Reflets pupillaires centrés

QCM 34

À propos d'une leucocorie :
A Elle correspond à un reflet blanc dans le noir de la pupille
B Elle correspond à un reflet noir dans le blanc de la pupille
C Il s'agit le plus souvent d'une cause ophtalmologique grave
D Il s'agit le plus souvent d'une cause neurologique grave
E La principale cause à éliminer est le rétinoblastome
F Une kératite est une cause secondaire

QCM 35

À propos de la rétinopathie des prématurés :
A Le dépistage est systématique si la prématurité est inférieure à 36 semaines d'aménorrhée
B La vascularisation de la rétine est incomplète si l'enfant est né à terme
C L'oxygénothérapie est un facteur de risque important de la maladie
D L'oxygène sur une rétine immature provoque la prolifération de vaisseaux anormaux

QCM 36

À propos du rétinoblastome :
A Il s'agit d'une maladie contagieuse pouvant être transmise par voie aérienne à la fratrie
B Il s'agit de la tumeur oculaire la plus fréquente de l'enfant
C Les deux signes d'appel les plus fréquents sont la leucocorie et le strabisme
D Le diagnostic se fait à l'examen lampe à fente
E Le diagnostic se fait à l'examen du fond d'œil
F Une IRM cérébrale est demandée systématiquement

QCM 37

L'effet Tyndall :
A Est une sédimentation cellulaire déclive dans la chambre antérieure
B Est une adhérence iridocristallinienne
C Est une adhérence iridocornéenne
D Est une suspension de cellules dans l'humeur aqueuse
E Est caractéristique d'une kératite
F Est caractéristique d'une uvéite

QCM 38

Un test à la fluorescéine positif :

A Est une prise de la fluorescéine par une ulcération cornéenne
B Est un lavage de la fluorescéine par l'humeur aqueuse
C Est caractéristique d'une conjonctivite
D Est caractéristique d'une sclérite
E Est caractéristique d'une kératite
F Est caractéristique d'une uvéite

QCM 39

Le signe de Seidel :

A Est une prise de la fluorescéine par une ulcération cornéenne
B Est un lavage de la fluorescéine par l'humeur aqueuse
C Est une mydriase paradoxale à l'éclairement de l'œil atteint
D Est un blanchissement des vaisseaux épiscléraux au test à la néosynéphrine
E Est caractéristique d'une kératite
F Est caractéristique d'une perforation cornéenne

QCM 40

Devant un œil rouge et douloureux avec baisse de l'acuité visuelle, quels diagnostics évoquez-vous ?

A Épisclérite
B Sclérite
C Endophtalmie
D Kératite
E Uvéite antérieure aiguë

QCM 41

Devant un œil rouge et douloureux, parmi les signes suivants quels sont ceux qui vous orientent vers une uvéite antérieure aiguë ?

A Un signe de Tyndall
B Un hypopion
C Des synéchies iridocristaliniennes
D Des précipités rétrocornéens
E Une ulcération fluorescéine positive

QCM 42

Parmi les propositions suivantes, quelles sont celles qui font partie du bilan étiologique de base d'une uvéite antérieure aiguë ?

A HLA (B27, B51)
B Calcémie, phosphorémie
C Enzyme de conversion de l'angiotensine
D Anticorps antinucléaires, facteur rhumatoïde
E IDR à la tuberculine
F Sérologie TPHA-VDRL

QCM 43

Quelles sont les causes possibles d'uvéite parmi les suivantes ?

A Sarcoïdose
B Syphilis
C Tuberculose
D Maladie de Lyme
E Myélome multiple

QCM 44

Parmi les symptômes suivants, quels sont ceux qui vous orientent vers une conjonctivite virale ?

A Bilatéralisation rapide
B Sécrétions purulentes
C Prurit important
D Adénopathie prétragienne douloureuse
E Papilles conjonctivales

QCM 45

Parmi les propositions suivantes, quels sont les facteurs de risque du glaucome aigu par fermeture de l'angle ?

A Myopie
B Hypermétropie
C Angle iridocornéen ouvert
D Cataracte
E Presbytie

QCM 46

Quelle est votre prise en charge immédiate dans une crise de glaucome aigu par fermeture de l'angle ?

A Retour à domicile
B Hospitalisation et inhibiteur de l'anhydrase carbonique (Diamox®) en collyre
C Hospitalisation et inhibiteur de l'anhydrase carbonique (Diamox®) en intraveineux
D Hypotonisant en collyre
E Collyre mydriatique pour lever le bloc pupillaire
F Iridotomie périphérique au laser YAG

QCM 47

Quel diagnostic évoquez-vous devant une ulcération cornéenne dendritique ?

A Kératite à adénovirus
B Abcès cornéen
C Kératite herpétique
D Kératite amibienne
E Uvéite antérieure aiguë

QCM 48

Devant un œil rouge et douloureux avec baisse de l'acuité visuelle, quels diagnostics évoquez-vous ?

A Épisclérite
B Sclérite

C Endophtalmie
D Kératite
E Uvéite antérieure aiguë

QCM 49

Devant un diagnostic d'endophtalmie, quelle est votre prise en charge ?
A Antibiothérapie locale uniquement après l'obtention des résultats des prélèvements
B Antibiothérapie probabiliste locale et générale secondairement adaptée à l'antibiogramme
C Corticothérapie locale et générale
D Collyres myotiques pour prévenir ou lever les synéchies
E Collyres hypotonisants

QCM 50

Quelles sont les pathologies responsables d'une baisse de la vision d'apparition brutale avec œil blanc et indolore ?
A Neuropathie optique rétrobulbaire (NORB)
B Occlusion de l'artère centrale de la rétine (OACR)
C Uvéite antérieure aiguë (UAA)
D Neuropathie optique ischémique antérieure (NOIAA)
E Uvéite postérieure

QCM 51

À propos de l'hémorragie intravitréenne :
A Elle est rarement précédée d'une impression de pluie de suie
B Si elle est associée à une hémorragie méningée par rupture d'anévrisme intracrânien, c'est un syndrome de Terson
C La baisse d'acuité visuelle est toujours importante
D Si on ne voit pas la rétine au fond d'œil, il faut réaliser une échographie en mode A pour visualiser et éliminer un décollement de rétine
E Rétinopathie diabétique proliférante, occlusion de la veine centrale de la rétine et déchirure rétinienne sont les causes les plus fréquentes d'hémorragies intravitréennes

QCM 52

À propos de la neuropathie optique ischémique antérieure :
A La cause la plus fréquente est la maladie de Horton
B Elle est liée à une ischémie de la tête du nerf optique par occlusion des artères ciliaires postérieures
C Au champ visuel, on retrouve un scotome cæcocentral
D Le fond d'œil retrouve des hémorragies en flammèches et un œdème papillaire
E Des épisodes antérieurs de cécité monoculaire transitoire peuvent être retrouvés

QCM 53

À propos de l'occlusion de veine centrale de la rétine :
A Il existe deux formes : ischémique et œdémateuse
B Le fond d'œil retrouve une macula rouge cerise, des nodules cotonneux et des hémorragies rétiniennes disséminées sur toute la surface de la rétine
C Les hémorragies rétiniennes peuvent être superficielles en flammèches ou profondes en taches
D Le risque évolutif est le glaucome néovasculaire
E Le traitement repose sur des injections intravitréennes pour la forme ischémique

QCM 54

À propos de l'occlusion de l'artère centrale de la rétine :
A La baisse d'acuité visuelle est brutale et très profonde
B Le fond d'œil retrouve une macula rouge cerise et un œdème papillaire
C Un bilan étiologique à la recherche d'athérome carotidien et de cardiopathie emboligène est souvent indispensable
D C'est une urgence chirurgicale
E Une héparinothérapie a une action bénéfique sur l'occlusion d'artère centrale de la rétine

QCM 55

Concernant le syndrome sec oculaire :
A Il est toujours associé à un syndrome de Gougerot-Sjögren
B Un test de Schirmer pathologique traduit un syndrome sec qualitatif
C Il est évalué par un test qualitatif et un test quantitatif
D Il peut être iatrogène suite à l'utilisation d'un antidépresseur tricyclique
E Le syndrome de Gougerot-Sjögren peut être secondaire à un lupus érythémateux disséminé

QCM 56

Quel(s) examen(s) vous permet(tent) de classifier une possible rétinopathie diabétique ?
A Examen du fond d'œil par ophtalmoscopie indirecte à la lampe à fente
B Examen du fond d'œil par photographie du fond d'œil
C OCT maculaire
D Angiographie rétinienne
E Échographie en mode B

QCM 57

Quels sont les deux facteurs principaux influençant l'évolution d'une rétinopathie diabétique ?
A Âge élevé
B Hypertension artérielle
C Insuffisance rénale
D Déséquilibre glycémique
E Tabagisme
F Alcool

QCM 58

Quels sont les facteurs pouvant être responsables d'une aggravation rapide d'une rétinopathie diabétique ?

A Puberté
B Grossesse
C Chirurgie de la cataracte
D Poussée hypertensive
E Normalisation rapide de la glycémie

QCM 59

À quels stades devez-vous réaliser une pan-photocoagulation rétinienne ?

A Rétinopathie diabétique non proliférante (RDNP) minime découverte pendant la puberté
B Rétinopathie diabétique non proliférante (RDNP) minime
C Rétinopathie diabétique non proliférante (RDNP) modérée
D Rétinopathie diabétique non proliférante (RDNP) sévère
E Rétinopathie diabétique proliférante (RDP) minime, modérée ou sévère
F Rétinopathie diabétique proliférante (RDP) compliquée

QCM 60

Si un patient diabétique mal équilibré décrit dans son champ visuel des taches noires ressemblant à une pluie de suie, quel diagnostic suspectez-vous ?

A Uvéite antérieure aiguë (UAA)
B Hémorragie intravitréenne (HIV)
C Occlusion de l'artère centrale de la rétine (OACR)
D Occlusion de la veine centrale de la rétine (OVCR)
E Décollement de rétine (DR) tractionnel
F Glaucome néovasculaire (GNV)

QCM 61

Si le fond d'œil n'est pas accessible, quel examen complémentaire demandez-vous en urgence ?

A Champ visuel
B OCT maculaire
C Biométrie
D Angiographie à la fluorescéine
E IRM cérébrale
F Échographie en mode B

QCM 62

Quelles sont les trois complications d'une rétinopathie diabétique proliférante compliquée ?

A Endophtalmie
B Glaucome néovasculaire
C Phtyse du globe
D Hémorragie intravitréenne
E Occlusion de l'artère centrale de la rétine
F Décollement de rétine tractionnel

QCM 63

En cas de rétinopathie diabétique proliférante compliquée d'un œil, que proposez-vous à court terme pour l'œil adelphe ?

A Injection intravitréenne d'anti-angiogénique
B Surveillance simple
C Pan-photocoagulation rétinienne
D Injection intravitréenne de corticoïdes
E Photothérapie dynamique à la vertéporphine

QCM 64

En cas de mise en évidence d'une opacification cristallinienne majeure à l'examen à la lampe à fente, quel(s) examen(s) complémentaire(s) demandez-vous pour confirmer ce diagnostic étiologique ?

A Échographie en mode A
B Échographie en mode B
C Pachymétrie
D Champ visuel
E Biométrie
F Aucun

QCM 65

Quels sont les examens complémentaires nécessaires pour calculer la puissance de l'implant de chambre postérieure ?

A Astigmatométrie
B Échographie en mode A
C Échographie en mode B
D Kératométrie
E Biométrie
F Angiographie à la fluorescéine

QCM 66

Lorsqu'un patient avec une cataracte évolutive se myopise, de quel type de myopie s'agit-il ?

A Myopie axiale
B Myopie d'indice
C Myopie de courbure
D Myopie forte
E Myopie mixte

QCM 67

Quelles sont les indications opératoires d'une cataracte ?

A Acuité visuelle < 7/10
B Acuité visuelle < 5/10
C Cataracte sous-capsulaire postérieure
D Cataracte blanche avec échographie en mode B normale
E Cataracte corticonucléaire
F Gêne fonctionnelle

QCM 68

Quelle est la technique chirurgicale la plus utilisée pour extraire le cristallin de sa capsule ?

A Hydrodissection
B Phacoémulsification avec extraction extracapsulaire
C Capsulorhexis
D Phacophagie
E Extraction intracapsulaire

QCM 69

À J + 3 d'une opération de la cataracte, si le patient se plaint d'une baisse d'acuité visuelle associée à une rougeur et douleur, quel diagnostic faut-il redouter ?

A Endophtalmie aiguë
B Uvéite antérieure aiguë
C Kératite aiguë
D Épisclérite
E Syndrome d'Irvin-Gass
F Glaucome malin

QCM 70

Quels examens complémentaires demandez-vous en urgence dans le cadre d'une endophtalmie aiguë ?

A Hémocultures
B Ponction d'humeur aqueuse
C Ponction du vitré
D IRM orbitaire
E Échographie en mode A
F Aucun

QCM 71

Quelle responsabilité est engagée suite à cette infection du site opératoire secondaire contractée à l'hôpital dans le cadre d'une chirurgie intra-oculaire ?

A Responsabilité pénale
B Responsabilité ordinale
C Responsabilité civile
D Responsabilité administrative
E Aucune

QCM 72

Quelle(s) est(sont) l'(les) autre(s) cause(s) d'exophtalmie bilatérale de manière générale ?

A Sarcoïdose
B Granulomatose de Wegener
C Myosite
D Maladie de Horton
E Cellulite orbitaire
F Myopie très forte

QCM 73

Quelle(s) est(sont) la(les) caractéristique(s) clinique(s) d'une exophtalmie basedowienne ?

A Bilatérale
B Non réductible
C Axile
D Douloureuse
E Pulsatile

QCM 74

Quel(s) examen(s) complémentaire(s) demandez-vous parmi les examens suivants pour confirmer la suspicion clinique d'orbitopathie basedowienne ?

A Échographie oculaire en mode A
B Échographie oculaire en mode B
C IRM orbitaire
D TDM orbitaire avec injection
E Échographie thyroïdienne
F Scintigraphie thyroïdienne

QCM 75

Quelle(s) autre(s) modalité(s) thérapeutique(s) proposez-vous rapidement pour traiter l'orbitopathie basedowienne ?

A Thyroïdectomie totale
B Irathérapie (iode^{131})
C Corticothérapie par voie générale
D Radiothérapie rétro-oculaire
E Chirurgie de décompression orbitaire
F Larmes artificielles
G Dormir tête surélevée

QCM 76

Si l'exophtalmie est maligne (non réductible, douloureuse, œdème palpébral, chémosis, paralysie oculomotrice, œdème papillaire), quel pourrait être le traitement ?

A Thyroïdectomie totale
B Irathérapie (iode^{131})
C Corticothérapie par voie générale
D Radiothérapie rétro-oculaire
E Chirurgie de décompression orbitaire

QCM 77

Quels sont les principaux facteurs de risque du glaucome chronique à angle ouvert ?

A Hypertonie intra-oculaire (HTIO)
B Antécédent familiaux d'HTIO ou de glaucome primitif à angle ouvert
C Âge > 30 ans
D Hypermétropie forte
E Hypertension artérielle
F Corticoïdes
G Immunosuppresseurs

QCM 78

Un patient glaucomateux (glaucome primitif à angle ouvert) a plusieurs enfants. Il vous demande à partir de quel âge ils doivent se faire dépister et en quoi cela consiste-t-il ?

A À partir de 60 ans
B À partir de 50 ans
C À partir de 40 ans
D Mesure de la pression intra-oculaire
E Champ visuel cinétique de Goldmann ou statique automatisé de Humphrey
F Fond d'œil

QCM 79

Quel(s) collyre(s) pouvez-vous utiliser en première intention dans un glaucome chronique à angle ouvert ?

A Inhibiteur de l'anhydrase carbonique
B β-bloquant.
C Prostaglandine
D α-2-adrénergique
E Parasympathomimétique (= myotique)
F Sympathomimétique (= mydriatique)

QCM 80

Si le traitement médical de première intention est un échec, quelles sont les autres possibilités thérapeutiques dans un glaucome chronique à angle ouvert ?

A Trabéculoplastie sélective au laser (SLT)
B Sclérectomie
C Trabéculectomie
D Iridotomie périphérique au laser YAG
E Iridectomie périphérique chirurgicale

QCM 81

La pathologie glaucomateuse est très vaste, parmi les propositions suivantes lesquelles peuvent engendrer un glaucome secondaire ?

A Traumatique
B Uvéite
C Dispersion pigmentaire
D Exfoliation capsulaire
E Toutes les réponses

QCM 82

Quels sont les principaux facteurs de risque de la dégénérescence maculaire liée à l'âge (DMLA) ?

A Sexe féminin
B Âge
C Tabagisme
D Antécédent familial de DMLA
E Exposition aux rayons ultraviolets
F Chirurgie de la cataracte
H Radiothérapie

QCM 83

Quelles anomalies évoquent une maculopathie liée à l'âge (MLA) ou une dégénérescence maculaire liée à l'âge (DMLA) ?

A Exsudats secs
B Nodules cotonneux
C *Drusen* miliaires ou séreux
D Atrophie rétinienne centrale
E Hémorragie en flammèches péripapillaires

QCM 84

À quoi correspondent les *drusen* visibles sur un fond d'œil ?

A Dépôts cholestéroliques
B Résidus métaboliques des photorécepteurs
C Dépôts glucidiques
D Membrane épimaculaire
E Néovaisseaux choroïdiens

QCM 85

Quel traitement proposez-vous dans une dégénérescence maculaire liée à l'âge (DMLA) atrophique ?

A Injection d'anti-angiogénique (anti-VEGF)
B Vitamine A
C Lutéine et zéaxanthine
D Oméga 3
E Vitamine C
F Vitamine E

QCM 86

Quelles anomalies un patient peut-il dépister grâce à la grille d'Amsler ?

A Baisse de vision
B Dyschromatopsie
C Scotome central
D Métamorphopsie
E Myodésopsie
F Phosphène

QCM 87

Quelle est la physiopathologie de la dégénérescence maculaire liée à l'âge (DMLA) atrophique ?

A Apparition de néovaisseaux sous-rétiniens
B Apparition de néovaisseaux choroïdiens
C Ischémie rétinienne
D Atrophie de l'épithélium pigmentaire
E Idiopathique

QCM 88

Quelle est la physiopathologie de la dégénérescence maculaire liée à l'âge (DMLA) exsudative ?

A Apparition de néovaisseaux sous-rétiniens
B Apparition de néovaisseaux choroïdiens

C Ischémie rétinienne
D Atrophie de l'épithélium pigmentaire
E Idiopathique

QCM 89

Que recherchez-vous sur l'angiographie à la fluorescéine dans une dégénérescence maculaire liée à l'âge (DMLA) atrophique ?
A Phénomène de diffusion vasculaire
B Présence de néovaisseaux choroïdiens
C Effet fenêtre
D Vaisseaux choroïdiens anormalement visibles
E Aucune

QCM 90

Que recherchez-vous sur l'angiographie à la fluorescéine dans une dégénérescence maculaire liée à l'âge (DMLA) exsudative ?
A Phénomène de diffusion vasculaire
B Présence de néovaisseaux choroïdiens
C Effet fenêtre
D Vaisseaux choroïdiens anormalement visibles
E Aucune

QCM 91

Que recherchez-vous sur l'OCT maculaire dans une dégénérescence maculaire liée à l'âge (DMLA) atrophique ?
A Amincissement rétinien
B Décollement séreux rétinien
C Décollement de l'épithélium pigmentaire
D *Drusen* intrarétiniens
E Œdème maculaire

QCM 92

Que recherchez-vous sur l'OCT maculaire dans une dégénérescence maculaire liée à l'âge (DMLA) atrophique ?
A Amincissement rétinien
B Décollement séreux rétinien
C Décollement de l'épithélium pigmentaire
D *Drusen* intrarétiniens
E Œdème maculaire

Réponses

QCM 1

Vrai : B, C.
A faux, car *unilatéral*.
D faux, car scotome central ou cæcocentral (le scotome de Bjerrum est retrouvé dans le glaucome chronique).
E faux, car dyschromatopsie d'axe rouge-vert.

QCM 2

Vrai : C.

QCM 3

Vrai : A, B.
E faux, car retrouvé dans glaucome chronique.
D faux, car retrouvé dans NOIAA.

QCM 4

Vrai : D.
A retrouvée dans la maculopathie aux antipaludéens de synthèse (Plaquenil®).
E retrouvé dans l'intoxication aux digitaliques.
B et C n'existent pas.

QCM 5

Vrai : F.

QCM 6

Vrai : A, C, D.
B faux, car le parallélisme n'est pas conservé dans la latéralité du regard.
E faux, car nystagmus en *abduction*.

QCM 7

Vrai : E.

QCM 8

Vrai : B, C, D, E.
A faux, car 80 % des patients récupèrent une acuité visuelle normale.

QCM 9

Vrai : B, D.

QCM 10

Vrai : C.

QCM 11

Vrai : A, B, D.
E faux, car la neuropathie optique est inaugurale dans près d'un tiers des cas.

QCM 12

Vrai : A, B, C, E.

QCM 13

Vrai : A, D.
B et E faux, car utilisés en seconde intention du traitement de fond.
C faux, car utilisée pour le traitement des crises.

QCM 14

Vrai : D.

QCM 15

Vrai : C, D.
Remarque : le traitement est uniquement symptomatique, non curatif et non préventif.

QCM 16

Vrai : A, C, D, E.
B faux, car le muscle ciliaire est responsable de l'accommodation.

QCM 17

Vrai : A, B, D, E.

QCM 18

Vrai : C, D, E.
B faux, car provoque une diplopie binoculaire.

QCM 19

Vrai : A, B, C, D, E.

QCM 20

Vrai : A, B, C, D.

QCM 21

Vrai : C, E.

QCM 22

Vrai : A, C, D.
B faux, car le parallélisme n'est pas conservé dans les mouvements latéraux.
E faux, car le nystagmus est en *abduction*.

QCM 23

Vrai : A, B, C.
D faux, car on a bien un déficit de l'élévation du globe oculaire.
E faux, car atteinte du muscle droit inférieur.

QCM 24

Vrai : E.

QCM 25

Vrai : A, B.
Remarque : ptosis associé à une ophtalmoplégie = atteinte III extrinsèque ; ptosis associé à un myosis et une énophtalmie = syndrome de Claude-Bernard-Horner.

QCM 26

Vrai : C, D.
Remarque : l'examen à l'écran unilatéral alterné recherche un mouvement de refixation ; le test de Lancaster objective le déficit oculomoteur.

QCM 27

Vrai : A, B, C, E.
D faux, car la kératométrie permet de mesurer les rayons de courbure de la cornée.

QCM 28

Vrai : A, B, D.
C faux, car le strabisme peut être intermittent.
E faux, car la première cause fonctionnelle d'amblyopie est le strabisme.

QCM 29

Vrai : B, C, E.

QCM 30

Vrai : A, C, D, F.

QCM 31

Vrai : B, D.
A faux, car il faut réaliser l'amblyothérapie avant la période critique du développement visuel (de la naissance jusqu'à 6 ans).
C faux, car la chirurgie sera réalisée dans un second temps, elle est à visée esthétique ; l'urgence est de traiter l'amblyopie, pas la strabisme.
E faux, car c'est l'œil qui doit être stimulé visuellement pour une bonne maturation.

QCM 32

Vrai : A, B, E.

QCM 33

Vrai : A, D, E, F.

QCM 34

Vrai : A, C, E.

QCM 35

Vrai : C, D.
A faux, car le dépistage est systématique si la prématurité est inférieure à 32 semaines d'aménorrhée.
B faux, car la vascularisation rétinienne est incomplète si l'enfant est prématuré.

QCM 36

Vrai : B, C, E, F.

QCM 37

Vrai : D, F.

QCM 38

Vrai : A, E.

QCM 39

Vrai : B, F.

QCM 40

Vrai : C, D, E.
A et B faux, car par de baisse d'acuité visuelle.

QCM 41

Vrai : A, B, C, D.
E faux, car oriente vers une kératite.

QCM 42

Vrai : A, B, C, E, F.

QCM 43

Vrai : A, B, C, D.

QCM 44

Vrai : A, D.
B faux, car en faveur d'une conjonctive bactérienne.
C faux, car en faveur d'une conjonctive allergique.
E faux, car présent dans toutes les conjonctives (virale, allergique, bactérienne) indépendamment du mécanisme.

QCM 45

Vrai : B.

QCM 46

Vrai : C, D.
E faux, car collyre myotique.
F faux, car réalisée secondairement après la crise de glaucome aigu par fermeture de l'angle.

QCM 47

Vrai : C.

QCM 48

Vrai : C, D, E.
A et B faux, car pas de baisse d'acuité visuelle.

QCM 49

Vrai : B, C.
A faux, car il s'agit d'une urgence thérapeutique, les prélèvements intra-oculaires sont indispensables (ponction de chambre antérieure et de la cavité vitréenne) mais leurs résultats ne doivent pas retarder l'antibiothérapie.
D faux, car collyres mydriatiques.
E faux, car pas d'hypertonie intra-oculaire systématique.

QCM 50

Vrai : B, D, E.
A faux, car on retrouve des douleurs à la mobilisation du globe dans 90 % des cas en rapport avec l'inflammation du nerf optique.
C faux, car œil rouge et douloureux.

QCM 51

Vrai : B, E.
A faux, car très souvent précédée d'une impression de pluie de suie.
C faux, car la baisse d'acuité visuelle est fonction de l'importance et de l'intensité de l'hémorragie intravitréenne.
D faux, car c'est une échographie en mode B (le mode A sert au calcul de la longueur axiale dans le bilan préopératoire d'une chirurgie de cataracte).

QCM 52

Vrai : B, D, E.
A faux, car la neuropathie optique ischémique antérieure est le plus souvent non artéritique, il faudra néanmoins éliminer en urgence la cause artéritique (Horton).
C faux, car le scotome est classiquement altitudinal.

QCM 53

Vrai : A, C, D.
B faux, car la macula rouge cerise est retrouvée dans l'occlusion de l'artère centrale de la rétine.
E faux, car les injections intravitréennes constituent le traitement de la forme œdémateuse, le traitement de la forme ischémique repose sur la pan-photocoagulation rétinienne.

QCM 54

Vrai : A, C.
B faux, car il s'agit d'un œdème rétinien.
E faux, car l'héparinothérapie n'a pas fait la preuve de son efficacité.

QCM 55

Vrai : C, D, E.
A faux, car le syndrome sec peut être en rapport avec une hyperévaporation (et pas forcément une hyposécrétion retrouvée dans le Gougerot-Sjögren).
B faux, car un test de Schirmer pathologique traduit un syndrome sec *quantitatif* (le syndrome sec qualitatif est mis en évidence par le *break-up time*).

QCM 56

Vrai : A, B.

QCM 57

Vrai : B, D.

QCM 58

Vrai : A, B, C, D, E.

QCM 59

Vrai : D, E, F.
D oui, si facteur d'aggravation rapide de rétinopathie diabétique présent.

QCM 60

Vrai : B.
Remarque : pluie de suie = hémorragie intravitréenne.

QCM 61

Vrai : F.
Remarque : échographie en mode B à la recherche d'un décollement de rétine.

QCM 62

Vrai : B, D, F.

QCM 63

Vrai : C.

QCM 64

Vrai : F.
Remarque : le diagnostic de cataracte est clinique.

QCM 65

Vrai : B, D, E.
Remarque : l'échographie en mode A permet par un examen contact de calculer la longueur axiale ; la kératométrie permet par un examen non-contact de calculer les rayons de courbure de la cornée ; la biométrie permet par un examen non-contact de calculer à la fois la kératométrie et la longueur axiale.

QCM 66

Vrai : B.
Remarque : cette myopie est liée au changement d'indice de réfraction du cristallin.

QCM 67

Vrai : B, D, F.
C et E faux, car ne renseignent pas sur l'acuité visuelle ou la gêne fonctionnelle.
D vraie, car AV < 5/10 !

QCM 68

Vrai : B.

QCM 69

Vrai : A.

QCM 70

Vrai : B, C.

QCM 71

Vrai : D.

QCM 72

Vrai : A, B, C, F.
E faux, car cause d'exophtalmie unilatérale.

QCM 73

Vrai : A, C.

QCM 74

Vrai : C.
D faux, car le produit de contraste iodé est contre-indiqué dans les dysthyroïdie.

QCM 75

Vrai : F, G.

QCM 76

Vrai : C, D, E.
A et B sont contre-indiqués, ils aggravent l'orbitopathie et ne doivent être envisagés qu'en cas d'euthyroïdie.

QCM 77

Vrai : A, B, F.
C faux, car > 40 ans.
D faux, car myopie forte.
E faux, car hypotension artérielle.

QCM 78

Vrai : C, D, F.

QCM 79

Vrai : B, C.

QCM 80

Vrai : A, B, C.

QCM 81

Vrai : E.

QCM 82

Vrai : B, C, D, E, F.
A faux, car il n'existe pas de sex-ratio (les femmes sont davantage touchées, car elles vivent plus longtemps).

QCM 83

Vrai : C, D.

QCM 84

Vrai : B.

QCM 85

Vrai : C, D, E, F.

QCM 86

Vrai : C, D.

QCM 87

Vrai : D.

QCM 88

Vrai : B.

QCM 89

Vrai : C, D.

QCM 90

Vrai : B.

QCM 91

Vrai : A, D.

QCM 92

Vrai : B, C, E.

CHAPITRE

25 Dossiers progressifs

Énoncés et questions

Cas clinique 1

Lors de votre première astreinte d'ophtalmologie, une patiente âgée de 75 ans se plaint d'une baisse d'acuité visuelle brutale et indolore de l'œil droit, découverte le matin au réveil.

Dans ses antécédents, on note une HTA, une dyslipidémie, la pose d'un pacemaker pour trouble de conduction cardiaque.

À l'interrogatoire, la patiente déclare depuis plusieurs mois des céphalées à prédominance temporale, la perte de 6 kilos suite à un manque d'appétit inexpliqué.

À l'examen, l'œil gauche est blanc et indolore ; l'acuité visuelle à droite est retrouvée à 2/10e ; l'acuité visuelle de l'œil adelphe est normale.

QCM 1

Quelles sont les causes de BAV avec œil blanc et indolore ?

A Glaucome aigu par fermeture de l'angle (GAFA)
B Occlusion de l'artère centrale de la rétine (OACR)
C Décollement de rétine (DR)
D Uvéite
E Neuropathie optique ischémique antérieure aiguë (NOIAA)

QCM 2

Voici l'aspect retrouvé au fond d'œil.
Quelles sont les anomalies retrouvées ?

A Œdème papillaire en secteur pâle
B Excavation papillaire
C Macula rouge cerise
D Veines dilatées et tortueuses
E Hémorragie péripapillaire en flammèche

QCM 3

Quel est finalement votre diagnostic ?

A Uvéite
B OACR
C NOIAA artéritique ou non artéritique
D GAFA
E DR

QCM 4

Finalement vous retenez le diagnostic de NOIAA.
La patiente vous signale avoir une limitation horizontale du déficit de son champ visuel de l'œil droit. Vous demandez à votre orthoptiste de réaliser un champ visuel.
Quelle(s) anomalie(s) retrouvez-vous ?

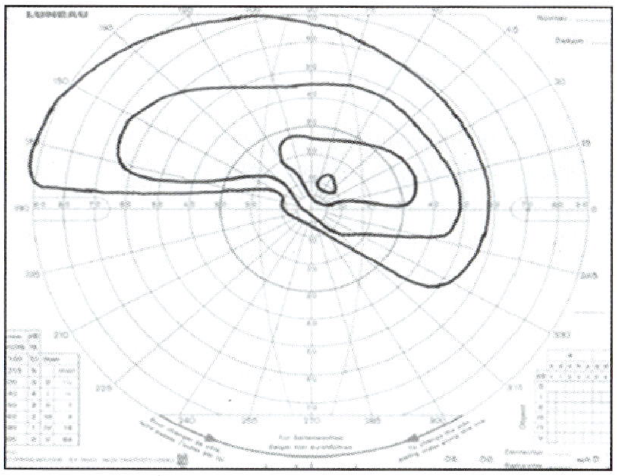

A Scotome arciforme inférieur de Bjerrum
B Scotome central
C Scotome cæcocentral
D Scotome juxtapapillaire de Jensen
E Scotome altitudinal horizontal

QCM 5

Quels examens complémentaires à but diagnostique vous semble-t-il urgent de réaliser ?

A ECG
B Écho-Doppler des troncs supra-aortiques
C Échographie cardiaque
D TDM ou IRM cérébrale
E VS, CRP

QCM 6

La VS est mesurée à 90 mm à la 1re heure et la CRP et la CRP à 60 mg/L.
Quelle est la cause très vraisemblablement responsable de la pathologie thrombotique ophtalmologique de la patiente ?

A Thrombose par artériosclérose
B Thrombose par artérite à cellules géantes (maladie de Horton)
C Embol artériel sur sténose carotidienne
D Embol artériel sur cardiopathie
E Syndrome d'hyperviscosité sur hémopathie

Ophtalmologie

QCM 7

Il s'agit ici d'une NOIAA artéritique entrant dans le cadre d'une maladie de Horton.
Quel est le système vasculaire le plus fréquemment atteint dans le cadre de cette pathologie ?

A Système brachiocéphalique
B Système carotidien interne
C Système carotidien externe
D Système coronarien
E Système cérébral

QCM 8

Quel examen complémentaire permet de confirmer ce diagnostic étiologique ?

A VS
B CRP
C Biopsie de l'artère temporale
D Échographie de l'artère temporale
E Angiographie au vert d'indocyanine

QCM 9

Quelles anomalies pouvez-vous attendre de cet examen complémentaire ?

A Rupture de la limitante interne
B Prolifération gigantocellulaire
C Thrombus intraluminal
D Atteinte continue
E Atteinte segmentaire et focale

QCM 10

La biopsie de l'artère temporale est positive et confirme le diagnostic. Quel traitement mettez-vous en place en urgence ?

A Antiagrégants plaquettaires
B AVK
C Héparine
D Corticoïde
E Antalgique palier II

QCM 11

Quel est l'objectif principal du traitement instauré en urgence ?

A Accélérer la récupération visuelle
B Antalgie
C Prévenir néovascularisation
D Prévenir l'hypertonie intraoculaire et le glaucome néovasculaire
E Prévenir la bilatéralisation

QCM 12

Quel est le pronostic visuel d'une NOIAA ?

A Récupération visuelle complète
B Récupération visuelle bonne mais partielle
C Absence de récupération visuelle
D Atrophie optique
E Bilatéralisation

QCM 13

14 mois après le début du traitement, la patiente se plaint d'une douleur de la hanche droite, majorée à l'effort, diminuée au repos et qui ne la réveille pas la nuit. La radiographie de la hanche droite est normale.
Quelle hypothèse diagnostique faites-vous pour expliquer ces symptômes ?

A Pseudopolyarthrite rhizomélique (PPR)
B Facture ostéoporotique cortico-induite
C Ostéonécrose aseptique de la hanche
D Coxarthrose
E Algoneurodystrophie

QCM 14

Quel examen d'imagerie (le plus sensible) réalisez-vous pour confirmer la pathologie locomotrice suspectée ?

A TDM de hanche
B IRM de hanche
C Scintigraphie osseuse
D Radiographie de hanche
E Échographie de hanche

QCM 15

Quelles pathologies oculaires peuvent être provoquées par l'artérite à cellules géantes ?

A OACR
B GAFA
C NORB
D HIV
E NOIAA

Cas clinique 2

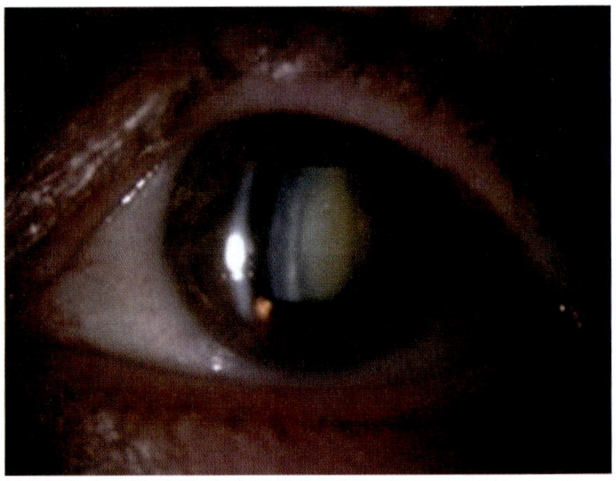

Une femme de 82 ans consulte pour une baisse progressive et bilatérale de son acuité visuelle depuis plusieurs années, surtout dans la vision de loin. Elle porte des verres progressifs depuis de nombreuses années. Elle se plaint d'avoir du mal à conduire la nuit car les phares des autres voitures l'éblouissent lorsqu'elle les croise et elle a l'impression qu'il existe un flou devant ses yeux. Elle vous signale aussi qu'elle voit légèrement double. Les yeux sont blancs et indolores.

QCM 1
Quels arguments seraient en faveur d'une diplopie monoculaire plutôt qu'en faveur d'une diplopie binoculaire ?
A Disparition de la diplopie à l'occlusion de l'un ou l'autre œil indifféremment
B Strabisme divergent
C Disparition de la diplopie à l'occlusion de l'œil pathologique
D Ésotropie
E Persistance de la diplopie à l'occlusion de l'œil sain

QCM 2
Quelles sont les causes de diplopie monoculaire ?
A Kératocône
B Cataracte
C Luxation du cristallin
D Iridotomie périphérique
E Iridodialyse

QCM 3
La diplopie de la patiente persiste à l'occlusion de l'œil droit et disparaît à l'occlusion de l'œil gauche.
Quelle semble être la cause la plus probable de diplopie chez la patiente ?
A Kératocône
B Astigmatisme cornéen
C Dystrophie cornéenne héréditaire
D Cataracte
E Dégénérescence maculaire liée à l'âge (DMLA)

QCM 4
L'examen à la lampe à fente révèle une opacification cristallinienne majeure.
Quel(s) examen(s) complémentaire(s) demandez-vous pour confirmer ce diagnostic étiologique ?
A Échographie en mode A
B Pachymétrie
C Champ visuel
D Biométrie
E Aucun

QCM 5
Quels sont les examens complémentaires nécessaires pour calculer la puissance de l'implant de chambre postérieure ?
A Échographie en mode A
B Échographie en mode B
C Kératométrie
D Biométrie
E Angiographie à la fluorescéine

QCM 6
Lors de l'examen de la réfraction, l'œil gauche présente les paramètres suivants : – 1,75 ; addition + 2,75.
Quels troubles réfractifs reconnaissez-vous ?
A Myopie
B Presbytie
C Astigmatisme myopique
D Astigmatisme hypermétropique
E Hypermétropie

QCM 7
La patiente vous dit qu'elle n'a jamais été myope auparavant. De quel type de myopie s'agit-il vraisemblablement chez elle ?
A Myopie axiale
B Myopie d'indice
C Myopie de courbure
D Myopie forte
E Grande longueur axiale oculaire

QCM 8
Quelles sont les indications opératoires d'une cataracte ?
A Acuité visuelle < 5/10e
B Cataracte corticonucléaire
C Cataracte sous-capsulaire postérieure
D Cataracte blanche avec échographie en mode B normale
E Gêne fonctionnelle

QCM 9
Quelle est la technique chirurgicale la plus utilisée pour extraire le cristallin de sa capsule ?
A Hydrodissection
B Phacoémulsification avec extraction extracapsulaire
C Capsulorhexis
D Phacophagie
E Extraction intracapsulaire

QCM 10
Quelles prescriptions doivent figurer sur l'ordonnance de sortie ?
A Pilocarpine en collyre
B Collyre hypotonisant
C Collyre corticoïde
D Collyre AINS
E Collyre antibiotique

QCM 11
Le surlendemain, la patiente rappelle son chirurgien pour lui signaler que l'œil opéré est rouge et douloureux. La vision a fortement baissé sur cet œil. Elle est très inquiète.
La patiente est adressée aux urgences ophtalmologiques. L'examen à la lampe à fente révèle un effet Tyndall à 3 croix, un hypopion et une hyalite.
Quel diagnostic faut-il redouter ?
A Endophtalmie aiguë
B Uvéite antérieure aiguë
C Kératite aiguë
D Syndrome d'Irvin-Gass
E Glaucome malin

QCM 12
Quels examens complémentaires demandez-vous en urgences ?
A Ponction d'humeur aqueuse
B Ponction du vitré
C IRM orbitaire
D Échographie en mode A
E Aucun

QCM 13

Quels traitements débutez-vous immédiatement ?

- A Antibiotique à large spectre par injection intravitréenne
- B Antibiotique à large spectre en intraveineux
- C Corticoïde en intraveineux
- D Collyre myotique (pilocarpine)
- E Collyre mydriatique (atropine)

QCM 14

Quels autres traitements pouvez-vous adjoindre 48 h à 72 h plus tard ?

- A Collyre antibiotique
- B Collyre myotique (pilocarpine)
- C Collyre mydriatique (atropine)
- D Corticoïde par voie systémique ou par voie intravitréenne
- E Collyre hypotonisant

QCM 15

Quelle responsabilité est engagée suite à cette endophtalmie contractée dans l'enceinte de l'hôpital?

- A Responsabilité pénale
- B Responsabilité ordinale
- C Responsabilité civile
- D Responsabilité administrative
- E Aucune

Cas clinique 3

Un homme de 73 ans consulte dans le cadre du suivi de son diabète de type 2 apparu il y a 25 ans et pour lequel il est traité par deux antidiabétiques oraux.

Dans ses antécédents on note une dyslipidémie traitée par statine, une HTA bien contrôlée par un IEC, un tabagisme de 30 paquets-année sevré depuis 4 ans.

Il pèse 105 kg pour 1,75 m.

Ses constantes sont les suivantes : PA 125/70 mmHg, FC 82/min.

Sa dernière HbA1C datant d'il y a 1 mois était de 10,5 %.

QCM 1

Quel(s) examen(s) vous permet(tent)-il(s) de classifier une possible rétinopathie diabétique ?

- A Examen du fond d'œil par ophtalmoscopie indirecte à la lampe à fente
- B Examen du fond d'œil par photographie du fond d'œil
- C OCT maculaire
- D Angiographie rétinienne
- E Échographie en mode B

QCM 2

On observe des nombreux microanévrismes, quelques nodules cotonneux, des hémorragies en tâche dans deux cadrans. Quel est le stade de la rétinopathie diabétique ?

- A Rétinopathie diabétique non proliférante (RDNP) minime
- B RDNP modérée
- C RDNP sévère
- D Rétinopathie diabétique proliférante (RDP)
- E RDP compliquée

QCM 3

Quels sont les deux facteurs principaux influençant l'évolution d'une rétinopathie diabétique ?

- A Âge élevé
- B Hypertension artérielle
- C Insuffisance rénale
- D Déséquilibre glycémique
- E Tabagisme

QCM 4

Quels sont les facteurs pouvant être responsables d'une aggravation rapide d'une rétinopathie diabétique ?

- A Puberté
- B Grossesse
- C Chirurgie de la cataracte
- D Poussée hypertensive
- E Normalisation rapide de la glycémie

QCM 5

Le patient est au stade de rétinopathie diabétique non proliférante modérée, quel sera votre traitement pour ralentir l'évolution de la rétinopathie diabétique ?

- A Panphotocoagulation rétinienne (PPR)
- B Injection intravitréenne d'antiangiogénique (IVT anti-VEGF)
- C Injection intravitréenne de corticoïdes
- D Photothérapie dynamique (PDT, pour *photodynamic therapy*) à la vertéporfine
- E Insulinothérapie

QCM 6

À quels stades devez-vous réaliser une panphotocoagulation rétinienne ?

- A RDNP minime
- B RDNP modérée
- C RDNP sévère
- D RDP minime, modérée ou sévère
- E RDP compliquée

QCM 7

Le diabète du patient reste très mal équilibré pendant de nombreuses années; de surcroît, le patient néglige son suivi ophtalmologique pendant plusieurs années. Six ans plus tard, il consulte pour une baisse d'acuité visuelle brutale de son œil droit.

À l'examen, l'œil droit est indolore, la pression intraoculaire est à 19 mmHg à droite et 16 mmHg à gauche, son acuité visuelle est inférieure à 1/20e à droite. L'œil gauche présente des hémorragies en tâches dans les 4 quadrants avec des néovaisseaux prérétiniens. Le fond d'œil à droite n'est pas accessible.

Quelles sont les deux causes de baisse d'acuité visuelle que vous évoquez en priorité sur l'œil droit du patient ?

- A Neuropathie optique ischémique antérieure aiguë (NOIAA)
- B Accident vasculaire cérébral (AVC) ischémique
- C Hémorragie intravitréenne (HIV)
- D Décollement de rétine (DR)
- E Glaucome néovasculaire (GNV)

QCM 8
Le patient décrit dans son champ visuel des taches noires ressemblant à une pluie de suie. Quel diagnostic suspectez-vous ?
A Hémorragie intravitréenne (HIV)
B Occlusion de l'artère centrale de la rétine (OACR)
C Occlusion de la veine centrale de la rétine (OVCR)
D Décollement de rétine (DR) tractionnel
E Glaucome néovasculaire (GNV)

QCM 9
Une hémorragie intravitréenne est retrouvée à l'examen à la lampe à fente. Quel examen complémentaire demandez-vous en urgence ?
A Champ visuel
B OCT maculaire
C Biométrie
D Angiographie à la fluorescéine
E Échographie en mode B

QCM 10
Quel(s) est (sont) le(s) objectif(s) principal/principaux de cet examen complémentaire ?
A Recherche d'un décollement de rétine
B Mesure de la kératométrie
C Mesure de la longueur axiale
D Recherche d'un œdème maculaire
E Recherche d'une hémorragie intravitréenne

QCM 11
Quels sont les signes cliniques annonciateurs qui peuvent précéder un décollement de rétine ?
A Phosphènes
B Myodésopsies
C Métamorphopsies
D Scotome
E Héméralopie

QCM 12
En cas de rétinopathie diabétique proliférante non compliquée sur l'œil adelphe, que proposez-vous ?
A Injection intravitréenne d'antiangiogénique
B Surveillance simple
C Panphotocoagulation rétinienne
D Injection intravitréenne de corticoïdes
E PDT à la vertéporfine

Cas clinique 4

Une femme de 24 ans consulte pour une diplopie lorsqu'elle regarde vers la gauche. La patiente porte des lentilles de contact pour une myopie et un astigmatisme. Elle n'a pas d'antécédent particulier.
À l'examen clinique, lorsqu'elle porte le regard à gauche, il existe une limitation de l'adduction de l'œil droit et un battement horizontal (nystagmus) de l'œil gauche. Les yeux sont blancs et indolores, l'acuité visuelle est normale. La patiente n'a pas de céphalées, ni de raideur de nuque.

QCM 1
Quel est votre diagnostic ophtalmologique ?
A Syndrome de Miller-Fisher
B Ophtalmoplégie internucléaire droite
C Paralysie supranucléaire progressive
D Ophtalmoplégie externe progressive
E Myasthénie oculaire

QCM 2
Quelle est la structure anatomique atteinte dans l'ophtalmoplégie internucléaire (OIN) ?
A Portion intrinsèque du nerf oculomoteur (III)
B Portion extrinsèque du nerf oculomoteur (III)
C Nerf trochléaire (IV)
D Nerf abducens (VI)
E Faisceau longitudinal médian ou bandelette longitudinale postérieure

QCM 3
Quel autre(s) signe(s) clinique(s) pouvez-vous retrouver dans l'OIN ?
A Myosis
B Mydriase
C Ptosis
D Dyschromatopsie d'axe rouge-vert
E Respect de la convergence

QCM 4
Les troubles ophtalmologiques de la patiente régressent spontanément en quelques semaines. Cinq ans plus tard, la patiente consulte pour des douleurs rétro-oculaires majorées à la mobilisation des globes, sa vision a rapidement baissé en quelques jours à l'oeil droit (2/10, parinaud 10) mais conservée à gauche (10/10, parinaud 2).
Quel diagnostic ophtalmologique semble le plus probable pour expliquer ses symptômes ?
A Névrite optique rétrobulbaire (NORB)
B Neuropathie optique ischémique antérieure aiguë (NOIAA)
C Méningiome du nerf optique
D Cellulite orbitaire rétro-septale
E Migraine ophtalmique

QCM 5
Lorsque vous éclairez l'œil gauche, les pupilles droites et gauches se contractent en myosis. Par contre lorsque vous éclairez tout de suite après l'œil droit, la pupille droite ne réagit pas et se retrouve même en mydriase paradoxale.
Comment interprétez-vous ce signe clinique ?
A Signe d'Argyll-Robertson
B Atteinte du III intrinsèque
C Atteinte du III extrinsèque
D Pupille de Marcus-Gunn
E Syndrome de Claude-Bernard-Horner

QCM 6
Quelles sont les causes de NORB de manière générale ?
A Sclérose en plaques
B Alcool
C Syphilis
D Maladie de Lyme
E Éthambutol

QCM 7
Que retrouvez-vous fréquemment à l'examen du fond d'œil en cas de NORB ?
A Œdème papillaire
B Macula rouge cerise
C Veines dilatées et tortueuses
D Hémorragies en flammèche
E Normalité

QCM 8
Quels sont les examens complémentaires ophtalmologiques que vous demandez en cas de NORB ?
A IRM cérébrale et des nerfs optiques
B Périmétrie statique automatisée
C Vision des couleurs
D Potentiels évoqués visuels
E OCT (tomographie en cohérence optique)

QCM 9
Quelles anomalies pouvez-vous observer lors de l'étude du champ visuel en cas de NORB ?
A Scotome central
B Scotome cæcocentral
C Scotome arciforme de Bjerrum
D Scotome péri-papillare de Jensen
E Scotome altitudinal

QCM 10
Quel est le risque à 5 ans de développer une sclérose en plaques après un épisode de NORB ?
A 1 %
B 10 %
C 30 %
D 60 %
E 100 %

QCM 11
Quel traitement instaurez-vous chez la patiente ?
A Prednisone orale 1 mg/kg/j pendant 3 jours
B Prednisone orale 1 g/j pendant 30 jours
C Méthylprednisolone intraveineuse 0,1 mg/kg/j pendant 15 jours
D Méthylprednisolone intraveineuse 1 mg/kg/j pendant 3 jours
E Méthylprednisolone intraveineuse 1 g/j pendant 3 jours

QCM 12
Quels examens complémentaires demandez-vous avant d'instaurer la corticothérapie ?
A TSH
B Kaliémie
C Bandelette urinaire
D ECG
E Aucun

QCM 13
Quels sont les objectifs de la corticothérapie au cours d'une neuropathie optique rétrobulbaire ?
A Prévention des récidives de NORB
B Prévention de l'évolution vers la sclérose en plaques
C Diminuer la durée des symptômes
D Diminuer l'intensité des symptômes
E Prévention des séquelles visuelles

QCM 14
La sclérose en plaque est finalement diagnostiquée chez la patiente quelques années plus tard devant une dissémination spatiale et temporelle des atteintes inflammatoires. Quelles sont les autres atteintes ophtalmologiques possibles au cours de la sclérose en plaques (en dehors des deux atteintes, à connaître par cœur, déjà évoquées dans ce dossier) ?
A Paralysie du VI
B Glaucome chronique
C Décollement de rétine
D Uvéite antérieure aiguë
E Uvéite intermédiaire avec périphlébites

Cas clinique 5

Un homme de 52 ans consulte car il voit double depuis le matin. La vision double est apparue brusquement. Le patient signale des céphalées tenaces depuis 5 jours. Ses antécédents comportent un diabète de type 2, une hypercholestérolémie et une thrombose veineuse profonde de jambe. Les deux yeux sont indolores, l'acuité visuelle est normale aux deux yeux de près comme de loin.
L'examen de l'oculomotricité est le suivant :

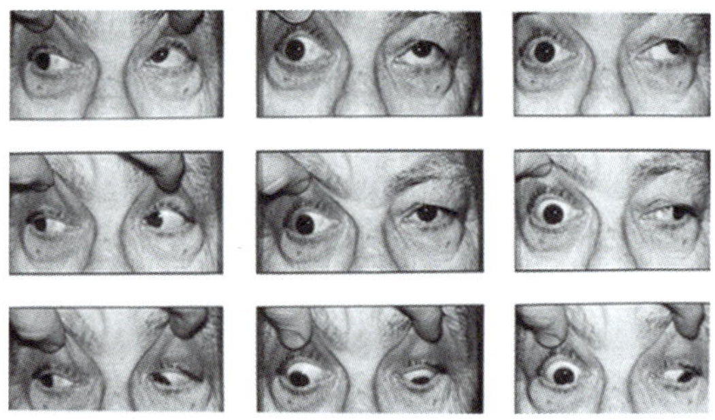

QCM 1
Quelle est la position de l'œil droit lorsque le regard est en position primaire ?
A Ésotropie
B Exotropie
C Hypertropie
D Hypotropie
E Strabisme convergent

QCM 2
Comment interprétez-vous l'examen de l'oculomotricité ?
A Paralysie du IV droit
B Ophtalmoplégie internucléaire
C Paralysie du VI droit
D Paralysie du III droit
E Paralysie supranucléaire progressive

QCM 3
Comment confirmez-vous l'atteinte de l'oculomotricité ?
A Périmétrie statique automatisée
B Champ visuel de Goldmann
C Examen à l'écran unilatéral
D Test de Lancaster
E Gonioscopie

QCM 4
Quels sont les diagnostics à évoquer en urgence devant une diplopie d'apparition aiguë ?
A Maladie de Horton
B Syndrome de Tolosa-Hunt
C Hypertension intracrânienne (HTIC)
D Anévrisme de la carotide interne
E Diabète

QCM 5
La diplopie semble être due à une paralysie du III droit extrinsèque. Vous recherchez également une atteinte du III intrinsèque.

Quels sont les signes révélateurs d'une atteinte intrinsèque du nerf oculomoteur III ?
A Paralysie de l'accommodation
B Mydriase
C Ptosis
D Myosis
E Énophtalmie

QCM 6
Le patient présente une mydriase unilatérale droite aréactive. Quel diagnostic étiologique évoquez-vous en priorité ?
A Thrombose du sinus longitudinal supérieur
B Hémorragie sous-arachnoïdienne
C Fistule carotidocaverneuse
D Anévrisme de la carotide interne
E Accident vasculaire cérébral (AVC) ischémique sylvien

QCM 7
Quel(s) examen(s) complémentaire(s) demandez-vous en urgence ?
A Échographie Doppler transcrânienne
B Artériographie cérébrale
C Angio-TDM cérébrale
D Biopsie de l'artère temporale
E Angio-IRM cérébrale

QCM 8
L'imagerie confirme l'anévrisme de la carotide interne.

Comment pouvez-vous traiter cette pathologie ?
A Radiothérapie stéréotaxique
B Artérioembolisation
C Clip neurochirurgical
D Exérèse anévrismale
E Abstention thérapeutique et surveillance rapprochée

QCM 9
Quel est le risque principal de l'anévrisme s'il n'est pas traité rapidement ?
A AVC ischémique
B Fistule carotidocaverneux
C Hydrocéphalie à pression normale
D Hémorragie sous-arachnoïdienne
E Thrombose du sinus caverneux

QCM 10
Quelles maladies s'accompagnent fréquemment d'anévrismes cérébraux ?
A Maladie de Marfan
B Maladie d'Ehlers-Danlos
C Maladie de Still
D Polykystose rénale autosomique dominante
E Tuberculose

QCM 11
Après l'artério-embolisation de l'anévrisme, au réveil du patient, celui-ci se plaint d'un déficit du champ visuel et d'une paralysie de l'hémicorps gauche.
Voici son champ visuel

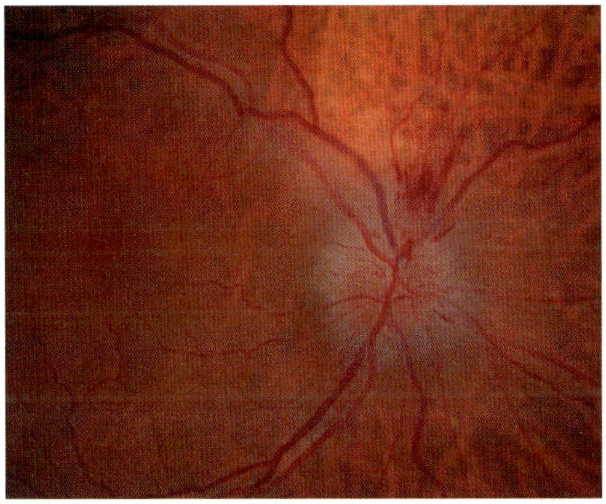

Quelle anomalie du champ visuel reconnaissez-vous ?
A Hémianopsie bitemporale gauche
B Hémianopsie temporale droite
C Hémianopsie latérale homonyme droite
D Hémianopsie latérale homonyme gauche
E Cécité unilatérale

QCM 12
Quel diagnostic évoquez-vous en urgence pour expliquer les troubles visuels du patient ?
A Hémorragie méningée
B Vasospasme cérébral
C Hydrocéphalie à pression normal
D AVC ischémique
E AVC hémorragique

QCM 13
Quelle est la structure visuelle atteinte permettant d'expliquer les symptômes visuels du patient ?
A Nerf optique
B Chiasma
C Bandelettes optiques
D Radiations optiques
E Cortex occipital

QCM 14
Le patient présente également un déficit moteur de l'hémicorps gauche à prédominance brachiofaciale. Quelle artère a-t-elle probablement été embolisée accidentellement au cours de l'artérioembolisation de l'anévrisme ?
A Artère communicante antérieure
B Artère cérébrale antérieure
C Artère cérébrale moyenne
D Artère communicante postérieure
E Artère centrale de la rétine

QCM 15

Le patient est droitier. Quels sont les autres signes cliniques compatibles avec un AVC ischémique sylvien superficiel droit ?

A Aphasie
B Apraxie
C Anosognosie
D Anosodiaphorie
E Héminégligence spatiale

Cas clinique 6

Une femme de 69 ans consulte pour une asthénie installée depuis plusieurs mois. Elle dit être épuisée bien qu'elle passe la majeure partie de la journée dans son lit. Ses troubles ont débuté lorsqu'elle a été licenciée son entreprise. Elle s'est progressivement isolée et n'a plus eu envie de participer aux sorties avec ses plus proches amies. La patiente vous explique d'une voix monocorde qu'elle a bien mérité son sort puisqu'elle n'a pas été assez présente auprès de son père pendant sa fin de vie, et que de toute façon, elle compte bien le rejoindre au ciel. Elle ajoute que personne ne peut plus rien pour elle et elle vous demande de bien vouloir lui prescrire des médicaments pour l'aider à s'endormir.

QCM 1

Quel(s) diagnostic(s) évoquez-vous devant les symptômes présentés par la patiente ?

A Cyclothymie
B Épisode dépressif majeur
C Schizophrénie
D Mélancolie
E Épisode psychotique aigu

QCM 2

Quel(s) traitement(s) médicamenteux pouvez-vous administrer en urgence ?

A Tricycliques, Anafranil®
B Inhibiteur sélectif de la recapture de la sérotonine, Seroplex®
C Sel de lithium, Téralithe®
D Benzodiazépine, diazépam
E Olanzapine, Zyprexa®

QCM 3

Quelques jours plus tard, la patiente qui a été hospitalisée en psychiatrie se plaint de céphalées diffuses très intenses et d'une violente douleur de son œil droit associé à une rougeur. L'acuité visuelle à droite est de 2/10e.

Quel(s) diagnostic(s) évoquez-vous de manière générale devant un œil rouge et douloureux avec baisse de l'acuité visuelle ?

A Uvéite antérieure aiguë (UAA)
B Névrite optique rétrobulbaire (NORB)
C Glaucome aigu par fermeture de l'angle (GAFA)
D Kératite aiguë
E Endophtalmie aiguë

QCM 4

Quelle(s) anomalie(s) identifiez-vous ?

A Ulcération cornéenne
B Myosis
C Œdème de cornée
D Cercle périkératique
E Précipités rétrocornéens

QCM 5

Quel est l'état de la pupille de l'œil droit ?

A Myosis
B Mydriase
C Pupille intermédiaire
D Synéchies iridocristalliniennes
E Semi-mydriase aréflexique

QCM 6

Quel diagnostic ophtalmologique envisagez-vous ?

A Sclérite
B Kératite aiguë
C Uvéite antérieure aiguë
D Glaucome néovasculaire (GNV)
E Glaucome aigu à angle fermé

QCM 7

Quel mécanisme physiopathologique initial est à l'origine du GAFA ?

A Hypertonie oculaire
B Destruction des fibres du nerf optique
C Atteinte du trabéculum
D Blocage pupillaire
E Inflammation de l'uvée

QCM 8

Quels autres signes cliniques pouvez-vous retrouver en cas de GAFA ?

A Fond d'œil normal
B Scotome arciforme de Bjerrum
C Athalamie
D Effet Tyndall
E Angle iridocornéen fermé à l'examen gonioscopique

QCM 9

Vous décidez d'hospitaliser le patient.
Quels traitements instaurez-vous en urgence ?

A Indocollyre® en collyre
B Dorzolamide, Trusopt® en collyre
C Acétazolamide, Diamox® en intraveineux
D Atropine en collyre (après normalisation de la PIO)
E Pilocarpine en collyre (après normalisation de la PIO)

QCM 10

Quels examens biologiques demandez-vous pour surveiller le traitement ?

A Urée, créatinine
B Ionogramme sanguin
C Uricémie
D Protéinurie des 24 h
E ASAT/ALAT

QCM 11
Comment prévenez-vous les récidives de GAFA ?
A Sclérectomie profonde
B Trabéculectomie
C Trabéculoplastie au laser
D Iridectomie périphérique au laser
E Iridotomie périphérique au laser

QCM 12
Quelle est votre attitude thérapeutique si la PIO ne baisse pas malgré un traitement médical maximal bien conduit ?
A Ponction d'humeur aqueuse
B Ponction vitréenne
C Trabéculectomie
D Trabéculoplastie
E Cycloaffaiblissement au laser

QCM 13
La patiente est traitée par iridotomie au laser Yag dans les deux yeux. Quels sont les médicaments que vous lui contre-indiquez à sa sortie de l'hôpital ?
A Tricycliques
B Anticholinergiques
C Antihistaminiques
D Neuroleptiques
E Aucun

QCM 14
Quelles peuvent être les complications d'un glaucome aigu par fermeture de l'angle (GAFA) ?
A Œdème de cornée chronique
B Occlusion de la veine centrale de la rétine (OVCR)
C Uvéite antérieure
D Atrophie optique
E Cécité

QCM 15
Le lendemain de l'iridotomie, l'oeil droit est à nouveau très douloureux, il existe un cercle périkératique marqué, une athalamie, un oedème cornéen majeur et la PIO est mesurée à 70 mmHg à l'oeil droit.
Quel diagnostic redoutez-vous ?
A Endophtalmie hypertensive
B Uvéite antérieure hypertensive
C Glaucome malin
D GNV
E Hypertonie oculaire iatrogène post-iridotomie

Cas clinique 7

Vous recevez en consultation une patiente âgée de 35 ans pour un tremblement de repos depuis quelques semaines. Dans ses antécédents, on retrouve un tabagisme actif non sevré estimé à 30 paquets/année, un vitiligo, une maladie de Biermer.
Elle a perdu 7 kg en 12 mois malgré un appétit augmenté, elle se plaint de sueurs et de difficultés d'endormissement. Elle pèse 69 kg pour 1,74 m, son tour de taille est de 82 cm.

Ses constantes sont les suivantes : PA 165/110 mmHg, FC 120/min, FR 15/min, SpO_2 100 %, T° 37,4 °C.
Biologie : NFS 13,6 g/dL, plaquettes 280 000/mm^3, GB 7 500/mm^3, PNN 5 000/mm^3, lymphocytes 3 000/mm^3, kaliémie 4,3 mmol/L, natrémie 140 mmol/L, urée 2,8 mmol/L, créatinine 80 µmol/L, glycémie à jeun 1,65 g/L, LDLc 1,9 g/L, HDLc 0,7 g/L, cholestérol total 2,8 g/L, triglycérides 2,4 mmol/L, ALAT 104 UI/L, ASAT 95 UI/L, gamma-GT 40 UI/L, PAL 45 UI/L.

QCM 1
Quel(s) diagnostic(s) syndromique(s) identifiez-vous ?
A Syndrome parkinsonien
B Syndrome de Schmidt
C Syndrome de Cushing
D Syndrome de thyrotoxicose
E Syndrome de Claude-Bernard-Horner

QCM 2
Quel(s) examen(s) complémentaire(s) demandez-vous en première intention pour confirmer votre diagnostic syndromique ?
A LT3
B LT4
C TSH
D Cortisolémie
E Anticorps antithyropéroxydases (TPO)

QCM 3
À l'examen clinique, vous palpez de vos 10 doigts un goitre thyroïdien diffus, homogène indolore, mobile et soufflant.
Quel(s) diagnostic(s) étiologique(s) évoquez-vous pour expliquer les symptômes de la patiente ?
A Goitre nodulaire toxique
B Goitre endémique par carence iodée
C Thyroïdite de Hashimoto
D Thyroïdite subaiguë de De Quervain
E Maladie de Basedow

QCM 4
Quel(s) examen(s) complémentaire(s) permet(tent) de confirmer la maladie de Basedow ?
A Anticorps antirécepteurs à la TSH (TRAK)
B Anticorps antithyropéroxydases (TPO)
C Anticorps antithyroglobulines (TG)
D Échographie thyroïdienne
E Scintigraphie thyroïdienne

QCM 5
En plus du goître, vous avez l'impression qu'il existe une protrusion bilatérale des globes oculaires.
Quel(s) outil(s) clinique(s) vous permet(tent) d'objectiver cette anomalie ?
A Gonioscopie
B Exophtalmomètre de Hertel
C Ophtalmomètre de Javal
D Périmètre de Goldmann
E TDM orbitaire

QCM 6

Une exophtalmie est objectivée cliniquement (non maligne).

Quelles sont les autres causes d'exophtalmie bilatérale de manière générale ?

A Sarcoïdose
B Amylose
C Granulomatose de Wegener
D Myosite
E Myopie très forte

QCM 7

Quelle(s) est/sont la/les caractéristique(s) clinique(s) d'une exophtalmie basedowienne ?

A Bilatérale
B Non réductible
C Axile
D Douloureuse
E Pulsatile

QCM 8

Quel(s) examen(s) complémentaire(s) demandez-vous parmi les examens suivants pour confirmer la suspicion clinique d'orbitopathie basedowienne ?

A Radiographie orbitaire
B Échographie oculaire en mode A
C Échographie oculaire en mode B
D IRM orbitaire
E TDM orbitaire injecté

QCM 9

Votre traitement comporte du repos, l'arrêt du tabagisme, un bétabloquant non cardiosélectif (propranolol), un antithyroïdien de synthèse (ATS NeoMercazole®) et une contraception efficace.

Quelle(s) autre(s) modalité(s) thérapeutique(s) proposez-vous rapidement pour traiter l'orbitopathie basedowienne ?

A Corticothérapie par voie générale
B Chirurgie de décompression orbitaire
C Larmes artificielles
D Lunettes sombres
E Dormir tête surélevée

QCM 10

Si l'exophtalmie avait été maligne (non réductible, douloureuse, œdème palpébral, chémosis, paralysie oculomotrice, œdème papillaire), quel aurait pu être votre traitement ?

A Thyroïdectomie totale
B IRA-thérapie (iode^{131})
C Corticothérapie par voie générale
D Radiothérapie rétro-oculaire
E Chirurgie de décompression orbitaire

QCM 11

Quel(s) marqueur(s) biologique(s) pouvez-vous utiliser pour suivre l'évolution de la pathologie durant la phase d'entretien du traitement par antithyroïdien de synthèse (ATS) ?

A LT3
B LT4
C TSH
D Anticorps TRAK
E NFS

QCM 12

La patiente continue de fumer malgré vos recommandations. Elle se présente quelques semaines plus tard aux urgences pour douleur, rougeur et baisse d'acuité visuelle de l'œil droit. Elle voit 4/10e à droite et 10/10e à gauche. Elle se plaint également d'une photophobie et d'un larmoiement de l'œil droit. Le test à la fluorescéine est positif. Vous notez une rétraction palpébrale supérieure avec impossibilité de fermeture palpébrale à droite.

Quelle(s) complication(s) craignez-vous ?

A Uvéite antérieure aiguë
B Orbitopathie basedowienne maligne
C Glaucome aigu à angle fermé
D Kératite aiguë
E Endophtalmie

QCM 13

Lors du test à la fluorescéine, il existe un signe de Seidel important. Que révèle ce signe ?

A Prise de la fluorescéine par une ulcération cornéenne
B Sécheresse cornéenne (test de Schirmer < 5 mm ou un *break-up time* < 10 s)
C Lavage de la fluorescéine par l'humeur aqueuse
D Mydriase paradoxale à l'éclairement de l'œil atteint
E Blanchissement des vaisseaux épiscléraux au test à la Neo-Synephrine®

QCM 14

La chambre antérieure est plate, la lésion cornéenne ne guérit pas malgré une lentille pansement.

Quel(s) traitement(s) pouvez-vous proposer à la patiente ?

A Pommade cicatrisante à la vitamine A
B Antibiothérapie générale
C Larmes artificielles
D Injection sous-conjonctivale de corticoïde
E Kératoplastie transfixiante

QCM 15

La perforation cornéenne est traitée avec succès. Après quelques mois de traitement médical par antithyroïdiens de synthèse, la TSH est normalisée, l'euthyroïdie est atteinte ! L'orbitopathie basedowienne a totalement régressé.

Quel(s) traitement pouvez-vous lui proposer pour traiter sa maladie de Basedow ?

A Surveillance simple
B Thyroïdectomie totale
C Thyroïdectomie subtotale
D IRA thérapie (iode^{131})
E Antithyroïdiens de synthèse à vie

Cas clinique 8

Un homme de 45 ans consulte aux urgences pour une douleur et une rougeur de son œil droit.

Il n'a pas d'antécédent et porte des lentilles pour une myopie forte. L'acuité visuelle de son œil droit est diminuée à 3/10e, Parinaud 10.

Il se plaint aussi d'un larmoiement et d'une photophobie de l'œil droit.

L'œil gauche est blanc et indolore.

QCM 1

Quels sont les principaux diagnostics à évoquer devant un œil rouge et douloureux ?

- A Kératite
- B Uvéite antérieure aiguë
- C Glaucome chronique primitif à angle ouvert
- D Glaucome aigu à angle fermé
- E Glaucome néovasculaire

QCM 2

Quelles anomalies identifiez-vous ?

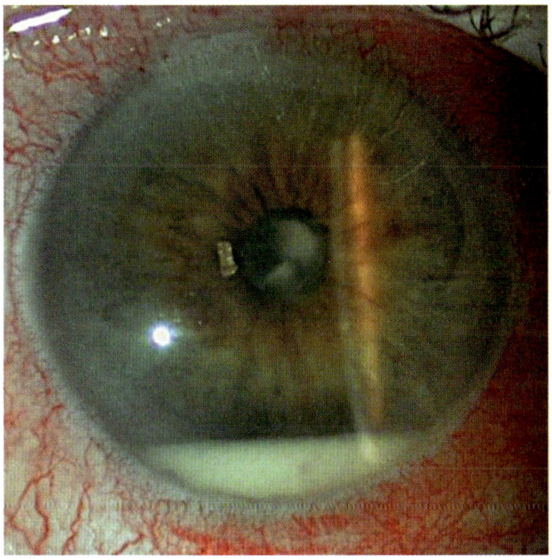

- A Hyphéma
- B Hypopion
- C Cercle périkératique
- D Myosis
- E Mydriase

QCM 3

Quel est le diagnostic ophtalmologique le plus probable ?

- A Kératite aiguë
- B Endophtalmie aiguë
- C Glaucome aigu à angle fermé
- D Abcès de cornée
- E Uvéite antérieure aiguë (UAA)

QCM 4

Quels sont les autres signes cliniques caractéristiques de l'UAA ?

- A Effet Tyndall
- B Précipités rétrodescémétiques
- C Synéchies iridocristalliniennes
- D Semi-mydriase aréflexique
- E Test à la fluorescéine positif

QCM 5

Auxquelles de ces propositions correspond l'effet Tyndall ?

- A Sédimentation cellulaire déclive dans la chambre antérieure
- B Adhérences iridocristalliniennes
- C Adhérences iridocornéennes
- D Cellules en suspension dans l'humeur aqueuse
- E Protéines en suspension dans l'humeur aqueuse

QCM 6

Quels traitements pouvez-vous mettre en œuvre en première intention pour traiter l'UAA en urgence ?

- A Antibiotique en collyre
- B Corticoïde en collyre
- C Injection sous-conjonctivale de corticoïdes
- D Corticothérapie orale
- E Immunosuppresseur oral

QCM 7

Quelle autre modalité thérapeutique est également indispensable en urgence ?

- A Atropine en collyre
- B Pilocarpine en collyre
- C Rifamycine en collyre
- D Indocollyre en collyre
- E Timoptol en collyre

QCM 8

Quels sont les objectifs du traitement mydriatique ?

- A Prévention des récidives
- B Diminution de la durée de l'uvéite
- C Prévention de la bilatéralisation de l'uvéite
- D Prévention des synéchies
- E Effet antalgique

QCM 9

Vous poursuivez votre examen clinique et notez une paralysie faciale périphérique gauche. Lorsque vous demandez au patient de fermer les yeux, l'occlusion palpébrale est impossible à gauche et l'œil gauche se porte vers le haut.

Comment s'appelle l'anomalie clinique ophtalmologique présente chez le patient ?

- A Signe des cils de Souques
- B Dissociation automaticovolontaire
- C Syndrome de Miller-Fisher
- D Asynergie oculopalpébrale
- E Signe de Charles-Bell

QCM 10

Vous remarquez également une tuméfaction préauriculaire bilatérale évoquant une parotidite.

Quel diagnostic étiologique évoquez-vous à présent pour expliquer l'ensemble du tableau clinique ?

- A Tuberculose
- B Syndrome de Gougerot-Sjögren
- C Syndrome de Löfgren
- D Syndrome d'Heerfordt
- E Granulomatose de Wegener

QCM 11

Quelles sont les autres causes possibles d'uvéite parmi les propositions suivantes ?

A Sarcoïdose
B Maladie de Behçet
C Spondylarthropathie (SPA, MICI)
D Toxoplasmose
E Syphilis

QCM 12

Quels éléments du bilan étiologique demandez-vous pour explorer une UAA ?

A TSH
B Enzyme de conversion de l'angiotensine
C Calcémie, phosphorémie
D IDR à la tuberculine avec Quantiféron®
E Radiographie pulmonaire

QCM 13

Vous suspectez donc très fortement le syndrome d'Heerfordt rentrant dans le cadre d'une sarcoïdose. Quel examen complémentaire jugez-vous indispensable pour confirmer ce diagnostic ?

A Radiographie ou TDM thoracique
B 1,25-dihydroxy-vitamine D
C Enzyme de conversion de l'angiotensine
D Calcémie
E Biopsie des glandes salivaires accessoires (BGSA)

QCM 14

Quelles anomalies recherchez-vous lors de la réalisation de la BGSA ?

A Granulome épithélioïde gigantocellulaire avec nécrose caséeuse
B Granulome épithélioïde gigantocellulaire sans nécrose caséeuse
C Infiltrat inflammatoire neutrophilique
D Infiltrat inflammatoire lymphoplasmocytaire
E Corps de Jolly

QCM 15

Quelles mesures adjuvantes devez-vous systématiquement associer à la corticothérapie que vous instaurez chez le patient ?

A Régime pauvre en sucre
B Régime pauvre en protides
C Régime riche en potassium
D Supplémentation en calcium
E Supplémentation en vitamine D

Cas clinique 9

Une femme de 55 ans consulte pour une chute des paupières. Ses antécédents familiaux comportent une polyarthrite rhumatoïde chez sa mère, une maladie cœliaque chez son frère. Elle a un diabète de type 1, une HTA, une thyroïdite de Hashimoto, une dyslipidémie.

Elle se plaint d'une asthénie chronique. Il n'y a pas de déficit sensitivo-moteur, les pupilles sont réactives et symétriques, les réflexes ostéotendineux sont présents, les réflexes cutanés plantaires sont en flexion, les paires crâniennes sont normales et symétriques, l'oculomotricité est normale.

QCM 1

Parmi les propositions suivantes, quelles causes pouvez-vous évoquer dans un premier temps ?

A Ptosis traumatique
B Ptosis sénile
C Myasthénie
D Dissection carotidienne
E Anévrisme de la carotide interne

QCM 2

La patiente signale que la chute des paupières est importante surtout en fin de journée, il lui arrive parfois de voir double et de ressentir une fatigue musculaire au fil de la journée.

Quel diagnostic la patiente semble-t-elle présenter ?

A Tumeur cérébrale
B Myasthénie
C Syndrome de Miller-Fisher
D Anévrisme de la carotide interne
E Ptosis sénile

QCM 3

Quelle est la physiopathologie de la myasthénie ?

A Anticorps anticanaux calciques
B Anticorps anti-acétylcholine
C Anticorps antirécepteurs muscariniques
D Anticorps antirécepteurs nicotiniques
E Anticorps antirécepteurs à l'acétylcholine

QCM 4

Quelle épreuve clinique est la plus spécifique pour vous orienter vers une myasthénie ?

A Disparition des symptômes après repos
B Test à la Neo-Synephrine®
C Test à l'acétylcholine
D Test à la néostigmine
E Test à l'atropine

QCM 5

Quels autres tests cliniques pourraient vous orienter vers une myasthénie ?

A Test au sucre
B Test au glaçon
C Test de Mary-Walker
D Test de Hess-Lancaster
E Test de Lang

QCM 6

Les tests cliniques sont tous positifs et vous souhaitez confirmer la myasthénie par des examens complémentaires.

Lesquels réalisez-vous ?

A Électromyogramme
B Ponction lombaire
C TDM thoracique
D Anticorps antirécepteurs à l'acétylcholine
E Anticorps anti-MuSK

QCM 7

Quelle anomalie recherchez-vous sur l'EMG ?

A Décrément du potentiel d'action musculaire > 10 % lors d'une stimulation à basse fréquence
B Augmentation des temps de latence des conductions motrices
C Augmentation des temps de latence des conductions sensitives
D Bloc neuromusculaire
E Réversibilité des signes EMG lors de l'administration d'un anticholinestérasique

QCM 8

Comment traitez-vous la patiente ?

A Anticholinergiques
B Anticholinestérasiques
C Corticoïdes
D Immunosuppresseurs
E Échanges plasmatiques

QCM 9

Le traitement permet de contrôler la maladie pendant plusieurs années. À l'âge de 65 ans, un glaucome chronique est diagnostiqué chez la patiente.
Quel examen paraclinique permet d'évaluer la gravité d'un glaucome chronique ?

A Gonioscopie
B Fond d'œil
C Champ visuel
D Vision des couleurs
E Angiographie à la fluorescéine

QCM 10

L'ophtalmologue prescript du Latanoprost® (analogue de prostaglandine) mais la patiente reconsulte quelques jours après pour une rougeur oculaire, un larmoiement, et des picotements. Il n'y a pas de douleur, ni de baisse d'acuité visuelle.
Quel est votre diagnostic ophtalmologique ?

A Conjonctivite immunoallergique
B Kératite immunoallergique
C Épisclérite immunoallergique
D Sclérite immunoallergique
E Uvéite antérieure aiguë (UAA) immunoallergique

QCM 11

Le Latanoprost® est remplacé par du Timolol®. Le lendemain, la patiente appelle le SAMU car elle a du mal à respirer. À l'arrivée du SAMU, le score de Glasgow est de 10, la patiente est confuse et somnolente. Son mari signale que sa femme a pris un AINS et un AIS la veille pour des lombalgies. La patiente présente un encombrement bronchique et ses paupières chutent à nouveau. L'examen neurologique révèle une hypotonie généralisée.
Ses constantes sont les suivantes : PA 125/70 mmHg, FC 90/min, FR 12/min, SpO_2 85 %, T° 37,3 °C
Quel diagnostic évoquez-vous ?

A Crise d'asthme aigu grave
B Choc anaphylactique
C Myasthénie généralisée stade II de la classification d'Ossermann
D Myasthénie généralisée stade III de la classification d'Ossermann
E Myasthénie généralisée stade IV de la classification d'Ossermann

QCM 12

Quel semble être le facteur déclenchant de cet épisode aigu ?

A Idiopathique
B Prise d'AINS
C Prise d'AIS
D Prise de timolol
E Poussée de la maladie

QCM 13

De façon plus générale, quels médicaments peuvent induire des poussées de myasthénie et sont formellement contre-indiqués ?

A Bétabloquants
B Curares
C Neuroleptiques
D Antiépileptiques
E Antibiotiques (aminoside, tétracycline, sulfamide)

QCM 14

Quels traitements instaurez-vous en urgence ?

A Adrénaline
B Anticholinestérasiques
C Corticoïdes
D Immunosuppresseurs
E Échanges plasmatiques ou immunoglobulines humaines polyvalentes

QCM 15

Compte tenu des antécédents de la patiente, dans quel cadre la maladie de la patiente semble-t-elle s'intégrer ?

A Polyendocrinopathie auto-immune de type 1 (PEAI 1)
B Polyendocrinopathie auto-immune de type 2 (PEAI 2)
C Néoplasie endocrinienne multiple type 1 (NEM 1)
D Néoplasie endocrinienne multiple type 2a (NEM 2a)
E Néoplasie endocrinienne multiple type 2b (NEM 2b)

Cas clinique 10

Vous voyez en urgence un patient de 28 ans, ouvrier dans une usine pour un traumatisme oculaire de l'œil droit par projection d'un mélange chimique. Son œil droit est rouge et douloureux ; on ne retrouve pas de signe de Seidel.

QCM 1

Quelle catégorie d'agent chimique occasionne les brûlures oculaires les plus graves ?

A Bases faibles
B Bases fortes
C Acides faibles
D Acides forts
E Acide chlorhydrique

QCM 2

Comment déterminez-vous cliniquement le pH des larmes ?

A pH-mètre
B Test de Schirmer
C Lecture de la fiche technique du produit chimique
D Bandelettes réactives
E Impossible à déterminer

QCM 3

Vous retrouvez dans les larmes un pH à 11. Vous suspectez une brûlure chimique à la soude.
À quelle catégorie chimique appartient la soude ?

A Bases faibles
B Bases fortes
C Acides faibles
D Acides forts

QCM 4

Quels sont les critères de gravité d'une brûlure oculaire chimique ?

A Ischémie limbique
B Ischémie conjonctivale
C Zone positive à la fluorescéine
D Œil rouge
E Douleur oculaire

QCM 5

Quelle échelle est utilisée pour évaluer la gravité et le pronostic d'une brûlure oculaire ?

A Échelle de Van Herick
B Échelle de Kirkendall
C Échelle de Parinaud
D Échelle de Monoyer
E Échelle de Scoville

QCM 6

La brûlure oculaire semble grave, il existe une ischémie limbique majeure et un ulcère cornéen total.
Quel est le premier geste thérapeutique que vous réalisez en urgence ?

A Tamponnement par acide fort
B Tamponnement par acide faible
C Larmes artificielles
D Lavage à l'eau du robinet
E Lavage au sérum physiologique

QCM 7

Quelles autres mesures thérapeutiques instaurez-vous en urgence ?

A Collyre antibiotique
B Collyre corticoïde
C Collyre hypotonisant
D Pilocarpine (myotique)
E Atropine (mydriatique et cycloplégique)

QCM 8

Quelles autres mesures prophylactiques instaurez-vous ?

A Vaccination antitétanique
B Sérothérapie antitétanique
C Antibiothérapie générale
D Arrêt de travail
E Déclaration d'accident du travail

Malgré le traitement bien adapté, le patient présente d'importantes séquelles cornéennes droites. La réfraction mesurée retrouve les paramètres suivants : – 3,50 (– 4,25 à 180°).

QCM 9

Quelles corrections optiques pouvez-vous proposer au patient pour corriger ses troubles réfractifs ?

A Verres sphériques convergents pour l'hypermétropie
B Verres sphériques divergents pour la myopie
C Verres cylindriques car il y a un astigmatisme
D Verres progressifs pour la presbytie
E Lentilles de contact convergentes

QCM 10

Finalement les séquelles cornéennes de la brûlure chimique sont responsables d'aberrations optiques qui ne peuvent pas être corrigés par des lunettes ou des lentilles. Une greffe de cornée est proposée au patient.
Quel organisme gère l'attribution des greffons en France ?

A Établissement français des greffes
B Haute Autorité de santé
C Agence de biomédecine
D Agence régionale de santé
E Centre national des greffes

QCM 11

Lorsqu'un sujet souhaite que ses organes soient prélevés après son décès, quelle est la démarche administrative qui a une valeur légale afin de rendre le prélèvement possible ?

A Port de carte de donneur d'organe
B Rédaction de directives anticipées
C Accord de la personne de confiance
D Accord de la famille
E Non-inscription sur le registre de refus de prélèvement

QCM 12

Une kératoplastie transfixiante est réalisée.
Quel traitement antirejet proposez-vous en postopératoire ?

A AINS en collyre
B Corticoïdes en collyre
C Ciclosporine en collyre
D Mitomycine C en collyre
E Mycophénolate mofétil en collyre

QCM 13

5 mois après la greffe de cornée, le patient se présente aux urgences pour rougeur et douleur de l'œil droit avec une baisse d'acuité visuelle rapide. Il existe un cercle péri-kératique, un œdème de cornée, la pression intraoculaire est à 15 mmHg, et la chambre antérieure calme.
Quel diagnostic évoquez-vous en priorité ?

A Uvéite antérieure aiguë (UAA)
B Endophtalmie aiguë
C Glaucome aigu à angle fermé
D Rejet de greffe
E Kératite aiguë

QCM 14

Quels traitements pouvez-vous instaurer en urgence ?

A Pilocarpine
B Atropine
C Corticothérapie horaire en collyre
D Corticothérapie en sous-conjonctival
E Ciclosporine orale

Réponses

Cas clinique 1 : Anomalie de la vision d'apparition brutale

QCM 1
Vrai : B, C, E

QCM 2
Vrai : A, E.

QCM 3
Vrai : C.

QCM 4
Vrai : E.

QCM 5
Vrai : A, B, C, E (bilan cardiovasculaire pour la NOIAA non artéritique et inflammatoire pour la NOIAA artéritique).

QCM 6
Vrai : B.
On peut évoquer chez cette patiente une NIOAA artéritique compte tenu de la baisse de vision unilatérale brutale avec œil blanc et indolore, du syndrome inflammatoire biologique et des signes de maladie de Horton (> 50 ans, céphalées temporales, amaigrissement, anorexie).

QCM 7
Vrai : C.
Le système carotidien externe est le plus fréquemment atteint dans l'artérite à cellules géantes. Ses branches vascularisent la face (artère faciale), la maxillaire (artère maxillaire), le cuir chevelu et le muscle temporal (artère temporale superficielle).
Notons néanmoins que la NOIAA correspond à une atteinte des artères ciliaires courtes postérieures, branches de l'artère ophtalmique, elle-même branche de l'artère carotide interne.

QCM 8
Vrai : C.
La maladie de Horton est un diagnostic histologique.

QCM 9
Vrai : A, B, C, E.
À noter cependant que la négativité de la biopsie n'élimine pas le diagnostic de maladie de Horton.

QCM 10
Vrai : D.
Devant une suspicion de NOIAA artéritique secondaire à une maladie de Horton, la corticothérapie doit être commencée en urgence en intraveineux.

QCM 11
Vrai : E.
Le principal risque de la NOIAA artéritique est la bilatéralisation de l'autre œil.

QCM 12
Vrai : C, D, E.

QCM 13
Vrai : C (le contexte de corticothérapie prolongée + coxalgie d'horaire mécanique + radiographies normales doivent faire évoquer ce diagnostic).
La PPR donnerait plutôt des arthralgies d'horaire inflammatoire.

QCM 14
Vrai : C.
L'IRM est contre-indiquée car pacemaker.

QCM 15
Vrai : A, C, E.

Cas clinique 2 : Déficit neurosensoriel chez le sujet âgé : cataracte

QCM 1
Vrai : C, E.
La diplopie binoculaire disparaît à l'occlusion indifféremment de l'un ou l'autre œil.
La diplopie monoculaire disparaît à l'occlusion de l'œil pathologique mais persiste lors de la fermeture de l'œil sain.

QCM 2
Vrai : A, B, C, D, E.
Les causes de diplopie monoculaire sont exclusivement ophtalmologiques.

QCM 3
Vrai : D.

QCM 4
Vrai : E.
Le diagnostic de cataracte est clinique.

QCM 5
Vrai : A, C, D.
La biométrie permet de calculer à la fois la kératométrie et la longueur axiale.

QCM 6
Vrai : A, B.
– 0,75D correspondant à la correction optique qu'il faut apporter à l'œil pour obtenir un qui soit emmétrope (chez le myope, il faut corriger négativement en dioptries).
L'addition de + 3D correspond à la correction qu'il faut apporter chez le presbyte pour la vision de près.

QCM 7
Vrai : B.
L'indice de réfraction du cristallin augmente du fait de la cataracte. Un cristallin dense augmente la réfraction des rayons lumineux induisant une myopie.

QCM 8
Vrai : A, D, E.
Le type anatomique de la cataracte ne pose pas l'indication chirurgicale sauf dans une cataracte blanche avec écho B car l'acuité visuelle est le plus souvent limitée à une perception lumineuse.

QCM 9
Vrai : B.
La phacoémulsification utilise les ultrasons pour fragmenter le cristallin.

QCM 10
Vrai : C, D, E.

QCM 11
Vrai : A.
Œil rouge douloureux + BAV + contexte post-opératoire de cataracte doivent faire redouter le diagnostic.

QCM 12
Vrai : A, B.
Les hémocultures ne sont pas indispensables.

QCM 13
Vrai : A, B, E.
Pas de corticoïdes avant 48 h de traitement antibiotique.

QCM 14
Vrai : D.
Les corticoïdes sont instaurés 48 h à 72 h après le traitement antibiotique pour réduire l'inflammation intraoculaire liée à l'infection.

QCM 15
Vrai : D.
La responsabilité administrative est engagée en cas de faute du médecin travaillant à l'hôpital, ou d'infection nosocomiale.

Cas clinique 3 : Diabète types 1 et 2

QCM 1
Vrai : A, B.

QCM 2
Vrai : B.
Pour différencier une RDNP modérée d'une RDNP sévère, il faut utiliser la règle du 4-2-1.

QCM 3
Vrai : B, D.

QCM 4
Vrai : A, B, C, D, E.

QCM 5
Vrai : E.

QCM 6
Vrai : C, D, E.
La réponse C est vraie pour les situations suivantes : RNDP sévère bilatérale, grossesse, chirurgie cataracte, suivi incertain, etc.

QCM 7
Vrai : C, D.

QCM 8
Vrai : A.

QCM 9
Vrai : E.
Lorsque le fond d'œil est inaccessible, faire une échographie en mode B (brillance) pour éliminer un décollement de rétine.

QCM 10
Vrai : A.
La réponse E est fausse car l'échographie en mode B ne sert pas à confirmer l'hémorragie intravitréenne puisque celle-ci est déjà identifiée.

QCM 11
Vrai : A, B.

QCM 12
Vrai : C.

Cas clinique 4 : Sclérose en plaques

QCM 1
Vrai : B.
Triade de l'ophtalmoplégie internucléaire : limitation de d'ADDuction d'un œil + nystagmus en ABDuction de l'autre œil + convergence et accommodation conserves. Remarque : le côté de l'OIN est défini par l'œil qui ne peut pas aller en ADDUCTION.

QCM 2
Vrai : E.

QCM 3
Vrai : E.
La dyschromatopsie rouge-vert est un signe de NORB et non d'ophtalmoplégie internucléaire.

QCM 4
Vrai : A.
La NORB se définit cliniquement par BAV unilatérale + douleur rétro-orbitaires à la mobilisation du globe (retrouvées dans 90 % des cas) + dyschromatopsie rouge-vert + signe de Marcus-Gunn + scotome central ou cæcocentral.

QCM 5
Vrai : D.
Le signe de Marcus-Gunn est le seul signe clinique que l'ophtalmologue peut voir lors d'un examen approfondi des pupilles. On note une mydriase paradoxale à l'éclairement de l'œil atteint (par atteinte du réflexe photomoteur direct de l'œil atteint).

QCM 6
Vrai : A, B, C, D, E (causes inflammatoires, toxiques, infectieuses et iatrogènes).

QCM 7
Vrai : E (adage : « le patient ne voit rien, l'ophtalmologue non plus »).

QCM 8
Vrai : B, C, D.
On parle uniquement d'examens ophtalmologiques !

QCM 9
Vrai : A, B.

QCM 10
Vrai : C.

QCM 11
Vrai : E.

QCM 12
Vrai : B, C, D.

QCM 13
Vrai : C, D.
Au cours de la NORB, les bolus de corticoïdes ne sont administrés que dans un but symptomatique (diminuer la durée et l'intensité des symptômes).

QCM 14
Vrai : A, E.

Cas clinique 5 : Diplopie

QCM 1
Vrai : B (= strabisme divergent).

QCM 2
Vrai : D (déficit du regard en bas, en haut et en dedans).

QCM 3
Vrai : C et D (test à l'écran unilatéral alterné pour rechercher un mouvement de refixation ; Lancaster pour objectiver le déficit oculomoteur).

QCM 4
Vrai : A, C, D.

QCM 5
Vrai : A et B (le ptosis associé à une ophtalmoplégie = atteinte III extrinsèque).

QCM 6
Vrai : D.

QCM 7
Vrai : E (examen le plus sensible sur le plan diagnostique en cas d'anévrisme intracrânien).

QCM 8
Vrai : B, C (deux méthodes possibles pour procéder à l'exclusion d'un anévrisme intracrânien : chirurgie par clip au collet de l'anévrisme ou radiologie interventionnelle par artérioembolisation de l'anévrisme par des coils).

QCM 9
Vrai : D (hémorragie sous-arachnoïdienne par rupture de l'anévrisme intracrânien).

QCM 10
Vrai : A, B, D (A et B sont des pathologies atteignant le tissu conjonctif des vaisseaux ; D s'accompagne souvent d'anévrismes cérébraux du fait de l'HTA).

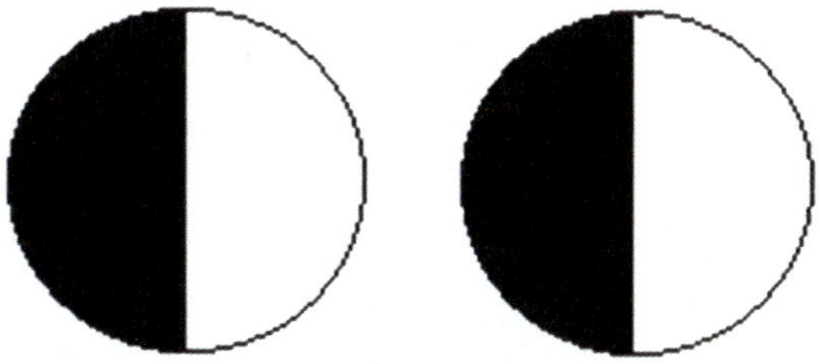

Œil gauche Œil droit

QCM 11
Vrai : D (une HLH traduit une lésion des voies visuelles rétrochiasmatiques).

QCM 12
Vrai : D.
Il s'est probablement produit une embolisation accidentelle pendant l'exclusion de l'anévrisme par radiologie interventionnelle en rapport aux coils prothrombogènes.

QCM 13
Vrai : C.
Chiasma : HBT ; bandelette : HLH ; radiation : quadranopsie latérale homonyme ; cortex : impossible car ne dépend de la vascularisation carotidienne mais des artères vertébrales.

QCM 14
Vrai : C.
Hémiplégie gauche à prédominance brachiofaciale + HLH gauche = atteinte superficielle de l'artère cérébrale moyenne ou sylvienne DROITE.

QCM 15
Vrai : C, D, E.
L'hémisphère dominant d'un patient droitier est l'hémisphère gauche et l'hémisphère mineur est l'hémisphère droit.
Syndrome de l'hémisphère majeur : aphasie + apraxie + syndrome de Gerstmann (agnosie digitale + indistinction droite-gauche, agraphie, acalculie).
Syndrome de l'hémisphère mineur : syndrome d'Anton-Babinski (anosognosie, hémiasomatognosie) + anosodiaphorie + héminégligence spatiale et motrice).

Cas clinique 6 : Psychiatrie et œil

QCM 1
Vrai : D.
La mélancolie est définie par la présence des signes cliniques d'un épisode dépressif majeur associés à l'un des critères suivants : aréactivité aux stimuli agréables, anhédonie.

QCM 2
Vrai : A.
Indication des tricycliques : dépression mélancolique.

QCM 3
Vrai : A, C, D, E.

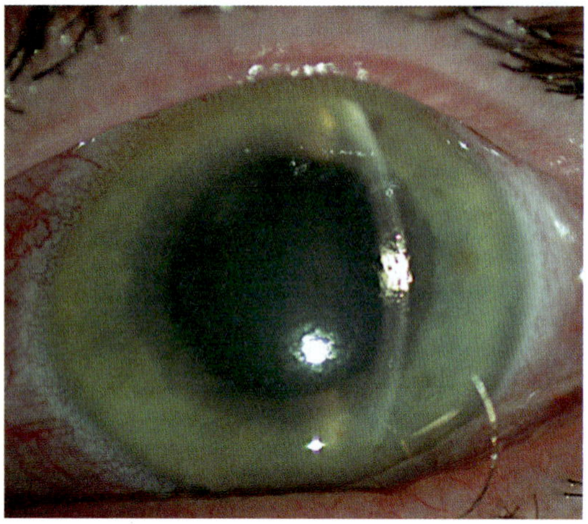

QCM 4
Vrai : C, D.

QCM 5
Vrai : E.

QCM 6
Vrai : E (secondaire à la prise d'un anticholinergique : tricyclique).

QCM 7
Vrai : D.

QCM 8
Vrai : A, C, E.
L'athalamie est un aplatissement de la chambre antérieure sous l'effet de l'HTIO.

QCM 9
Vrai : B, C, E.
La pilocarpine est un myotique qui a pour objectif de réouvrir l'angle iridocornéen.

QCM 10
Vrai : A, B, C (il faut toujours vérifier la tolérance au Diamox® : insuffisance rénale, hypokaliémie, hyperuricémie).

QCM 11
Vrai : E.
L'iridectomie est faite chirurgicalement si l'iridotomie périphérique au laser Yag n'a pas pu être réalisée (œdème de cornée persistant).

QCM 12
Vrai : C.
En cas glaucome résistant : chirurgie filtrante.

QCM 13
Vrai : E.
L'IP bilatérale lève la contre-indication aux médicaments anticholinergiques (tricycliques, neuroleptiques, antihistaminiques).

QCM 14
Vrai : A, B, D, E.

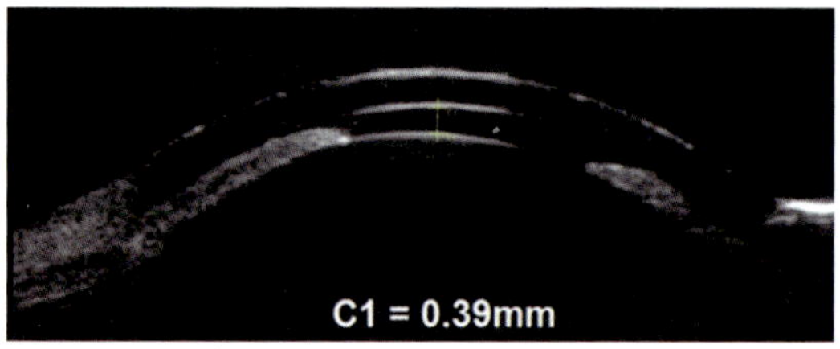

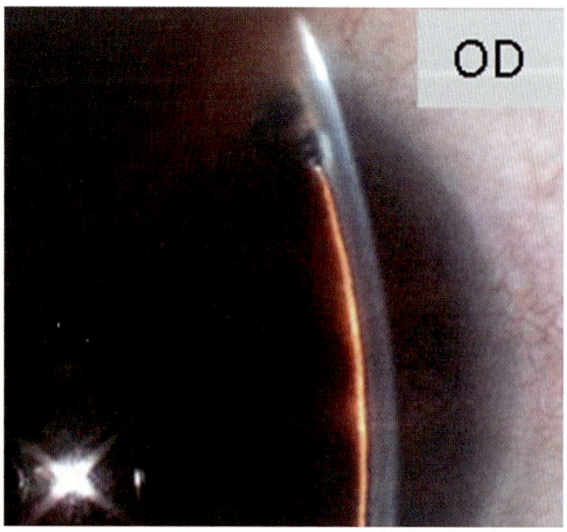

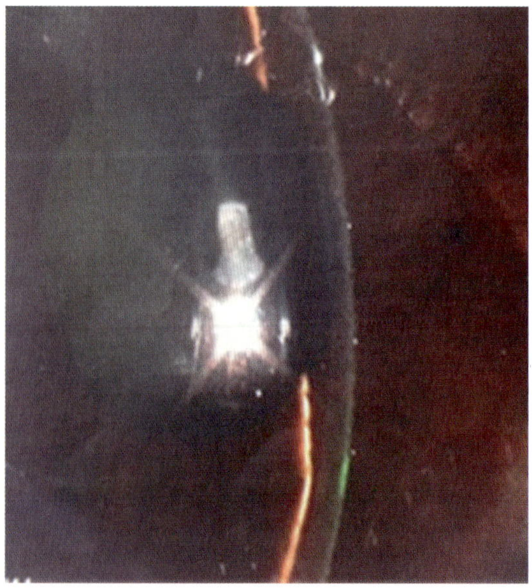

QCM 15
Vrai : C.

Cas clinique 7 : Hyperthyroïdie

QCM 1
Vrai : D.

QCM 2
Vrai : C.
Seule la THSus est réalisée en première intention en cas de suspicion d'hyperthyroïdie.

QCM 3
Vrai : E.
Syndrome de thyroxicose + goitre = maladie de Basedow.

QCM 4
Vrai : A, D.
La scintigraphie thyroïdienne n'est pas obligatoire en cas de présentation typique de Basedow.

QCM 5
Vrai : B.
Le TDM n'est pas un outil clinique.

QCM 6
Vrai : A, B, C, D, E.

QCM 7
Vrai : A, C.

QCM 8
Vrai : D.
Le TDM est un très bon examen mais non injecté (contre-indication au produit de contraste en cas d'orbitopathie basedowienne).

QCM 9
Vrai : C, D, E.
A et B sont les traitements radicaux du Basedow. Ils ne doivent être effectués qu'après obtention de l'euthyroïdie.

QCM 10
Vrai : C, D, E.

QCM 11
Vrai : B, C, D, E.
Durant la phase visant l'euthyroïdie : surveillance T4 seule; durant la phase d'entretien : surveillance TSH et T4.
Le dosage des TRAK est utile dans la prédiction d'une récidive de la maladie.
Le suivi de la NFS est indispensable en raison du risque d'agranulocytose.

QCM 12
Vrai : D.

QCM 13
Vrai : C.

QCM 14
Vrai : B, E.

QCM 15
Vrai : B.
L'IRA-thérapie est contre-indiquée chez le sujet jeune (risque de cancer).

Cas clinique 8 : Œil rouge et/ou douloureux

QCM 1
Vrai : A, B, D, E.

QCM 2
Vrai : B, C, D.

QCM 3
Vrai : E.
L'endophtalmie est le diagnostic différentiel mais il n'y a aucun contexte (chirurgie intraoculaire, traumatisme, septicémie).

QCM 4
Vrai : A, B, C.

QCM 5
Vrai : D, E.

QCM 6
Vrai : B, C.
Dans un premier temps, le traitement d'une uvéite est symptomatique avec une corticothérapie en collyre ou injection sous-conjonctivale; en fonction des résultats du bilan; le traitement sera étiologique par la suite.

QCM 7
Vrai : A.

QCM 8
Vrai : D, E.

QCM 9
Vrai : E.

QCM 10
Vrai : D.
Le syndrome d'Heerfordt est une triade clinique particulière de la sarcoïdose.

QCM 11
Vrai : A, B, C, D, E.

QCM 12
Vrai : B, C, D, E.

QCM 13
Vrai : E.
Il faut une preuve histologique.

QCM 14
Vrai : B, D.

QCM 15
Vrai : A, C, E.
Pas de supplémentation en calcium ou vitamine D en cas de sarcoïdose.

Cas clinique 9 : Pathologie de la paupière

QCM 1
Vrai : B, C.
Il s'agit de causes bilatérales de ptosis.

QCM 2
Vrai : B.

QCM 3
Vrai : C, E.
Les auto-anticorps inhibent les récepteurs à l'acétylcholine au niveau de la synapse.

QCM 4
Vrai : D.
La néostigmine est un anticholinestérasique qui permet de faire régresser les symptômes de la myasthénie.

QCM 5
Vrai : B, C.
Le test au glaçon fait régresser le ptosis en cas de myasthénie.
Le test de Mary-Walker déclenche un ptosis en cas de myasthénie.

QCM 6
Vrai : A, C, D, E.

QCM 7
Vrai : A, D, E.

QCM 8
Vrai : B.

QCM 9
Vrai : C.
On recherche une réduction du champ visuel induite par la destruction progressive des fibres du nerf optique.

QCM 10
Vrai : A.

QCM 11
Vrai : D.

QCM 12
Vrai : D.

QCM 13
Vrai : A, B, C, D, E.

QCM 14
Vrai : B, E.

QCM 15
Vrai : B.

Cas clinique 10 : Orientation diagnostique et conduite à tenir devant un traumatisme oculaire

QCM 1
Vrai : B.
Les bases pénètrent plus profondément dans les tissus oculaires.

QCM 2
Vrai : C, D.

QCM 3
Vrai : B.

QCM 4
Vrai : A, B, C.

QCM 5
Vrai : D.

QCM 6
Vrai : E.
Le lavage oculaire doit être prolongé (durée d'au moins 15 minutes).

QCM 7
Vrai : A, B, E.

QCM 8
Vrai : A, D, E.

QCM 9
Vrai : B, C.
La réfraction montre une myopie et un astigmatisme.

QCM 10
Vrai : C.

QCM 11
Vrai : E (cela témoigne du consentement présumé du sujet au don d'organe).

QCM 12
Vrai : B.

QCM 13
Vrai : D.

QCM 14
Vrai : C, D.

Index

Elsevier Masson S.A.S - 65, rue Camille-Desmoulins
92442 Issy-les-Moulineaux Cedex
Dépôt Légal : septembre 2017

Composition : SPI

Imprimé en Italie par Printer Trento